DER GROSSE GU KOMPASS

Der Große Klever

Kalorien & Nährwerte

➤ Auf einen Blick: Fett, Kohlenhydrate, Eiweiß, Cholesterin und Ballaststoffe

Ein Wort zuvor

Noch größer, noch umfassender: *Der Große Klever Kalorien & Nährwerte* ist mehr als der große Bruder des seit Jahren bewährten *Klevers Kompass Kalorien & Fette*. Hier finden Sie neben Kalorien- und Fettangaben zu rund 6000 Lebensmitteln auch die Werte zu Kohlenhydraten und Eiweiß, Ballaststoffen und Cholesterin (sofern vom Hersteller angegeben). Ein weiteres Plus: genaue Informationen zur Fettzusammensetzung, die Bewertung der Kohlenhydrate nach ihrem glykämischen Index und hilfreiche Austauschtabellen. Damit ist der Kompass das ideale Nachschlagewerk um auf gesunde Weise schlank zu werden und zu bleiben.
Informationen für die schlanke Linie: Auf einen Blick sehen Sie, welche Lebensmittel Sie eher maßvoll genießen sollten und was Sie unbeschwert schlemmen dürfen. So können Sie bereits beim Einkauf etwas für Ihre Gesundheit tun und sich im Restaurant bewusst für leichte Gerichte entscheiden. Ab Seite 222 (»Essen außer Haus«) finden Sie zahlreiche Speisen, die in Restaurants, bei Fast-Food-Ketten und in Bäckereien angeboten werden. Denn immer öfter essen wir unterwegs statt zu Hause. Eine Laugenbrezel zwischendurch liefert übrigens bereits 150 Kalorien – ohne Butter!
Gesunde Ernährung leicht gemacht: Neben den Tabellenangaben finden Sie Informationen darüber, wie viele Kalorien Sie pro Tag benötigen, wie viel Energie Sie beim Sport und anderen Aktivitäten verbrennen und wie Sie durch geschicktes Austauschen Kalorien und Fett einsparen können, ohne auf Genuss zu verzichten – denn der darf bei einer gesunden Ernährung nicht zu kurz kommen.
Alle Informationen in diesem Kompass wurden auf Grundlage des aktuellen Stands der Wissenschaft erstellt, so wurden etwa die geltenden Richtwerte der Deutschen Gesellschaft für Ernährung für die Nährstoffzufuhr berücksichtigt.

Inhalt

Die Nährwerttabellen – praktisch und alltagstauglich

Nur wer umfassend informiert ist, kann sich bewusst für eine gesunde und ausgewogene Ernährung entscheiden. Die Nährwerttabellen in diesem Nachschlagewerk helfen Ihnen dabei, einen guten Überblick zu bekommen und stets die richtige Auswahl zu treffen.

Das finden Sie in den Tabellen

Rund 6000 Lebensmittel werden in den Übersichtstabellen detailliert mit folgenden Angaben aufgeführt:

- Kalorien (kcal)
- Fett in g (F)
- Eiweiß in g (E)
- Kohlenhydrate in g (KH)
- Ballaststoffe in g (BS)
- Cholesterin in mg (Chol.)

Fett und Kohlenhydrate unter der Lupe

Besonderes Augenmerk wird in den Tabellen auf Fett und Kohlenhydrate gelegt. Hier gibt ein Wert allein oft nicht genügend Auskunft über die Qualität eines Lebensmittels: Man unterscheidet gute und schlechte Fette sowie gute und schlechte Kohlenhydrate. Durch einfache Pfeilsymbole in den Tabellen (▲, ▼, Erläuterung siehe vordere Umschlaginnenseite) erhalten Sie schnell Aufschluss über die spezifischen Eigenschaften der Lebensmittel: Sie sehen zum Beispiel auf einen Blick, dass die positive Fettzusammensetzung von Nüssen ihren hohen Fettgehalt ausgleicht und sie ausgesprochen wertvoll für eine gesunde Ernährung macht. Oder dass Hartweizennudeln im Vergleich zu Kartoffelpüree in Bezug auf ihren glykämischen Index (siehe Seite 20 ff.) die bessere Alternative sind.

Mehr zum Thema Fette und Kohlenhydrate und ihre Bedeutung bei einer gesunden Ernährung finden Sie ab Seite 16.

Vielfalt der Produkte

Die Tabellen umfassen Produkte aus folgenden unterschiedlichen Gruppen:

- Grundnahrungsmittel
- Bio-Produkte
- Diät-Produkte
- exotische Früchte und Gemüse
- neueste Produkte der Lebensmittelindustrie
- verzehrsfertige Gerichte
- alkoholische und alkoholfreie Getränke

Was steht wo?

Die insgesamt rund 6000 Lebensmittel sind in zwei umfangreichen Tabellen zusammengefasst:

- Nahrungsmittel und Getränke von A bis Z (Seiten 26 bis 221)
- Essen außer Haus (Seiten 224 bis 247)
- Darüber hinaus finden Sie auf den Seiten 249 bis 254 Lebensmittel-Austauschtabellen, die den Weg zu Produkten mit weniger Kalorien und Fett weisen. Besonders bei Milchprodukten und Käse, aber auch bei Wurstwaren kann der Kaloriengehalt durch den unterschiedlichen Fettgehalt erheblich variieren. Wer hier das Richtige wählt, kommt seinem Wunschgewicht Schritt für Schritt näher.

!

HINWEIS:

Die Nährwertangaben einzelner Lebensmittel und Produkte, die Sie in verschiedenen Nachschlagewerken finden, können leicht variieren – sei es aufgrund abweichender Untersuchungsmethoden oder unterschiedlicher Rezepturen beispielsweise für Fertiggerichte. In der Regel sind diese Abweichungen aber sehr gering. Verwenden Sie möglichst nur eine Tabelle.

Lebensmittel schnell gefunden

- Alle Begriffe in den Tabellenteilen »A bis Z« und »Essen außer Haus« sind alphabetisch aufgelistet, damit Sie sich leicht zurechtfinden. Ähnliche Produkte sind dabei in Sachgruppen zusammengefasst: So sind etwa verschiedene Speiseeissorten unter »E« wie »Eis« aufgeführt.
- Falls Sie gelegentlich ein Produkt in den Tabellen nicht finden, können Sie sich nach den Nährwerten eines vergleichbaren Produktes richten. Ein Beispiel: Der Kaloriengehalt von Käsesorten mit gleichem Fettgehalt unterscheidet sich nur geringfügig.
- Gibt es mehrere einander sehr ähnliche Produkte, finden Sie in den Tabellen jeweils Durchschnittswerte (»i. D.«).
- Lebensmittel, für die es in Deutschland, Österreich und der Schweiz oder in deutschen Regionen unterschiedliche Bezeichnungen gibt, finden Sie mehrfach in den Tabellen, zum Beispiel »Lauch« und »Porree«.
- Wenn ein Lebensmittel einen Nährstoff nur in Spuren enthält, so ist in der entsprechenden Spalte keine Wert, sondern lediglich das Zeichen »+« angegeben.
- Wenn ein Lebensmittel einen Stoff in unbedeutender Menge enthält, die nicht konkret analysiert wurde, steht in der entsprechenden Spalte »(0)«.
- Bei Tiefkühl- und Fertiggerichten sind in der Regel die Nährwerte des nicht zubereiteten Produktes angegeben.

Hinweis:

Wie im allgemeinen Sprachgebrauch üblich, ist in *Der Große Klever Kalorien & Nährwerte* immer von Kalorien die Rede, auch wenn damit selbstverständlich Kilokalorien (kcal) gemeint sind.

Mengen- und Portionsangaben

Wenn keine anderen Mengen aufgeführt sind, beziehen sich die Kalorien- und Nährwertangaben auf 100 Gramm beziehungsweise 100 Milliliter eines Lebensmittels oder Getränks. Bei Lebensmitteln ist jeweils der essbare Anteil berechnet, etwa geputztes Gemüse, Fleisch ohne Knochen und Fisch ohne Gräten. Um zum Beispiel 100 Gramm Forelle auf dem Teller zu haben, müssen Sie 190 Gramm Forelle kaufen.

Alltagsgerechte Mengenangaben

Damit Sie die Nährwerttabellen im Alltag problemlos verwenden können, sind bei vielen Lebensmitteln und Getränken neben den Werten für 100 Gramm die Werte für übliche Verzehrsmengen aufgeführt. Alle Maßangaben finden Sie auf einen Blick auf der vorderen Umschlaginnenseite.

- Für viele Produkte sind **Teelöffel- oder Esslöffelmengen** üblich. Daher finden Sie etwa bei Öl, Zucker, Ketchup und Marmelade entsprechende Nährwertangaben.
- Werte für **eine Scheibe oder ein Stück** finden Sie etwa bei Brot, Wurstwaren und Schokoriegeln.
- Übliche **Trinkmengen in Zentiliter oder Milliliter** sind bei Getränken angegeben.

Mancher Cocktail oder Likör enthält Fett. Falls keine genauen Daten dazu vorliegen, finden Sie in den Tabellen ein »*« – orientieren Sie sich dann an den Kalorienangaben.

- Nach **Portionen** richten sich Werte für **Tiefkühlgerichte** (TK). Bei Produkten, die laut Packungsangabe zwei bis drei Portionen ergeben, beziehen sich die Angaben auf zwei Portionen, weil das realistischer ist. Oft sind in den Tabellen auch Grammangaben aufgeführt.
- Angaben für **ein Stück des nach Packungsangabe zubereiteten Kuchens** finden Sie bei Kuchenmehlen und fertigen Backmischungen (BM).
- Bei **Dessertportionen** (Puddings, Cremes, Götterspeisen) beziehen sich die Angaben auf den Packungsinhalt geteilt durch die angegebene Anzahl der Portionen.

Kalorien – Energie zum Leben

Kalorien sind die Einheit für die Energie, die wir zum Leben brauchen und ohne die wir nicht atmen, arbeiten, uns bewegen könnten. Aus der Nahrung gewinnt der Stoffwechsel in einem Verbrennungsprozess Energie, die Ihr Körper zum Beispiel in Wärme umwandelt, damit seine Temperatur konstant bei etwa 37 °C liegt. Oder er produziert aus Kalorien Elektrizität, damit das Nervensystem einwandfrei funktioniert.

Was sind Kalorien?

Wie viel Energie der Körper aus einem Apfel oder einem Teller Nudeln gewinnt, bezeichnet den so genannten Brennwert des jeweiligen Lebensmittels. Er wird in der Maßeinheit Kilokalorie (kcal) angegeben. Der physikalische Hintergrund dieser Maßeinheit ist folgender: 1 kcal entspricht der Energiemenge, die nötig ist, um 1 Liter Wasser um 1 °C zu erwärmen.
Da sich die Maßeinheit Joule im Alltagsgebrauch nie durchgesetzt hat, wurde in den Nährwerttabellen des *Großen Klever Kalorien & Nährwerte* auf Jouleangaben verzichtet. Wenn Sie dennoch die Joulewerte bestimmen möchten, multiplizieren Sie die Kalorienangaben mit 4,184. Vereinfacht gilt: 1 kcal = 4 kJ.

Die Menge muss stimmen

Führen Sie Ihrem Körper mehr Energie zu, als er braucht, speichert er dieses Zuviel, statt es einfach wieder auszuscheiden wie beispielsweise Wasser. Essen Sie also mehr, als Ihr Körper benötigt, wandelt er diese Energie in Fettpölsterchen um. Ursprünglich ist dies von der Natur ganz sinnvoll eingerichtet, um für Notzeiten eine Reserve zu haben, doch bei unserer heutigen Lebensweise machen uns zu viele Kalorien dick, träge und auf lange Sicht auch krank.

Grundbausteine der Ernährung

Drei Grundnährstoffe aus den Lebensmitteln werden beim Abbauprozess im Körper in Energie umgewandelt: Fett, Eiweiß und Kohlenhydrate.

Zunächst scheint es zweitrangig, ob Sie Ihre Energie aus Kohlenhydraten, Eiweiß oder Fett gewinnen. Denn die Gesamtmenge der Kalorien, die Sie über den Tag verteilt aufnehmen, entscheidet, ob die Energiezufuhr über Ihrem Bedarf liegt und somit der Weg zu Übergewicht bereitet ist. Doch wer Fett spart, spart am meisten: Fett liefert mit 9 Kalorien pro Gramm nämlich mehr als doppelt so viel Energie wie Kohlenhydrate oder Eiweiß (4 Kalorien pro Gramm). Schnell passiert es deshalb, dass man bereits mit kleinen Nahrungsmengen viele Kalorien aufnimmt. Wie Sie Ihren Kalorienbedarf sinnvoll und ausgewogen auf die Grundnährstoffe Eiweiß, Fett und Kohlenhydrate aufteilen können, lesen Sie ab Seite 16.

Nährstoff	Wichtigste Funktionen im Körper	Energie pro Gramm
Kohlen-hydrate	Energielieferant	4 kcal
Eiweiß	Grundbaustein für Zellen von Muskeln, Sehnen und Knorpeln sowie für Hormone und Enzyme	4 kcal
Fett	Energielieferant und -speicher; Körperbaustoff; Wärmeisolator; Träger fettlöslicher Vitamine	9 kcal

Hinweis:

Eine Besonderheit unter den Energiequellen stellt der Alkohol dar: Auch er liefert dem Körper Energie. Und zwar nicht wenig: Mit 7 Kalorien pro Gramm enthält Alkohol mehr Energie als Kohlenhydrate oder Eiweiß. Ein kleines Bier (330 ml) enthält etwa 13 Gramm Alkohol, ein kleines Glas kräftiger Rotwein (125 ml) enthält rund 12 Gramm.

Wie viel Energie brauchen Sie?

Ihr täglicher Energiebedarf setzt sich zusammen aus dem Grundumsatz, dem zusätzlichen Arbeitsumsatz, der erhöhten Wärmeproduktion nach der Verdauung bestimmter Lebensmittel und gegebenenfalls dem zusätzlichen Bedarf für Wachstum sowie in Schwangerschaft und Stillzeit.

Grundumsatz

Der Grundumsatz macht in der Regel den Großteil des Energieverbrauchs aus. Er wird für grundlegende Körperfunktionen wie Atmung und Herztätigkeit benötigt.
Wie hoch der Grundumsatz ist, hängt von Alter, Geschlecht, Gewicht, Größe und dem Anteil des Fettgewebes an der Körpermasse ab. Da Muskeln mehr Energie verbrauchen als Fett, ist der Grundumsatz von Männern um etwa 10 Prozent höher, weil Männer in der Regel mehr Muskeln und weniger Fettgewebe haben als Frauen. Hier liegt auch das große Plus sportlicher Bewegung für die schlanke Linie: Wer seine Muskeln trainiert, hat einen höheren Grundumsatz.
Im Laufe des Lebens verringert sich der Grundumsatz, da die fettfreie Körpermasse abnimmt – wer seine Ernährung diesen Veränderungen nicht anpasst oder nicht mit mehr Bewegung gegensteuert, legt automatisch an Gewicht zu.

Alter	Durchschnittsgewicht (in kg)		Grundumsatz (in kcal pro Tag)	
	m	w	m	w
15–18	67	58	1820	1460
19–24	74	60	1820	1390
25–50	74	59	1740	1340
51–64	72	57	1580	1270
ab 65	68	55	1410	1170

Quelle: Referenzwerte für die Nährstoffzufuhr, Deutsche Gesellschaft für Ernährung, DGE (2000)

Arbeitsumsatz
Der Arbeitsumsatz (auch als Leistungsumsatz bezeichnet) ist von Mensch zu Mensch sehr unterschiedlich und hängt davon ab, wie stark die Muskeln beansprucht werden. Der Arbeitsumsatz variiert – je nachdem, ob Sie den ganzen Tag am Schreibtisch sitzen oder ob Ihr Beruf Sie auch körperlich fordert, ob Sie regelmäßig Sport treiben oder sich nur selten ausgiebig bewegen. Wie viel Energie Sie bei welchen Tätigkeiten durchschnittlich verbrennen, können Sie in der Übersicht auf den Seiten 12 und 13 nachlesen.

Erhöhte Wärmeproduktion bei der Verdauung
Beim Transport und bei der Speicherung von Nährstoffen entsteht Wärme, also Energie, die dem Körper quasi verloren geht. Die erhöhte Wärmeproduktion nach dem Essen ist jedoch von eher geringer Bedeutung, was den Energieverbrauch betrifft: Durchschnittlich werden dafür nur 8 bis 10 Prozent der zugeführten Kalorien aufgewendet.

Bedarf für Wachstum, Schwangerschaft und Stillzeit
Kinder und noch im Wachstum befindliche Jugendliche sowie schwangere und stillende Frauen haben für die Aufbauarbeiten des Körpers einen erhöhten Energiebedarf. Es ist sehr wichtig, diesen Mehrbedarf zu berücksichtigen, um das gesunde Wachstum beziehungsweise die Gesundheit von Mutter und Kind nicht zu gefährden.

Gesamtenergiebedarf
Alle zuvor genannten Energieumsätze zusammen ergeben den gesamten Energiebedarf pro Tag. Wie hoch dieser für Sie persönlich ist, hängt nicht nur von Alter, Geschlecht, Größe und Gewicht ab, sondern auch davon, wie viel Sie sich bewegen. Richtwerte für Ihren Gesamtenergiebedarf pro Tag finden Sie in der Tabelle auf Seite 15.

Kalorienverbrauch bei verschiedenen Tätigkeiten

Ihren Kalorienverbrauch können Sie mit den verschiedensten Tätigkeiten ankurbeln. Es muss gar nicht immer Sport im klassischen Sinne sein. Auch bei alltäglichen Bewegungen verbrennt unser Körper Kalorien. Wie viel Energie Sie bei welchen Aktivitäten durchschnittlich verbrauchen, sehen Sie in folgender Tabelle. Beachten Sie, dass es sich nur um Durchschnittswerte handelt, die sich auf eine 65 Kilogramm schwere Person beziehen, welche sich jeweils 15 Minuten bewegt. Wer schwerer ist, verbraucht mehr Energie, da er mehr Masse bewegt. Wer leichter ist, entsprechend weniger. Auch durch die Intensität können Sie den Verbrauch beeinflussen: Radeln Sie mit 17 km/h statt mit 15 km/h – schon schmelzen die Pfunde rascher. Aber bitte nichts übertreiben!

Tätigkeit	Kalorienverbrauch in 15 Min.	Tätigkeit	Kalorienverbrauch in 15 Min.
Grundtätigkeiten			
Treppen steigen	125	Schreiben am Computer	27
Spazieren gehen	42	Sitzen	21
Schreiben	29	Liegen	16
Ruhig stehen	24		
Haushalt und Gartenarbeit			
Rasen mähen	110	Streichen, tapezieren	49
Schnee schippen	98	Kochen	44
Hecke schneiden	75	Auto waschen	40
Rasen rechen	70	Bügeln	37
Wohnung putzen	60	Einkaufen	37
7 kg tragen	57	Backen	35
Fenster putzen	50	Nähen	32
Sport und Freizeit			
Joggen (17 km/h)	293	Bergsteigen	188
Squash spielen	207	Joggen (11 km/h)	188
Joggen (12 km/h)	205	Fahrrad fahren (25 km/h)	167
Inlineskaten	195		

Tätigkeit	Kalorienverbrauch in 15 Min.	Tätigkeit	Kalorienverbrauch in 15 Min.
Judo kämpfen	163	Reiten (Trab)	104
Seilspringen	163	Aerobic	98
Brustschwimmen	158	Fahrrad fahren (15 km/h)	98
Skilanglaufen (10 km/h)	150	Skifahren alpin	96
Trainieren am Stepper	146	Badminton spielen	95
Bergwandern mit Skiern	140	Fahrrad fahren (Heimtrainer, 100 Watt)	89
Mountainbike fahren	138	Lateinamerikanisch tanzen	88
Stepaerobic	138	Golf spielen	83
Joggen (9 km/h)	136	Kajak fahren	81
Basketball spielen	135	Schnorcheln	81
Beachvolleyball spielen	130	Tischtennis spielen	66
Nordic Walking	130	Gymnastik machen	65
Schneeschuhwandern	130	Schlagzeug spielen	65
Fußball spielen	129	Trampolin springen	65
Bergwandern (5 kg Gepäck)	126	Wassergymnastik machen	65
Walking	125	Angeln	60
Bergwandern ohne Gepäck	119	Standardtänze tanzen	50
Fahrrad fahren (Heimtrainer, 150 Watt)	114	Volleyball spielen	50
Schlittschuh laufen	114	Stretching	41
Trainieren am Rudergerät (100 Watt)	114	Yogaübungen machen	41
Tennis spielen	107	Klavier spielen	39
		Motorrad fahren	38
		Flöte spielen	35
		Akkordeon spielen	32

Quelle: The Compendium of Physical Activities Tracking Guide, Ainsworth BE (2002). Aus dem Internet (Stand Februar 2005).

Den Energiebedarf bestimmen mit dem PAL

Um Ihren Energiebedarf zu berechnen, müssen Sie nicht unbedingt sämtliche Tätigkeiten eines Tages addieren. Sie können sich stattdessen an einer einfachen Formel orientieren: Multiplizieren Sie Ihren Grundumsatz (siehe Seite 10) mit dem so genannten PAL-Faktor (*physical activity level* = Grad an körperlicher Bewegung).

Arbeitsschwere und Freizeitverhalten	PAL	Beispiele
Ausschließlich sitzender oder liegender Alltag	1,2	Alte, gebrechliche oder bettlägerige Menschen
Ausschließlich sitzende Tätigkeit und wenig oder keine anstrengende Freizeitaktivität	1,4–1,5	Büroangestellte, Feinmechaniker, Kassierer
Sitzende Tätigkeit, zeitweilig auch zusätzlicher Energieaufwand für gehende oder stehende Tätigkeiten	1,6–1,7	Laboranten, Kraftfahrer, Studierende, Fließbandarbeiter
Überwiegend gehende und stehende Arbeit	1,8–1,9	Hausfrauen, Verkäufer, Kellner, Mechaniker, Handwerker
Körperlich anstrengende berufliche Arbeit	2,0–2,4	Bauarbeiter, Landwirte, Wald-/Bergarbeiter, Leistungssportler
Extra für Freizeitsportler	+ 0,3	Alle, die 4-mal pro Woche 30 bis 60 Minuten Sport treiben

Quelle: Referenzwerte für die Nährstoffzufuhr, Deutsche Gesellschaft für Ernährung, DGE (2000)

Beispiel für eine Berechnung

Eine 45-jährige Verkäuferin multipliziert ihren Grundumsatz (1340 Kalorien/Tag) mit dem PAL-Faktor 1,8 bis 1,9: Ihr Gesamtenergiebedarf liegt bei 2400 bis 2500 Kalorien.

Der Gesamtenergiebedarf pro Tag

In der Tabelle finden Normalgewichtige (siehe Seite 23) Richtwerte für die tägliche Energiezufuhr (in kcal).

Altersgruppe	m	w	Altersgruppe	m	w
Säuglinge und Kinder mit mittlerer körperlicher Aktivität					
0–3 Monate	500	450	7–9 Jahre	1900	1700
4–12 Monate	700	700	10–12 Jahre	2300	2000
1–3 Jahre	1100	1000	13–14 Jahre	2700	2200
4–6 Jahre	1500	1400			
Jugendliche und Erwachsene mit ausschließlich sitzender Tätigkeit und wenig/keiner anstrengenden Freizeitaktivität (PAL-Wert 1,4)					
15–18 Jahre	2500	2000	51–64 Jahre	2200	1800
19–24 Jahre	2500	1900	> 64 Jahre	2000	1600
25–50 Jahre	2400	1900			
Jugendliche und Erwachsene mit überwiegend gehender und stehender Tätigkeit (PAL-Wert: 1,8)					
15–18 Jahre	3300	2600	51–64 Jahre	2800	2300
19–24 Jahre	3300	2500	> 64 Jahre	2500	2100
25–50 Jahre	3100	2400			
Zuschläge für **Schwangere und Stillende**					
Schwangere		+255	Stillende bis einschl. 4. Monat		+635

Quelle: Referenzwerte für die Nährstoffzufuhr, DGE (2000)

Tipp:

Bei Übergewicht sollten Sie Ihre Energiezufuhr reduzieren und für viel Bewegung sorgen. Zur Kontrolle reicht es, wenn Sie sich 1-mal pro Woche auf die Waage stellen. Hilfreich sind spezielle Waagen, die den Körperfettgehalt messen.

Doch auch bei Untergewicht sollten Sie Ihre Energiezufuhr anpassen. Denn nicht nur ein Zuviel, sondern auch ein Zuwenig auf der Waage kann Ihrer Gesundheit schaden.

Das 1 x 1 der Nährstoffe

Die drei Grundnährstoffe Fett, Eiweiß und Kohlenhydrate versorgen uns mit Energie, übernehmen aber auch weitere wichtige Aufgaben in unserem Körper.

Fett – energiereicher Geschmacksträger

Fett hebt das Aroma von Lebensmitteln hervor und rundet es ab. Zudem sind die fettlöslichen Vitamine A, D, E und K erst in Begleitung von Fett für unseren Körper verwertbar.

Wie viel Fett darf es sein?
Fett ist der energiereichste Nährstoff: Mit 9 Kalorien pro Gramm liefert es mehr als doppelt so viel Energie wie Kohlenhydrate und Eiweiß (je 4 Kalorien pro Gramm). Um Übergewicht zu vermeiden und das Risiko für Herz-Kreislauf-Erkrankungen zu senken, sollten Sie pro Tag nicht mehr als 30 Prozent der Gesamtkalorien in Form von Fett aufnehmen. Neben Öl und Butter steckt auch in Wurstwaren und Käse oft viel verstecktes Fett. Ein Esslöffel Olivenöl oder 30 Gramm Salami etwa schlagen mit je 10 Gramm Fett zu Buche.

Fettsäuren – Bausteine der Fette
Fette sind aus je einem Glycerinbaustein und drei Fettsäuren aufgebaut. Fettsäuren sind je nach ihrer chemischen Struktur gesund oder weniger gesund. Man unterscheidet gesättigte, einfach ungesättigte und mehrfach ungesättigte Fettsäuren, die sich unterschiedlich auf die Blutfettwerte auswirken.

Tipp:

Auf einen Blick können Sie Fette mit gesättigten und Fette mit ungesättigten Fettsäuren unterscheiden: Aufgrund ihres unterschiedlichen Schmelzpunktes sind gesättigte Fettsäuren bei Raumtemperatur meist fest, zum Beispiel Schmalz, ungesättigte hingegen flüssig, etwa Öl.

Gesättigte Fettsäuren – Maßvoll genießen

Wenn eine Fettsäure so viele Wasserstoffatome enthält wie möglich, ist sie »gesättigt«. Solche Fettsäuren stecken hauptsächlich in tierischen Fetten, etwa in Butter und Schmalz, und in wenigen pflanzlichen Fetten wie Kokosfett, das oft zum Frittieren verwendet wird. Gesättigte Fettsäuren können Blutfettwerte und Cholesterinspiegel erhöhen. Um sich vor Herz-Kreislauf-Erkrankungen zu schützen, genießen Sie Lebensmittel mit gesättigten Fettsäuren nur als »Extra«.

Wertvolle ungesättigte Fettsäuren

Fettsäuren, die weniger Wasserstoffatome enthalten als möglich wäre, sind »ungesättigt« (»einfach« oder »mehrfach«). Sie können die Blutfettwerte senken und sind wichtiger Bestandteil der gesunden Ernährung. Einige mehrfach ungesättigte Fettsäuren kann der Körper nicht selbst herstellen, sie sind aber notwendig, also essenziell, zum Leben. Dazu zählen Linolsäure (etwa in Sonnenblumen-, Maiskeim- und Sojaöl) und Omega-3-Fettsäuren (in Seefisch wie Hering, Makrele, Lachs; auch in Leinsamen-, Walnuss-, Raps-, Sojaöl).

Hinweis:

Optimal für Ihre Gesundheit ist es, wenn Sie Fett in folgendem Mischungsverhältnis aufnehmen:

Maximal 1/3 gesättigte Fettsäuren, 1/3 einfach ungesättigte Fettsäuren und 1/3 mehrfach ungesättigte Fettsäuren.

Das entspricht je rund 10 Prozent der Gesamtkalorienzufuhr.

In der Tabelle erkennen Sie Lebensmittel mit hohem Anteil ungesättigter Fettsäuren am Symbol ▲ (Spalte »Fett-Faktor«)

Vorsicht: trans-Fettsäuren

Werden Öle bei der Lebensmittelherstellung gehärtet, können trans-Fettsäuren entstehen. Sie stehen im Verdacht, wie gesättigte Fettsäuren den Cholesterinspiegel zu erhöhen und Gefäßerkrankungen zu verursachen. Sie erkennen Lebensmittel mit trans-Fettsäuren, etwa Margarine, Kekse oder Chips, am Hinweis »gehärtete Fette« in der Zutatenliste.

Cholesterin – die Menge entscheidet

Cholesterin ist eine fettähnliche Substanz, die nur in tierischen Lebensmitteln vorkommt. Unser Körper kann Cholesterin selbst herstellen, sodass wir es nicht zwingend mit der Nahrung aufnehmen müssen. Es ist ein wichtiger Baustein für unsere Zellwände und beteiligt an der Bildung von Hormonen und Vitamin D sowie von Gallensäuren für die Verdauung.

Wie so oft beim Essen ist auch beim Cholesterin die Menge entscheidend. Wenn es in Blut und Gefäßwänden in zu hoher Konzentration vorkommt, kann es Arterienverkalkung und daraus folgende Herz-Kreislauf-Risiken verursachen.

Gutes und schlechtes Cholesterin

Man unterscheidet beim Cholesterin LDL und HDL, wobei LDL sich bei zu hoher Konzentration im Blut an den Blutgefäßen ablagern und zur Entstehung von Arterienverkalkung beitragen kann. HDL dagegen verhindert die Ablagerung an den Gefäßen und wird »gutes« Cholesterin genannt.

Den Cholesterinspiegel im Griff

Fettreiche Lebensmittel, insbesondere mit vielen gesättigten Fettsäuren, können die körpereigene Cholesterinbildung anregen – das Risiko für Gefäßerkrankungen steigt. Genießen Sie solche Lebensmittel in Maßen. Sie sind in den Tabellen am ▼ in der Spalte »Fett-Faktor« erkennbar.

Ist Ihr Cholesterinspiegel leicht erhöht (ab dem Gesamtcholesterinwert von 200 mg/dl und dem LDL- Cholesterinwert von 140 mg/dl), können Sie mit bewusster Ernährung mit vielen wasserlöslichen Ballaststoffen (etwa aus Vollkorn) sowie genügend Bewegung und Entspannung gegensteuern.

! Hinweis:

Ihre tägliche Cholesterinzufuhr über die Nahrung sollte bei höchstens 300 Milligramm liegen – möglichst noch darunter, wenn Ihr Cholesterinspiegel laut Ihrem Arzt erhöht ist. Besonders viel Cholesterin ist in Eiern und Innereien enthalten.

Eiweiß – Baustoff unseres Körpers

Eiweiß, auch Protein genannt, kommt in pflanzlichen und tierischen Lebensmitteln vor. Es dient in der Regel nicht der Energiegewinnung, sondern ist Baustoff für den Körper.

Wie viel Eiweiß braucht der Mensch?

Ein Eiweißmangel ist selten, eher ist ein Zuviel das Problem. Zudem enthalten eiweißreiche tierische Lebensmittel oft auch viel Fett und Cholesterin. Pro Kilo Körpergewicht wird eine Eiweißzufuhr von 0,8 Gramm empfohlen. Beispiel: Eine 60 Kilo schwere Person braucht 48 Gramm Eiweiß pro Tag. Davon sollten 2/3 pflanzlich sein, etwa aus Linsen, Vollkorn, Kartoffeln, und 1/3 tierisch, etwa aus Fisch, Fleisch, Milch.

Hinweis:

Eiweiße bestehen aus 20 so genannten Aminosäuren.
8 davon erfüllen lebenswichtige Aufgaben und werden als essenziell bezeichnet. Da der Körper sie nicht selbst herstellen kann, müssen wir sie mit dem Essen aufnehmen.

Die »biologische Wertigkeit« von Eiweiß

Wie wertvoll Eiweiß aus der Nahrung ist, richtet sich danach, wie gut es in menschliches Eiweiß umgebaut werden kann. Tierische Nahrungsmittel, vor allem Fleisch, liefern hochwertiges Eiweiß, aber zum großen Teil auch gesättigte Fettsäuren und Cholesterin. Bevorzugen Sie mageres Fleisch und essen Sie pro Woche nur zwei bis drei Fleischportionen. Pflanzliches Eiweiß hat zwar eine geringere biologische Wertigkeit, doch wer geschickt kombiniert, kann auch mit einer vegetarischen Ernährung hochwertiges Eiweiß aufnehmen.

Beispiele für gute Eiweißkombinationen:

Getreide + Hülsenfrüchte: Bohneneintopf mit Reis
Getreide + Milch(produkte): Käsebrot, Milchreis
Kartoffeln + Ei: Kartoffeln mit Rührei, Kartoffelauflauf
Kartoffeln + Milch(produkte): Pellkartoffeln mit Quark

Kohlenhydrate – süsse Energiespender

Kohlenhydrate sind unsere Hauptenergielieferanten. Sie stecken als Fruchtzucker in Obst und in Form von Stärke in Getreide, Kartoffeln und Gemüse. Sie werden bei der Verdauung in kleine Kohlenhydratbausteine, die Glukose, zerlegt, die ins Blut gelangt und alle Zellen mit Energie versorgt.

Wie viele Kohlenhydrate brauchen Sie?

Kohlenhydrate sollten mengenmäßig den größten Teil Ihrer Kalorienzufuhr ausmachen: mindestens 50 Prozent.
Beispiel: Eine Frau mit einem Energiebedarf von 1900 kcal sollte pro Tag mindestens 950 kcal aus Kohlenhydraten aufnehmen, das entspricht 237 Gramm Kohlenhydrate.
Man unterscheidet nach ihrer chemischen Struktur drei Arten Kohlenhydrate: Einfachzucker (Monosaccharide), Zweifachzucker (Disaccharide) und Vielfachzucker (Polysaccharide).
Zu den Einfach- und Zweifachzuckern zählen Traubenzucker, Haushaltszucker und Milchzucker. Sie bestehen aus ein beziehungsweise zwei Zuckerbausteinen. Der Körper kann sie schnell spalten und ins Blut aufnehmen.
Vielfachzucker hingegen bestehen aus langen Ketten von Glukosemolekülen, deren Aufspaltung deutlich länger dauert: Die Glukose fließt nur langsam ins Blut.

Der glykämische Index

Wird Glukose ins Blut aufgenommen, steigt der Blutzuckerspiegel. Wie schnell das geht, sagt der glykämische Index. Günstig für Gesundheit und Gewicht ist es, wenn die Glukose langsam ins Blut gelangt, sodass die Zellen anhaltend mit Energie versorgt werden und wir länger satt bleiben. Durch den konstanten Blutzuckerspiegel sinkt auch das Risiko an Diabetes zu erkranken. Auch Herz-Kreislauf-Erkrankungen kann vorgebeugt werden, da sich die Blutfettwerte durch geeignete Ernährung normalisieren.

Hinweis:

In der Nährwerttabelle erkennen Sie Lebensmittel mit einem niedrigen glykämischen Index, die Sie bevorzugt essen sollten, an dem Symbol ▲ in der Spalte »KH-Faktor«.

Ballaststoffe

Ballaststoffe sind vom chemischen Aufbau her Vielfachzucker (siehe linke Seite). Unsere Verdauungsenzyme können diese Bestandteile pflanzlicher Lebensmittel aber nicht aufspalten, deshalb liefern sie kaum Energie, sprich Kalorien. Doch für eine gute Verdauung sind Ballaststoffe unerlässlich.

Besonders reich an Ballaststoffen sind Vollkornprodukte wie Müsli, Vollkornbrot, Vollkornnudeln, ungeschälter Reis sowie Kartoffeln, Hülsenfrüchte, Obst (insbesondere mit Schale) und Gemüse.

Nehmen Sie pro Tag etwa 30 Gramm Ballaststoffe mit der Nahrung auf. Wichtig: Trinken Sie viel, denn Ballaststoffe quellen stark auf, was sich positiv auf die Verdauung auswirkt – aber nur in Verbindung mit genügend Flüssigkeit. Pro Tag sollten es 1,5 bis 2 Liter Wasser und Kräutertee sein.

HINWEIS:

In den Tabellen sind in der Spalte »Kohlenhydrate« nur die verwertbaren Kohlenhydrate angegeben. Der Ballaststoffgehalt ist jeweils separat aufgeführt.

PLUSPUNKTE DER BALLASTSTOFFE

Die Ballaststoffe aus Vollkornprodukten binden Flüssigkeit und quellen dabei stark auf. Dadurch regen sie die Verdauung auf natürliche Weise an.

Ein weiterer Vorzug: Wer Lebensmittel mit viel Ballaststoffen isst, wird schneller satt und bleibt es auch länger. Sie können also ohne Hungergefühl Kalorien einsparen.

Und zu guter Letzt: Ballaststoffe haben auch einen positiven Effekt auf den Cholesterinspiegel (siehe Seite 18).

So steht's um Ihr Gewicht

Welches Ihr Idealgewicht ist, kann nicht allgemein beantwortet werden – zu viele Faktoren wirken dabei mit. Der individuelle Körperbau und die Körperzusammensetzung, etwa Muskel- und Fettanteil, spielen eine wichtige Rolle.

Der Body-Mass-Index (BMI)

Dennoch gibt es Richtwerte, um Ihr Körpergewicht zu beurteilen. Der Body-Mass-Index (übersetzt etwa: Körper-Masse-Vergleich) wird mittlerweile am häufigsten verwendet.

So berechnen Sie Ihren BMI

$$\text{BMI} = \frac{\text{Körpergewicht in kg}}{(\text{Körpergröße in m})^2}$$

Beispiel: Eine Frau wiegt 63 kg und ist 1,68 m groß.

$$\frac{63}{(1{,}68 \times 1{,}68)} = 22{,}32$$

Das bedeutet Ihr BMI

Anhand der Tabelle unten können Sie Ihren BMI-Wert beurteilen: Liegt Ihr Gewicht im Normalbereich, oder sollten Sie Ihre Energiezufuhr einschränken? Das Normalgewicht, das mithilfe des BMI berechnet wird, ist Grundlage für den durchschnittlichen Energiebedarf (siehe Seite 15).

	BMI für Männer	BMI für Frauen
Untergewicht	unter 20	unter 19
Normalgewicht	20–25	19–24
Leichtes Übergewicht	25–30	24–30
Fettsucht	30–40	30–40
Extreme Fettsucht	über 40	über 40

Die »Gewichtsklassen«

Besprechen Sie im Zweifel mit Ihrem Hausarzt, welches Gewicht Sie halten/erreichen sollten, um gesund zu bleiben.

- **Untergewicht:** Auch wenn Sie vielleicht das Gefühl haben, dass Ihr Gewicht völlig in Ordnung ist, sollten Sie versuchen, ein bisschen zuzunehmen. Denn auch ein zu niedriges Körpergewicht kann durchaus negative Folgen für Ihre Gesundheit haben.
- **Normalgewicht:** Sie müssen sich um Ihr Gewicht keine großen Gedanken machen. Essen Sie weiterhin abwechslungsreich und gesund, dann wird das auch so bleiben.
- **Leichtes Übergewicht:** Wenn Sie leicht übergewichtig sind, sich aber wohl fühlen und gesund sind, ist Abnehmen nicht nötig. Eine kräftigere Figur kann auch vererbt sein. Zudem steigt das Körpergewicht im Alter natürlicherweise leicht an. Die rundliche Figur Ihrer Eltern und Großeltern sollte aber keine Ausrede sein, zu viel und das Falsche zu essen. Prüfen Sie Ihre Kalorienzufuhr und bewegen Sie sich so oft wie möglich.
- **Leichtes Übergewicht mit Problemen:** Falls Ihr BMI-Wert ein leichtes Übergewicht anzeigt und Sie an Diabetes, Bluthochdruck oder einer Fettstoffwechselstörung leiden, sollten Sie abnehmen. Auch bei einer erblichen Vorbelastung für eine dieser Krankheiten kann Abnehmen das Risiko für Herz-Kreislauf-Probleme, Arterienverkalkung, Herzinfarkt und Schlaganfall senken.
- **Fettsucht:** Ab einem BMI von 30 sollten Sie den Arzt aufsuchen. Um gesundheitlichen Problemen vorzubeugen, sollten Sie abnehmen – dabei ist professionelle Hilfe wichtig.

Hinweis:

Wenn Ihre Fettpölsterchen eher im Bauchbereich angesiedelt sind, Ihre Körperform also vergleichbar mit der Form eines Apfels ist, ist das Risiko für Arterienverkalkung und Diabetes erhöht. Der eher weibliche »Birnentyp« mit breiteren Hüften und kräftigerem Po ist gesundheitlich weniger kritisch zu beurteilen.

Gesund geniessen

Für eine gesunde Ernährung brauchen Sie keine komplizierten Regeln. Essen Sie abwechslungsreich und nicht zu viel. So bekommen Sie genug von allen Nähr- und Vitalstoffen und bleiben auf Dauer schlank und gesund.
Die Nährstoffe, die uns mit Energie versorgen, sollten in einem ausgewogenen Verhältnis aufgenommen werden. Idealerweise sieht das so aus: maximal 30 Prozent Fett, rund 10 Prozent Eiweiß, mindestens 50 Prozent Kohlenhydrate.

!

Hinweis:

Neben den Grundnährstoffen sind Vitamine und Mineralstoffe unentbehrlich für viele wichtige Körperfunktionen. Da der Körper bis auf wenige Ausnahmen Vitamine nicht selbst herstellen kann, ist es wichtig, dass unsere tägliche Ernährung alle Vitamine enthält. Ein Vitamin-Überschuss aus der Nahrung oder Tabletten wird übrigens einfach wieder ausgeschieden. Auch bei Mineralstoffen gilt: Wir sind zum Leben darauf angewiesen – ohne sie würde vieles im Körper gar nicht funktionieren. Siehe Buchtipps Seite 255.

Sechs Regeln für Gesundheit und Genuss

- **Fett versteckt sich oft:** Besonders fette Käsesorten, Fleisch- und Wurstwaren, Soßen, Cremes, Torten, Gebäck und Süßigkeiten sind voller »unsichtbarer« Fette.
- **»Light« ist nicht immer leicht:** Viele Produkte mit reduziertem Fettgehalt enthalten oft viele Kalorien in Form von Zucker. Bevorzugen Sie Lebensmittel, die von Natur aus fettarm sind, wie Getreideprodukte, Kartoffeln, Obst, Gemüse und fettarme Milchprodukte. Und werfen Sie einen Blick in die Austauschtabellen ab Seite 248 – dort finden Sie viele figurfreundliche Alternativen.
- **Die Zubereitung macht's:** Sie haben es in der Hand, ob Kartoffeln als gesunde Pellkartoffeln oder fette Kartoffelpuffer auf den Teller kommen. Bevorzugen Sie Dämpfen, Dünsten, Grillen und Kochen, braten Sie nur gelegentlich

mit wenig Fett in einer beschichteten Pfanne. Kleiner Fettspartrick: Pfannkuchen oder Frikadellen nach dem Braten auf Küchenpapier legen, so wird das überschüssige Fett einfach aufgesogen. Viele Gerichte, zum Beispiel kleine Hackbällchen, können Sie auch im Backofen zubereiten – ganz ohne zusätzliches Fett.

- **Nichts ist verboten:** Kein Lebensmittel ist im Rahmen einer gesunden Ernährung »tabu«. Halten Sie sich aber bei fett- und kalorienreichen Produkten zurück und essen Sie sich lieber an Gemüse und Obst satt. Für vieles gibt es auch Alternativprodukte (siehe Austauschtabellen ab Seite 248).
- **Gesunde Lebensmittel wählen:** Die Qualität eines Lebensmittels kann anhand seiner Nährstoffdichte bewertet werden: Wie viele Nährstoffe liefert ein Lebensmittel bezogen auf seinen Energiegehalt? Obst und Gemüse, die bei wenigen Kalorien viele Vitalstoffe enthalten, haben eine hohe Nährstoffdichte – im Gegensatz zu reinen Kalorienträgern wie Zucker und Süßigkeiten, Chips und Limonaden.
- **Bewusst essen:** Beim Frühstück nebenher Zeitung lesen, im Büro schnell ein Sandwich mampfen, beim Fernsehen eine Pizza verschlingen – solche Situationen führen dazu, dass wir mehr als nötig essen. Hören Sie auf Ihren Körper: Er sagt Ihnen, wann er genug hat. Essen Sie langsam und mit Pausen – das Sättigungsgefühl setzt erst nach 10 bis 15 Minuten ein. Kauen Sie jeden Bissen genüsslich: So erleichtern Sie Ihrem Körper auch die Verdauung.

Trinken, trinken, trinken

Damit alle Körperfunktionen optimal ablaufen, sollten Sie pro Tag 1,5 bis 2 Liter trinken. Bei Hitze oder intensivem Sport kann der Bedarf auch 3 Liter und mehr betragen. Bei Flüssigkeitsmangel wird das Blut dick, der Nährstofftransport in die Zellen klappt nicht richtig, wir fühlen uns müde. Trinken Sie vor allem Mineralwasser, ungesüßten Früchte- und Kräutertee oder verdünnte Säfte, und zwar regelmäßig in kleinen Portionen über den Tag verteilt: Der Darm kann pro Viertelstunde nur 200 Milliliter Flüssigkeit aufnehmen.

A

	kcal	F (g)	E (g)	KH (g)	BS (g)	Chol. (mg)	F ▲▼	KH ▲▼
Aachener Pflümli Pflaumenmus, *Zentis,* 1 TL	20	+	+	4,8	*	0	▲	▲▼
Aachener Printen, 1 St., 20 g	86	4	0,8	11,2	*	*	▲▼	▲▼
Aal	281	24,5	15	+	(0)	164	▲▼	▲
Aal, Fluss-	281	24,5	15	+	(0)	164	▲▼	▲
Aal, geräuchert	329	28,6	17,9	+	(0)	87	▲▼	▲
ABC, *Bahlsen*	398	1	7	90	*	*	▲	▼
ACE-Drink, Vitality, *Milram*	52	0,3	1	10,9	*	*	▲	▲▼
ACE-Frucht-Gemüse-Vitamin-Saft, *Rabenhorst*	37	0,1	0,4	8,7	0,2	0	▲	▲▼
Acerola	16	0,2	0,2	2,7	*	0	▲	▲
Acerolasaft pur, *Voelkel*	16	0,3	0,3	2,7	*	0	▲	▲
Acerolasaft, *Voelkel*	43	0,1	0,3	10	*	0	▲	▲
Aceto Balsamico bianco Basilico, *Lafer*	122	*	0,5	31,4	0	0	▲	▲
Aceto Balsamico bianco, *Hengstenberg*	116	0	0,5	29,9	0	0	▲	▲
Aceto Balsamico di Modena, Exquisit Gentile Essig, *Kühne*	158	<0,1	0,8	33	0	0	▲	▲
Aceto Balsamico di Modena, *Hengstenberg*	104	0	0,5	27	0	0	▲	▲
Ackersalat	14	0,4	1,8	0,7	1,5	0	▲	▲
Actimel Drink, 0,1 % Fett, *Danone,* i. D.	34	0,1	2,8	5	*	*	▲	▲▼
Actimel Drink, *Danone,* i. D.	88	1,5	2,7	15,7	*	*	▲	▲▼
Actimel Joghurt zum Löffeln Classic, *Danone*	88	2,9	4	11,5	*	*	▲	▲▼
Activia, *Danone,* i. D.	99	2,9	3,9	14,1	*	*	▲	▲▼
Afrika, Vollmilch, *Bahlsen*	536	30,5	7,5	58,5	*	*	▼	▼
After Eight Collection, *Nestlé,* 1 Praline, i. D.	30	1	+	5	*	*	▼	▼
Ahornsirup Grad A, Bio, *Naturata*	266	0	0	66,5	*	*	▲	▲▼
Ahornsirup, 1 EL	40	0	0	9,9	*	*	▲	▲▼
Aioli, *Nadler*	691	75	1	3	*	*	▼	▲
Ajvar, feurig, *Kattus*	79	4,5	1,2	8,3	*	*	▲	▲
Akora Lebkuchenkonfekt, *Bahlsen*	383	10	6	68	*	*	▼	▼
Akora, *Bahlsen,* i. D.	379	9,5	6	68	*	*	▼	▼
Alexander-Cocktail, 5 cl	133	5	0,5	6,1	0	*	▲▼	▲▼
Alge, Braun-, getr.	301	4	11	53	*	0	▲	▲
Alge, Braun-, Pulver	340	4	13	60	*	0	▲	▲

A

	kcal	F (g)	E (g)	KH (g)	BS (g)	Chol. (mg)	F ▲▼	KH ▲▼
Alkoholfreies Bier, 0,33 l, i. D.	83	0	1	17,8	*	0	▲	▼
All-Bran Plus, *Kellogg's*, 1 Port. (40 g + 125 ml fettarme Milch)	169	3	10	25	11	(0)	▲	▲▼
Allgäuer Käse, s. einzelne Sorten								
Allgäutaler Viereckhartkäse leicht, *Zott*	286	18	31	0,1	0	*	▲	▲
Allgäutaler Viereckhartkäse, *Zott*	369	28,5	28	0,3	0	*	▲▼	▲
Almette Bärlauch, 50 % Fett i. Tr., *Hochland*	202	18	6	4	0	*	▲▼	▲
Almette Joghurt, 16 % Fett i. Tr., *Hochland*	192	16	7	5	0	*	▲▼	▲
Almette Kräuter, 70 % Fett i. Tr., *Hochland*	266	26	6	2	0	*	▼	▲
Almette Sahne, 70 % Fett i. Tr., *Hochland*	274	26	7	3	0	*	▼	▲
Almighurt Joghurt-Drink, *Ehrmann*	73	0,9	2,8	13,5	*	*	▲▼	▲
Almighurt light, *Ehrmann*	64	1,3	3	10	*	*	▲	▲▼
Almighurt mit Frucht, 0,1% Fett, *Ehrmann*	81	0,1	3,8	16,1	*	*	▲	▲▼
Almighurt Schoko, *Ehrmann*	119	3,7	3,5	18	*	*	▲▼	▼
Almighurt Traumjoghurt, *Ehrmann*	110	2,8	3,1	16	*	*	▲	▲▼
Aloe-vera Sensitiv-Drink, *Emmi*	70	1,1	2,5	12,5	*	*	▲	▲▼
Aloe-vera Sensitiv-Joghurt, *Emmi*	80	1,1	3,5	14	*	*	▲	▲▼
Aloe-vera-Saft pur, *Voelkel*	21	0,3	2,7	*	*	0	▲	▲
Alpenbutter, *Meggle*	748	82,5	0,7	0,6	0	*	▼	▲
Alpenländer Käsecreme-Suppe, *Knorr*, 1 Teller	154	11	3	11	*	*	▲▼	▲▼
Alpenmädel Diät, *Ehrmann*	66	1,2	3,2	10,5	*	*	▲	▲
Alpenmilch Schoko-Creme, *Zentis*	548	33	4	59	*	*	▼	▲▼
Alpia Summer Fresh Schokolade, i. D.	549	33,1	6,4	56,4	*	*	▼	▼
Alpinos, Erdnüsse dragiert, *Alpia*	486	21,5	8,4	64,8	*	*	▲▼	▲▼

A	kcal	F (g)	E (g)	KH (g)	BS (g)	Chol. (mg)	F ▲▼	KH ▲▼
Älplermakkaroni, Schweizer, *Hilcona*	122	3,5	3,5	19	*	*	▲▼	▲▼
Altbier, 0,33 l	142	0	1,7	*	*	0	▲	▼
Altmeister Kräuter-Vollwürz-Essig, *Hengstenberg*	18	0	0,2	5,5	0	0	▲	▲
Amaranthbrot mit Dinkel, Bio, *Schnitzer*, 1 Scheibe	110	3,7	4,4	14,8	*	*	▲	▲
Amaranth-Früchtemüsli, *Allos*	354	8,6	10,1	59,1	6,2	0	▲	▲
Amaranth-Knäckebrot, *Allos*	295	3,2	9,7	56,8	15,5	0	▲	▲▼
Amato, *Bahlsen*	479	24	10	57	*	*	▼	▼
American Diner, Classic, TK, *McCain*	168	6	5	23,5	*	*	▼	*
American-Pancake-Teig-Mix in der Shakerflasche, *Mondamin*, 1 Pkg.	802	8,6	21,5	157	*	*	▲▼	▲▼
American Pasta Dream, Maccheroni & Cheese, *Maggi*, 1 Beutel	597	13,9	23,1	94,6	*	*	▲▼	▲▼
American Sandwich Big Ham, *Lieken Urkorn*, 1 Scheibe, 40 g	102	1,6	3,2	18,8	*	(0)	▲	▼
Amerikaner, *Kamps*, 1 St.	333	5,1	4,8	67,3	*	*	▼	▼
Amerikaner, Mini-, TK, *Coppenrath & Wiese*	378	15,6	5,5	54	1,8	24	▼	▼
Amicelli, *Masterfoods*	507	27,1	6,2	59,7	*	*	▼	▼
Amicelli, *Masterfoods*, 1 St.	33	1,8	0,4	3,9	*	*	▼	▼
Ammerländer Bierschinken, *Zimbo*	162	10	17	1	(0)	*	▲▼	▲
Ammerländer, dicke, *Meica*, 1 St.	306	27,6	13,8	0,6	*	*	▼	▲
Ananas	55	0,2	0,4	12,4	1,5	0	▲	▲▼
Ananas, Dose, 1 Scheibe	35	0,1	0,2	8,1	0,5	0	▲	▲▼
Ananas, getr., Bio, *Naturata*	252	0,7	2,2	59,3	*	0	▲	▲▼
Ananas, kandiert	263	0	0	64	*	0	▲	▼
Ananasbowle, 0,2 l	216	0	0	34	*	(0)	▲	▼
Ananas-Kraut, *Hengstenberg*	33	1,5	1,2	3,8	*	0	▲	▲
Ananassaft, 0,2 l	106	0,2	0,8	24	+	0	▲	▼
Ananassaft, Trinkgenuss, *Granini*	50	<0,2	<0,5	11,5	<0,5	0	▲	▲
Ananas-Weinkraut, *Kühne*	34	0,3	1,3	6,5	*	0	▲	▲
Anchovisfilet, 1 St.	5	0,1	1	0	(0)	*	▲	▲

	kcal	F (g)	E (g)	KH (g)	BS (g)	Chol. (mg)	F ▲▼	KH ▲▼
A								
Anisschnaps, 2 cl	41	0	0	0	0	0	▲	▲
Anonen (Cherimoya)	63	0,3	1,5	13,6	1	0	▲	▲
Antipasti Meeresfrüchte, *Nadler*	174	8,7	16,3	0,9	*	*	▲	▲
Antipasti Mista, TK, *Eismann*	131	11	3	5	*	*	▲▼	▲
Apfel, 1 St., 150 g	81	0,9	0,5	17,1	3	0	▲	▲
Apfel, getr.	255	1,6	1,4	57	10,1	0	▲	▲
Apfel, getr., 1 Ring, 10 g	26	0,2	0,1	5,7	1	0	▲	▲
Apfel-Ananas-Saft plus Acerola, *Voelkel*	48	0,1	0,2	11	*	0	▲	▲
Apfel-Brombeer-Saft, *Voelkel*	46	0,1	0,5	9,7	*	0	▲	▲
Apfel-Cassis-Schorle, *Lift*, 0,2 l	52	+	+	12	*	0	▲	▲
Apfel-Curry-Chutney, Bio, *Naturata*	115	0,5	2,1	24,9	*	*	▲	▲
Apfelessig mit Honig und Molke, *Hensel*	15	0	0,1	0,1	*	*	▲	▲▼
Apfelessig, Bio, naturtrüb, mit Ahornsirup, *Hensel*	38	0	0,1	5,3	*	*	▲	▲▼
Apfelessig, klar, *Hensel*	15	0	0,1	0,1	0	0	▲	▲
Apfelessig, *Kühne*	17	<0,1	<0,1	<0,1	0	0	▲	▲
Apfelessig, naturtrüb, Exquisitessig, *Kühne*	28	<0,1	<0,1	2,8	0	0	▲	▲
Apfelessig, naturtrüb, *Hengstenberg*	18	0	0,1	5,5	0	0	▲	▲
Apfelessig, naturtrüb, Honig, *Hengstenberg*	52	0	0,1	14	0	0	▲	▲▼
Apfelessig-Grüntee-Trunk, *Schneekoppe*	32	<0,1	0,1	8	*	0	▲	▲
Apfel-Flammkuchen, TK, *Eismann*	191	7	3	29	*	*	▼	▼
Apfelgelee, 1 TL	26	+	+	6,4	*	0	▲	▲▼
Apfel-Grapefruit-Sport-schorle, *Voelkel*	23	0,1	0,2	5,1	*	0	▲	▲
Apfel-Haferkleie plus Vital-Müsli, *Dr. Ritter*	334	4,3	9,5	64,3	12,2	(0)	▲	▲
Apfel-Kirschsaft, *Voelkel*	48	0,1	0,2	10,5	*	0	▲	▲
Apfelkompott, gezuckert, *Sonnen Bassermann*	74	0,1	0,2	18	*	*	▲	▲▼
Apfelkraut	233	0,1	1	57	*	0	▲	▲▼
Apfelkraut, 1 TL	23	+	0,1	5,7	*	0	▲	▲▼

A

	kcal	F (g)	E (g)	KH (g)	BS (g)	Chol. (mg)	F ▲▼	KH ▲▼
Apfelkuchen, Alt-Böhmischer, *Coppenrath & Wiese*, 1 St.	238	8,8	2,8	36,9	1,9	25	▲▼	▲▼
Apfelkuchen, Großmutter Art, TK, *Eismann*, 1 St.	193	9,8	2,3	24	*	*	▲▼	▲▼
Apfelkuchen, Meraner, TK, *Coppenrath & Wiese*	343	19,5	6,4	35,3	1,9	76	▲▼	▲▼
Apfel-Mangosaft, *Voelkel*	51	0,2	0,2	11,5	*	0	▲	▲
Apfel-Möhrensaft, *Voelkel*	36	0,1	0,3	8,2	*	0	▲	▲▼
Apfelmus, Glas	79	0,1	0,2	19,2	2	0	▲	▲▼
Apfelringe Maso del Gusto, Bio, *Naturata*	276	1,8	1,5	62	*	0	▲	▲
Apfelrotkohl, Glas, Rotessa, *Hengstenberg*	50	0,1	1,1	11,4	*	0	▲	▲
Apfelrotkohl, *Kühne*	53	0,2	1,6	11	*	0	▲	▲
Apfelrotkohl, TK, *Eismann*	61	<1	2	11	*	0	▲	▲
Apfelrotkohl, TK, *Iglo*	65	1,7	1,4	11	*	0	▲	▲
Apfelsaft, 0,2 l	96	+	0,2	23,4	+	0	▲	▲
Apfelsaft, mild, *Hipp*	49	0,4	0,1	12	0,2	0	▲	▲
Apfelsaft, *Voelkel, i. D.*	47	0,1	0,1	11	*	0	▲	▲
Apfelsaftschorle, *Lift*, 0,2 l	50	+	+	12	*	0	▲	▲
Apfelsaftschorle, *Voelkel*	29	0,1	0,1	6,7	*	0	▲	▲
Apfel-Sanddornsaft-C, *Voelkel*	50	0,3	0,1	11	*	0	▲	▲
Apfelschnaps, 2 cl	63	0	0	0,4	0	*	▲	▲
Apfelsine	42	0,2	1	8,3	1,6	0	▲	▲
Apfelsine, 1 St., 150 g	63	0,3	1,5	12,5	2,4	0	▲	▲
Apfel-Streuselkuchen, TK, *Coppenrath & Wiese*	215	8,4	31,5	3,2	2,1	<10	▼	▼
Apfelstrudel	230	12	3	28	*	*	▼	▲▼
Apfelstrudel, *Eismann*	238	14	3	25	*	*	▼	▲▼
Apfel-Waldbeerensaftschorle, *Voelkel*	28	0,1	0,1	6,3	*	0	▲	▲
Apfelwein, 0,25 l	113	*	+	6,5	*	*	▲	▲▼
Appenzeller Käse, 50 % Fett i. Tr.	386	31,6	25,4	+	0	74	▼	▲
Appenzeller Käse, 50 % Fett i. Tr., 20 g	77	6,3	5,1	+	0	15	▼	▲
Apple Pie, *Bahlsen*	409	15	5	65	*	*	▼	▼
Apple Pocket, *Bahlsen*	425	18	4	62	*	*	▼	▼
Äpple-Minis, *Nestlé*, 1 Port. (30 g + 125 ml fettarme Milch)	172	3	6	31	*	*	▲▼	▼
Apricot Brandy, 2 cl	61	0	0	6,6	0	*	▲	▼
Aprikose	43	0,1	1	8,5	1,5	0	▲	▲

A	kcal	F (g)	E (g)	KH (g)	BS (g)	Chol. (mg)	F ▲▼	KH ▲▼
Aprikose, 1 St., 50 g	22	0,1	0,5	4,3	0,8	0	▲	▲
Aprikose, Dose	71	0,1	0,6	17	2	0	▲	▲▼
Aprikose, getr.	240	0,5	5	47,9	17,3	0	▲	▲
Aprikose, getr., 25 g	60	0,1	1,3	12	4,3	0	▲	▲
Aprikose, kandiert	257	0	0	63	*	0	▲	▼
Aprikosennektar, 0,1 l	60	0,1	0,3	14,4	*	0	▲	▼
Aprikosensaft Trinkgenuss, *Granini*	55	<0,2	<0,5	12,8	<1	0	▲	▲
Aprikose-Pfirsichsaft, *Voelkel*	45	0,1	0,4	10,2	*	0	▲	▲
Aquavit, 43 %, 2 cl	48	0	0	0	0	0	▲	▲
Aroma, *Dr. Oetker*, i. D.	558	19,5	0	0	0	*	▼	▲
Aromat Universal, *Knorr*	170	4	13	21	*	*	*	*
Arrak, 38 %, 2 cl	46	0	0	0	0	*	▲	▲
Arrowroot (Pfeilwurzelmehl), 1 TL	17	<0,1	0,9	3,2	*	0	▲	*
Artischocke, 1 St., 200 g	44	0,2	4,8	5,2	21,6	0	▲	▲
Artischockenboden, Dose	16	0	2	2	*	0	▲	▲
Artischockenherzen spanisch, *Bonduelle*	21	0,6	2	1,8	*	0	▲	▲
Asia Chop Suey, *Maggi*	82	1,1	2,6	15,3	*	*	▲	▲▼
Asia Dim Sum, *Maggi*	102	2,9	3,2	15,9	*	*	▲▼	▲▼
Asia Dip, *Maggi*	150	0,1	0,2	36,2	*	*	▲	▲▼
Asia Gebratene Nudeln, *Maggi*	159	5,1	4,4	24	*	*	▲▼	▲▼
Asia Nudel Snack, 1 Pkg., *Maggi*, i. D.	237	1	10,9	46,2	*	*	▲	▲▼
Asia Snack-Trio, *bofrost*, i. D.	234	8	6,6	55	*	*	▲▼	▲▼
Asia Wan Tan Singapur, *Maggi*	97	2,8	2,7	15,4	*	*	▲▼	▲▼
Asiafond, *Lacroix*	7	0,2	0,6	0,7	*	*	▲	▲
Asia-Knusperente, TK, *Eismann*	195	15	9	6	*	*	▲▼	▲
Asian Chili Sauce, *Develey*	218	1,2	0,3	51	*	*	▲	▼
Asia-Salat, *Kühne*	73	0,5	2,3	14,9	*	*	▲	▲▼
Asia-Sauce China Gourmet, *Kühne*	111	<1	<1	27,3	*	*	▲	▲▼
Asiatisches Wokgemüse, TK, *Iglo*	83	4,8	2,1	8	*	*	▲	▲
Aspikpulver, 1 Pkg., 10 g	34	<0,1	11,3	5,2	*	*	▲	▲
Assugrin flüssig, 1 ml	0	0	0	0	0	0	▲	▲
Assugrin Süßpulver, 1 TL	2	0	0	<0,5	0	0	▲	▲
Assugrin, 1 St.	0	0	0	0	0	0	▲	▲

A

	kcal	F (g)	E (g)	KH (g)	BS (g)	Chol. (mg)	F ▲▼	KH ▲▼
Astoria Salat, Danga, *Vitaquell*	216	19	1	10	*	*	▲	▲
Aubergine	17	0,2	1,2	2,5	2,8	0	▲	▲
Aubergine, 1 St., 250 g	43	0,5	3	6,3	7	0	▲	▲
Auflauf-Käse-Soße, Delikatess, *Maggi*, 1/4 l	396	34,6	5	16,4	*	*	▼	▲▼
Aufschnitt, Käse-, 30 % Fett i. Tr., i. D.	263	16,7	28,1	+	0	38	▲	▲
Aufschnitt-Pastete, *Tartex*, 125 g, i. D.	309	30	6,5	3,2	*	12,5	▲▼	▲
Auslese, *Bahlsen*	430	16	7	66	*	*	▼	▼
Auslese-Gebäckmischung Diät, *Schneekoppe*	517	29	7	57	*	*	▼	▲▼
Austern	66	1,2	9	4,8	(0)	260	▲	▲
Austernpilz	11	0,2	2,4	+	5,9	0	▲	▲
Avocado, 1 St., 200 g	442	47	3,8	0,8	12,5	0	▲	▲
Azora, *Bahlsen*	492	19	5	74	*	*	▼	

B

	kcal	F (g)	E (g)	KH (g)	BS (g)	Chol. (mg)	F ▲▼	KH ▲▼
Baby-C-Saft, *Hipp*	53	0,1	0,5	12,5	0,5	0	▲	▲
Baby-Müsli, *granoVita*	349	5,8	10	64,1	7,9	0	▲	▲
Bacardi, 38 %, 2 cl	50	0	0	0	0	0	▲	▲
Back & Speisefarben, *Schwartau*	238	<1	<1	60	*	*	▲	*
Backerbsensuppe	43	1,7	4,5	2,3	0,2	16	▲	▲▼
Backfisch, TK, *Eismann*	181	9	12	13	*	*	▲▼	▲▼
Backobst, gemischt	97	0,2	0,7	22,3	2	*	▲	▲
Backpflaumen	222	0,6	2,3	47,4	18,8	0	▲	▲
Backpflaumen, 25 g	56	0,2	0,6	11,9	4,7	0	▲	▲
Backpulver Backin, *Dr. Oetker*, 1 TL	4	0	(0)	1,1	*	(0)	▲	▲
Backpulver, 1 Pkg.	18	0	+	4,4	*	(0)	▲	▲
Bacon, *Zimbo*	266	23	14	0,8	(0)	*	▼	▲
Bacon-Streifen, *Herta*	307	29	16	<2	(0)	*	▼	▲
Bacon-Würfel (Rohschinken/Speck), *Herta*	306	28	15	<1	(0)	*	▼	▲
Baguette Kräuter-Knoblauch, TK, *Eismann*, 1 St.	558	19,3	14	73,5	*	*	▲▼	▲▼
Baguette Salami, TK, *Eismann*	269	13	10	27	*	*	▲▼	▲▼
Baguette Thunfisch, TK, *Eismann*	251	11	11	27	*	*	▲▼	▲▼

B

	kcal	F (g)	E (g)	KH (g)	BS (g)	Chol. (mg)	F ▲▼	KH ▲▼
Baguette Tomaten-Mozzarella, TK, *Eismann*	221	9	8	27	*	*	▲▼	▲▼
Baguette, 1 St., 150 g	390	1,1	11,9	83,1	4,5	*	▲	▼
Baguette, Butter-, Frühlingskräuter, *Meggle*, 1 St., 175 g	544	22,8	11,2	73,5	*	*	▼	▲▼
Baguette, Butter-, Käse-Kräuter, *Meggle*, 1 St., 175 g	418	13,7	14,2	59,5	*	*	▼	▲▼
Baguette, zum Fertigbacken, *Harry*	235	0,8	7,8	49,1	*	(0)	▲	▼
Baguettebrötchen, TK, *Coppenrath & Wiese*	255	1,1	7,3	54	1,1	<10	▲	▼
Baguettebrötchen, TK, *Eismann*	249	1	8	52	*	*	▲	▼
Baguette-Brötchen, zum Fertigbacken, *Harry*	235	0,8	7,8	49,1	*	(0)	▲	▼
Baiser, 1 St., 25 g	91	0	1,5	21	*	*	▲	▼
Baked Beans, *Bonduelle*	69	0,6	4,8	11,2	*	*	▲	▲▼
Baked Beans, Trendbox, *Bonduelle*	76	0,4	3,9	14,1	*	0	▲	▲▼
Balance Grüner Tee & Melone aquaé, *Lipton*	45	0	0	9	0	0	▲	▼
Balisto, *Masterfoods*, i. D.	503	27,3	7,5	56,8	*	*	▼	▼
Balkangemüse, TK, *Iglo*	85	0,9	4,1	15	*	*	▲	▲
Balsamicogürkchen Gourmet, *Hengstenberg*	31	0,2	1	6,4	*	*	▲	▲▼
Bambussprossen	17	0,3	2,5	1	*	0	▲	▲
Bami Goreng, *Hilcona*	161	5	7	20	*	*	▲	▲▼
Bami Goreng, TK, *Frosta*	101	2,9	6,7	11,9	*	*	▲	▲▼
Banana-Split-Cup, *Bofrost*	237	12,1	3,4	28,7	*	*	▼	▼
Banane, 1 St., 150 g	141	0,3	1,7	32,1	2,7	0	▲	▲▼
Banane, getr.	326	0,8	4,4	75,2	12	0	▲	▼
Bananenchips, Bio, *Naturata*	512	25,5	3,1	66,1	*	0	▲	▼
Bananenchips, schokoliert, *Alpia*	494	27	4,7	57,4	*	*	▼	▼
Bananenlikör, *Marie Brizard*, 2 cl	65	0	*	*	*	0	▲	▼
Bananenmilch, *Ramli*, 0,2 l	106	0,2	6,4	19,4	*	*	▲	▼
Bananenscheiben mit Schokolade, *Eismann*	148	4	2	26	*	*	▼	▼
Bandnudeln Champignon, TK, *Knorr*, 1 Port.	669	18	19	110	*	*	▲	▲▼

B	kcal	F (g)	E (g)	KH (g)	BS (g)	Chol. (mg)	F ▲▼	KH ▲▼
Bandnudeln Tomate-Käse, TK, *Knorr*, 1 Port.	550	18	19	82	*	*	▲	▲▼
Bandnudelpfanne Active Vegetaria, TK, *Eismann*	109	5	4	12	*	*	▲	▲▼
Barbecue Chips, *Kattus*	500	25	7	63	*	*	▼	▼
Barbecue Griller, *Herta*	232	20	14	<1	*	*	▼	▲
Barbecue-Sauce Gourmet, *Kühne*	130	<1	1,8	29	*	*	▲	▲▼
Barbecue-Sauce, *Kraft*	97	0,2	0,6	22	*	*	▲	▲▼
Bärentatzen, *Griesson*	511	27	5	62	*	*	▼	▼
Bärlauch-Bandnudeln, Gourmet, Bio, *Naturata*	334	1,8	10,2	65,9	*	(0)	▲	▲
Bärlauch-Creme, *grano-Vita*	368	35,8	7,6	3,8	2,4	*	▲	▲
Barsch	81	0,8	18,4	+	(0)	72	▲	▲
Barschfilet, Viktoriasee-, TK, *Eismann*	98	2	19	<1	*	*	▲	▲
Basilikum & Olive in Keimöl, *Mazola*	820	91	0	0	0	*	▲	▲
Basis-Müsli, Bio, *Dr. Ritter*	354	8,3	12,8	56,9	9,3	(0)	▲	▲
Basissauce für Bolognese, *Buitoni*	74	4	2	7	*	*	▲▼	▲▼
Basler Leckerli	380	8,8	6,5	68,7	3,3	0	▲▼	▲▼
Batate	108	0,6	1,6	24,1	3,1	0	▲	▼
Batavia-Salat	12	0,2	1,3	1,1	1,4	0	▲	▲
Bauernbandnudeln mit Ei, schwäb., Bio, *Naturata*	364	3,5	14	69	*	*	▲▼	▲▼
Bauernbandnudeln, schwäb., aus Hartweizenvollkornmehl, Bio, *Naturata*	343	3	15	64	*	*	▲	▲
Bauernbrot	212	1,1	6,9	43,7	6,2	(0)	▲	▲▼
Bauernbrot, 1 Scheibe, 40 g	85	0,4	2,8	17,5	2,5	(0)	▲	▲▼
Bauernbrot, Oberländer, *Lieken Urkorn*, 1 Scheibe, 40 g	92	0,8	2,8	18,4	*	(0)	▲	▲▼
Bauernbrötchen, italienisch, TK, *Eismann*, 1 St.	100	0,4	3,2	20,8	*	*	▲	▼
Bauernfrühstück Das Klassische, FP, *Pfanni*, 1 Pkg.	568	40	12	40	*	*	▼	▲▼
Bauernpfanne, TK, *Eismann*	70	2	2	11	*	*	▲	▲▼
Bauernschmaus, *grano-Vita*	328	28,5	11	6,9	2,4	(0)	▲▼	▲▼

B

	kcal	F (g)	E (g)	KH (g)	BS (g)	Chol. (mg)	F ▲▼	KH ▲▼
Bauernschmaus, TK, *Bofrost*	149	7,9	7,5	11,9	*	*	▲▼	▲▼
Bauernschüblig	476	41,2	24,8	0,3	0	58	▼	▲
Bauernspätzle, schwäb., aus Bio-Hartweizenvollkornmehl, *Naturata*	332	2,4	12,6	65	*	*	▲	▲
Bauernspätzle, schwäb., aus Hartweizengrieß, hell, Bio, *Naturata*	362	1,2	12,5	75,2	*	*	▲	▲▼
Baumnuss	666	62	15	12,1	6,1	*	▲	▲
Baumtomate (Tamarillo)	56	0,8	1,7	10,6	*	0	▲	▲
Baumtomate, 1 St., 80 g	45	0,6	1,4	8,5	*	0	▲	▲
Be balanced Nudeln, *Birkel*	317	1	12	65	10	*	▲	▲
Becel pro activ Diät-Halbfettmargarine, 40 % Fett	360	40	0	0	0	*	▲	▲
Beefsteak-Hack	112	3	21,2	+	(0)	70	▲	▲
Beeren, s. einzelne Sorten								
Beerenauslese, 0,25 l, i. D.	245	0	0	15	*	*	▲	▼
Beerenmischung mit Sauerkirschen, TK, *Eismann*	53	1	1	10	*	0	▲	▲
Beißkohl	14	0,3	2,1	0,7	2	0	▲	▲
Bel Paese, 20 g	75	6	5,1	+	0	*	▼	▲
Bel Paese, Weichkäse, 60 % Fett i. Tr.	373	30,2	25,4	+	0	*	▼	▲
Belegkirschen, echte, *Schwartau*	314	<1	<1	78,1	*	0	▲	▼
Belfrut Sirup, *Zentis*, i. D.	260	<1	<1	62,3	*	0	▲	▼
Belfrutta Auslese, Konfitüre Extra, *Zentis*, 1 TL, i. D.	25	+	+	6,1	*	0	▲	▲▼
Belmanda Edel-Marzipan-Happen, *Zentis*, 10 g	51	3,1	0,7	5,1	*	*	▼	▼
Belmanda Edel-Marzipan-Riegel mit Schokolade, *Zentis*, 60 g	278	16,5	4,8	27,6	*	*	▼	▼
Belmandel Mandel-Nougat-Creme, *Zentis*	545	33	4	58	*	*	▼	▲▼
Belmundo Edel-Marzipan-Happen, *Zentis*, 10 g, i. D.	41	2	0,5	5,1	*	*	▼	▼
Belroyal Gourmet-Fruchtaufstrich, *Zentis*, i. D.	214	<1	<1	51,8	*	0	▲	▲▼
Benecol Joghurt, *Emmi*, i. D.	55	1	4	7,5	*	*	▲	▲▼
Benecol Joghurtdrink, *Emmi*, i. D.	59	2,5	2,8	6,2	*	*	▲	▲▼
Bénédictine-Likör, 40 %, 2 cl	50	0	0	2	*	*	▲	▼

B

	kcal	F (g)	E (g)	KH (g)	BS (g)	Chol. (mg)	F ▲▼	KH ▲▼
Bergisches 1688, Roggenmischbrot, *Harry*	206	0,9	6,2	42,3	*	(0)	▲	▲▼
Bergkäse, 45 % Fett i. Tr., 20 g	77	6	5,8	+	0	14	▲▼	▲
Bergkäse, Bio, 45 % Fett i. Tr., *Heirler*	393	30	27,4	3,4	0	*	▲▼	▲
Berliner Pfannkuchen, 1 St., ca. 65 g	206	7,7	5,7	28,6	0,8	81	▼	▼
Berliner Weiße mit Schuss, 0,33 l	175	0	0	23,1	*	*	▲	▼
Berliner, Mini-, TK, *Coppenrath & Wiese*	370	17,5	4,9	48,2	1,9	20	▼	▼
Bickbeeren	37	0,6	0,7	6,1	4,9	0	▲	▲
Bienenhonig	327	0	0,3	81	(0)	(0)	▲	▲▼
Bienenhonig, 1 TL	33	0	0	8,1	(0)	(0)	▲	▲▼
Bienenstich, TK, *Coppenrath & Wiese*	335	19,7	33,2	6,3	2,1	83	▼	▼
Bier, alkoholfrei, 0,33 l, i. D.	83	0	1	17,8	*	0	▲	▼
Bier, dunkel, 0,5 l, i. D.	185	0	0	15	*	*	▲	▼
Bier, hell, 0,5 l, i. D.	195	0	5	15	*	*	▲	▼
Bier, s. a. einzelne Sorten								
Bierhefe	339	4	48	27	*	*	▲	*
Bierhefe-Tabletten, *Tartex*	284	3,5	46	17	*	(0)	▲	*
Bierrettich	14	0,2	1	1,9	2,5	0	▲	▲
Bierrettich, 1 St., 200 g	28	0,4	2	3,8	5	0	▲	▲
Bierschinken, Ammerländer, *Zimbo*	162	10	17	1	(0)	*	▲▼	▲
Bierschinken, i. D.	169	11,4	16,6	+	(0)	85	▲▼	▲
Bierwurst, i. D.	232	18,7	15,8	(0)	(0)	*	▼	▲
BiFi Balls	349	23,3	11	12,8	*	*	▼	▲
BiFi minis	426	39	17,6	0,8	*	*	▼	▲
BiFi Ranger	188	11	5,8	16,5	*	*	▼	▲
BiFi Roll, 1 St.	228	15,5	7,5	14,5	*	*	▼	▲
BiFi XXL	212	19,6	9	0,4	*	*	▼	▲
BiFi, Fleischsnack, 25 g	133	12,3	5,4	0,3	*	*	▼	▲
Big Sandwich, *Schöller*, 1 St.	139	6	3	19	*	*	▼	▼
Big Schoko, *Bofrost*	343	23	4	30	*	*	▼	▼
Bihun-Suppe, TK, *Eismann*, 1 Teller	41	1	3	5	*	*	▲	▲
Bindobin, pflanzliches Bindemittel, *Tartex*	34	0,8	5,8	0,9	*	(0)	▲	▲
Bioghurt Pur, *Ehrmann*	73	3,8	4,4	5,4	*	*	▲▼	▲
Bio-Streich Basilikum, *Zwergenwiese*	363	34,7	6,9	5,7	*	*	▲▼	▲

B

	kcal	F (g)	E (g)	KH (g)	BS (g)	Chol. (mg)	F ▲▼	KH ▲▼
Bio-Streich Curry, *Zwergenwiese*	351	32,5	6,3	8,3	*	*	▲▼	▲
Bio-Streich Kinder Tomate, *Zwergenwiese*	285	23,9	5,9	11,6	*	*	▲▼	▲▼
Bio-Streich Meerrettich, *Zwergenwiese*	343	32,3	6,6	6,5	*	*	▲▼	▲
Bio-Streich Natur, *Zwergenwiese*	341	33,4	5,9	4,3	*	*	▲▼	▲
Bio-Streich Paprika, *Zwergenwiese*	290	25,7	7,4	7,3	*	*	▲▼	▲
Bio-Streich Schnittlauch, *Zwergenwiese*	360	34,4	6,5	6	*	*	▲▼	▲
Bio-Streich Shiitake, *Zwergenwiese*	256	23,3	6,1	5,4	*	*	▲▼	▲
Bircher-Müsli, *Dr. Ritter*	322	3,8	10,8	61,2	*	(0)	▲	▲▼
Bircher-Müsli, *grano Vita*	371	12,3	12,3	52,7	10,4	*	▲	▲▼
Bircher-Müsli, TK, *Eismann*	136	4	3	22	*	*	▲	▲▼
Birkenpilz	18	0,6	3,1	+	6,5	0	▲	▲
Birne	55	0,3	0,5	12,4	3,3	0	▲	▲
Birne, 1 St., 150 g	83	0,5	0,8	18,6	5	0	▲	▲
Birne, Dose	67	0,2	0,3	16	2	0	▲	▲▼
Birne, getr.	213	1,8	3,1	46	13,5	0	▲	▲
Birnengeist, 2 cl	60	0	0	0	0	0	▲	▲
Birnensaft, Trinkgenuss, *Granini*, 0,1 l	54	<0,2	<0,5	13,5	<1	0	▲	▲
Birnensaft, *Voelkel*	48	0,1	0,6	11	*	0	▲	▲
Birnen-Senf-Sauce, *Lacroix*	249	0,8	0,2	60,1	*	*	▲	▲▼
Bisc & M&Ms, *Masterfoods*	526	29,6	5,9	59,1	*	*	▼	▼
Bisc & Mars, *Masterfoods*	523	28,5	5,3	61,4	*	*	▼	▼
Bisc & Snickers, *Masterfoods*	536	32,5	7,8	53	*	*	▼	▼
Bisc & Twix, *Masterfoods*	518	27,8	5,4	61,6	*	*	▼	▼
Biskin-Pflanzenfett	900	100	0	0	0	*	▼	▲
Biskin-Speiseöl	828	92	0	0	0	*	▲▼	▲
Biskuitboden	320	4	7	64	*	*	▲▼	▼
Biskuit-Tortenboden, *Bahlsen*	331	5	6	67	*	*	▲▼	▼
Biskuit-Tortenboden, Bio, *Naturata*	277	3,5	5,8	55,8	*	*	▲▼	▼
Bismarckhering, *Nadler*	104	8	8	0	(0)	*	▲	▲
Bitter Lemon light, *Schweppes*, 0,2 l	15	0	+	3,2	*	0	▲	▲

B	kcal	F (g)	E (g)	KH (g)	BS (g)	Chol. (mg)	F ▲▼	KH ▲▼
Bitter Lemon Zisch, Bio, *Voelkel*	36	0,1	0,1	8,7	*	*	▲	▼
Bittermandelaroma, *Dr. Oetker,* 1 Fläschchen	21	3,1	0	0	0	*	▲▼	▲
Bitterschokolade	479	30	5,3	47	15	(0)	▲	▲
Blätter-Brezeln, *Bahlsen*	518	27	6	64	*	*	▼	▼
Blätterkohl	37	0,9	4,3	2,5	4,2	0	▲	▲
Blätterteig, gerollt, *Nestlé,* 1 Pkg.	972	60	14	94	*	*	▼	▼
Blätterteig, TK, *Eismann*	414	26	6	39	*	*	▼	▼
Blätterteighäppchen, TK, *Eismann,* i. D.	308	19,5	7	24,3	*	*	▼	▼
Blätterteigstäbchen, *Ültje*	557	37,4	9,7	46	1,4	*	▼	▼
Blätterteigstangen Käse, *Ültje*	565	37,3	14,8	43	1	*	▼	▼
Blätterteigteilchen, gefüllt, 1 St., i. D.	405	21	6	44	*	*	▼	▼
Blattgelatine, *Dr. Oetker,* 10 g	35	0	8,8	0	0	*	▼	▼
Blattspinat Gorgonzola, TK, *Iglo*	95	5,7	4,4	6,5	*	*	▲▼	▲
Blattspinat Mozzarella, *Iglo,* 300 g	306	19,5	13,5	19,2	*	*	▲▼	▲
Blattspinat, *Iglo*	25	0,5	4	1	*	0	▲	▲
Blattspinat, Rahm-, *Iglo*	64	4	3,3	3,6	*	*	▲▼	▲
Blattspinatbällchen, TK, *Frosta*	33	0,3	4,1	3,5	*	0	▲	▲
Blattspinat-Kartoffel-Gratin, *Iglo,* 1 Pkg.	374	17,6	12,6	41,6	*	*	▲▼	▲▼
Blaubeeren	37	0,6	0,7	6,1	4,9	0	▲	▲
Blaufelchen	100	3,2	17,8	+	(0)	*	▲	▲
Blaukraut	21	0,2	1,5	3,2	2,5	0	▲	▲
Blauschimmelkäse, Rahmstufe	358	30	22	1	(0)	*	▼	▲
Blauschimmel-Weichkäse Prachtstück, 60 % Fett i. Tr., *Bresso*	389	36	16	0,3	0	*	▼	▲
Bleichsellerie	15	0,2	1,2	2,2	2,6	0	▲	▲
Blockmalz	281	1	4	63	*	*	▲	▼
Bloody Mary, 18 cl	131	0,1	1	3,7	*	*	▲	▲▼
Blumenkohl	22	0,3	2,4	2,3	2,9	0	▲	▲
Blumenkohl, Rahm-, TK, *Iglo*	95	7	3,1	5	*	*	▲▼	▲
Blumenkohl, TK, *Eismann*	28	<1	2	5	*	*	▲	▲

B

	kcal	F (g)	E (g)	KH (g)	BS (g)	Chol. (mg)	F ▲▼	KH ▲▼
Blumenkohl-Broccoli-Suppe, *Knorr*, 1 Teller	140	9	3	11	*	*	▲▼	▲▼
Blumenkohl-Kartoffel-Auflauf, TK, *Eismann*	67	3	3	7	*	*	▲▼	▲▼
Blumenkohlröschen, TK, *Frosta*	26	0,6	2,8	2,4	*	0	▲	▲
Blunzen Blutwurst, i. D.	301	29	10	+	*	85	▼	▲
Blutorangensaft, *Voelkel*	44	0,2	0,7	9	*	0	▲	▲
Bockbier, 0,5 l	310	0	3,5	*	0	0	▲	▼
Bockwurst	277	25,3	12,3	+	(0)	100	▼	▲
Bockwurst, *Meica*	239	21	12	0,5	*	*	▼	▲
Bodenseefelchen	100	3,2	17,8	+	(0)	*	▲	▲
Bohnen, Cayenne-, *Bonduelle*	70	0,4	6	10,5	*	0	▲	▲▼
Bohnen, Chili-, *Bonduelle*	64	0,5	5,3	9,5	*	0	▲	▲▼
Bohnen, dick, fein, *Bonduelle*	64	0,5	5,9	9,7	*	0	▲	▲▼
Bohnen, dicke, TK, *Bofrost*	77	0,5	6,7	11,3	*	0	▲	▲
Bohnen, grün	32	0,2	2,4	5,1	1,9	0	▲	▲
Bohnen, grün, extra fein, *Bonduelle*	24	0,5	1,4	3,4	*	0	▲	▲
Bohnen, grün, mittelfein, *Bonduelle*	28	0,2	1,5	5	*	0	▲	▲
Bohnen, weiß	238	1,6	21,1	24,7	23,2	*	▲	▲▼
Bohnen, weiß, *Bonduelle*	87	0,5	5,5	15	*	0	▲	▲▼
Bohnen, weiß, in Tomatensauce, *Bonduelle*	79	0,4	5,9	11,7	*	*	▲	▲▼
Bohneneintopf, mexikanisch, Bio, *Martin Evers*	59	1,2	3,3	8,4	*	*	▲	▲
Bohnenpeperoni, *Hengstenberg*	29	1,7	1,3	2,6	*	0	▲	▲▼
Bohnensalat, bunter, TK, *Eismann*	94	6	3	7	*	*	▲▼	▲▼
Bohnensalat, *Kühne*	31	0,2	1,5	5,7	*	*	▲	▲▼
Bohnentopf, spanischer, *Erasco*	63	1,9	4,1	7,3	*	*	▲	▲
Bolognese, vegetarisch, Bio, *Bruno Fischer*	99	5	3,5	10	*	*	▲	▲▼
Bologneser Art, Minuto, *Birkel*	129	5	3	13	*	*	▲▼	▲▼
Bolognese-Soße, Zubereitung für, Spaghetteria, *Knorr*, 1/4 l	455	30	30	15	*	*	▲▼	▲▼
Bon à Petit Lorraine, *Wagner*	245	13,3	9,3	21,7	*	*	▲▼	▲▼

	kcal	F (g)	E (g)	KH (g)	BS (g)	Chol. (mg)	F ▲▼	KH ▲▼
Bon à Petit Porree, *Wagner*	245	13,8	8,7	21,5	*	*	▲▼	▲▼
Bonbon, 1 St., i. D.	19	*	*	4,9	(0)	*	▲	▼
Bonbon, Diabetiker-, 1 St., i. D.	18	0	0,6	6,8	*	0	▲	▲
Bonbons, i. D.	388	*	*	97	(0)	*	▲	▼
Bonjour Zum Frühstück, *Voelkel*	47	0,5	0,6	9,7	*	*	▲	▼
Borschtsch, russischer, 0,25 l	100	3,4	10,5	6,3	*	*	▲	▲▼
Bouillon Gourmet Gemüse, *Maggi*	3	0,1	0,3	0,5	*	*	▲	▲
Bouillon Gourmet Huhn, *Maggi*	4	0,1	0,4	0,4	*	*	▲	▲
Bouillon Gourmet Rind, *Maggi*	3	<0,1	0,3	0,4	*	*	▲	▲
Bouillon-Gemüse, TK, *Eismann*	19	<1	1	3	*	0	▲	▲
Bounty, *Masterfoods*	471	25,6	3,7	56,4	*	*	▼	▼
Bourbon, 40 %, 4 cl	99	*	*	+	0	*	▲	▲
Bourbon-Vanillesauce, *Dr. Oetker*, 1 Becher, 250 ml	270	8,8	7,5	40	*	*	▲▼	▲▼
Bowle, 150 ml	119	0	0,6	15,8	*	*	▲	▼
Boysenbeeren	33	0,3	0,5	7	*	0	▲	▲
Brachsen	116	5,5	16,6	0	0	*	▲	▲
Brägenwurst	281	26,9	9,6	+	(0)	*	▼	▲
Branche noir, *Frey*, 1 Riegel, 42 g	221	13,4	3,4	21,8	*	*	▼	▼
Brandy, 40 %, 2 cl	47	0	0,6	22,8	*	*	▲	▼
Branntwein	210	*	*	*	*	*	▲	▲
Branntweinessig, 10 % Säure, *Hengstenberg*	32	0	0	10,3	0	0	▲	▲
Branntweinessig, *Hengstenberg*	16	0	0	5,2	0	0	▲	▲
Brasilnuss	673	67	14	3,6	6,7	*	▲	▲
Brasilnüsse, 4 Kerne	162	16,1	3,4	0,9	1,6	*	▲	▲
Brassen	116	5,5	16,6	0	0	*	▲	▲
Bratapfelkuchen, *Dr. Oetker*, 1 St.	330	18,9	3,3	36,1	*	*	▼	▼
Bratapfelstollen, *Bahlsen*	432	22	6	54	*	*	▼	▼
Bratenfond Classic, *Maggi*, 1 Glas	489	32	25,2	24,9	*	*	▼	▲▼
Bratensaft, Grundsoße, *Maggi*, 1/4 l	83	5,5	1,5	6,8	*	*	▲▼	▲▼
Bratensaft, *Maggi*, 1/4 l	105	7	1,5	9	*	*	▲▼	▲▼

B	kcal	F (g)	E (g)	KH (g)	BS (g)	Chol. (mg)	F ▲▼	KH ▲▼
Bratensoße Extra, *Knorr*, 1/4 l	102	3	15	3	*	*	▲▼	▲▼
Bratfett Heiße Küche, *Vitaquell*	900	100	0	0	0	<2	▼	▲
Brathähnchen	166	9	22	0	(0)	*	▲▼	▲
Brathering	204	15,2	16,8	+	(0)	87	▲▼	▲
Brathering in Marinade, *Nadler*	144	12	8	1	(0)	*	▲▼	▲
Brathering, 1 St., 150 g	306	22,8	25,2	+	(0)	131	▲▼	▲
Bratkartoffeln Die Klassischen, *Pfanni*, 1 Pkg.	328	8	8	56	*	*	▼	▼
Bratkartoffeln, TK, *McCain*	127	3,5	2	21,9	*	*	▼	▼
Bratlingsmischung Dinkel, Bio, *grano Vita*	143	1,6	6,5	25,6	5	*	▲	▲
Bratmaxe, Geflügel-, *Meica*, 1 St.	129	10	9,4	0,3	*	*	▲▼	▲
Bratmaxe, *Meica*, 1 St.	160	13,8	8,8	0,3	*	*	▼	▲
Bratöl, high oleic, desodoriert, Bio, *Naturata*	900	100	0	0	0	*	▲▼	▲
Bratwurst, Kalb, i. D.	266	25	10,3	+	(0)	100	▼	▲
Bratwurst, Schwein, i. D.	298	28,8	9,8	+	(0)	100	▼	▲
Bratwurstschnecken-Spieß, TK, *Bofrost*	282	23,9	15,4	1,3	*	*	▼	▲
Brauner Zucker	386	0	0	96,4	(0)	(0)	▲	▼
Braunkohl	37	0,9	4,3	2,5	4,2	0	▲	▲
Bread & Dip Ei und Kräuter, *Homann*	258	22,6	8,2	5,3	*	*	▼	▲
Bread & Dip Feta und Olive, *Homann*	308	28,5	5,1	7,6	*	*	▼	▲
Bread & Dip Käse und Bärlauch, *Homann*	272	25,2	5,9	5,2	*	*	▼	▲
Bread & Dip Krabbe und Rucola, *Homann*	244	22,2	4,7	6,1	*	*	▼	▲
Bread & Dip Mozzarella und Tomate, *Homann*	277	25,8	5,3	5,6	*	*	▼	▲
Breakfast Bacon, *Herta*	358	33	16	<1	*	*	▼	▲
Brechbohnen, Bio, *Bonduelle*	22	0,5	1,3	3,2	*	0	▲	▲
Brechbohnen, grün, fein, *Bonduelle*	22	0,5	1,3	3	*	0	▲	▲
Brechbohnen, junge, Bio, *Frosta*	35	0,3	2,3	5,7	*	0	▲	▲
Brechbohnen, TK, *Eismann*	28	<1	2	5	*	0	▲	▲
Bremer Pinkel	210	11	10	18	*	*	▼	▲

B

	kcal	F (g)	E (g)	KH (g)	BS (g)	Chol. (mg)	F ▲▼	KH ▲▼
Brennnesselsaft	17	0	2	2	*	0	▲	▲
Bresaola	167	3,9	32,4	0,4	0	65	▲	▲
Bresse Bleu, *Bongrain*	367	31	19	3	0	*	▼	▲
Bresso Balance	186	15	9	3,7	0	*	▲▼	▲
Bresso Grüner Pfeffer, 60 % Fett i. Tr.	242	22	8	3	0	*	▼	▲
Bresso Knoblauch, 60 % Fett i. Tr.	389	36	16	0,3	0	*	▼	▲
Bresso Kren	254	23	7,5	4,3	(0)	*	▼	▲
Bresso mit frischem Knoblauch	249	22	8	4,7	0	*	▼	▲
Bresso mit Oliven	224	21	7	2,3	(0)	*	▼	▲
Bresso Natur, Weichkäse, 60 % Fett i. Tr.	389	36	16	0,3	0	*	▼	▲
Bresso Pesto	236	22	8,1	2,4	0	*	▼	▲
Bresso Tomate-Basilikum	218	20	7,3	2,4	(0)	*	▼	▲
Brezel, Laugen-, 1 St., 50 g	113	0,9	3,6	22,7	1	+	▲	▼
Brezel, Pudding-, *Kamps*, 1 St.	521	20,2	9	75,9	*	*	▼	▼
Brie, 50 % Fett i. Tr., 30 g	104	8,4	6,8	0	0	30	▼	▲
Bries	99	3,4	17,2	+	(0)	250	▼	▲
Broccoli	26	0,2	3,3	2,5	3	0	▲	▲
Broccoli-Blumenkohl-Gratin, *Iglo*, 1 Pkg.	298	18,9	9,7	21,8	*	*	▲▼	▲▼
Broccolicremesuppe, TK, *Knorr*, 1 Teller	191	14	5	12	*	*	▲▼	▲▼
Broccoli-Käse-Medaillons, TK, *Eismann*	154	6	6	19	*	*	▲▼	▲▼
Broccoli-Nudel-Topf mit Käse, *Knorr*, 1 Port.	285	10	9	40	*	*	▲▼	▲▼
Broccolirahmsuppe, TK, *Eismann*	108	8	3	6	*	*	▲▼	▲▼
Broccoli-Reis-Blümchen, TK, *Eismann*	162	10	3	15	*	*	▲▼	▲▼
Broccoliröschen Les Primeurs, TK, *Iglo*	32	0	3	5	*	0	▲	▲
Broccoliröschen, *Eismann*	30	<1	3	4	*	0	▲	▲
Broccolisuppe, Guten Appetit, *Maggi*	293	14	7	35	*	*	▲▼	▲▼
Brödli, *Brandt*	392	7,5	13	68	*	*	▲	▲▼
Brombeeren	44	1	1,2	6,2	3,2	0	▲	▲
Brombeeren, Dose, abgetropft	74	1	1	14	*	0	▲	▲▼
Brombeerkonfitüre, 1 TL	26	(0)	0,1	6,3	0,1	0	▲	▲▼

B

	kcal	F (g)	E (g)	KH (g)	BS (g)	Chol. (mg)	F ▲▼	KH ▲▼
Brombeersaft, ungesüßt, 0,1 l	38	0,6	0,3	7,8	0	0	▲	▲
Brösel, 1 EL	52	0,2	2	10,8	*	(0)	▲	▼
Brotaufstrich Aloe Vera, Ananas-Curry, *Tartex*	159	11,1	3,4	11,3	*	*	▲	▲
Brotaufstrich Apfelfein, *Heirler*	244	0	1	60	*	0	▲	▲
Brotaufstrich aus Mandeln Crema piccante, Bio, *Vitaquell*, i. D.	261	25	7	3	*	*	▲	▲
Brotaufstrich Balance, 39 % Fett, *Rama*	374	39	<1	5	0	*	▲▼	▲
Brotaufstrich Basilikum Romana, Bio, *Naturata*	149	5,8	2,2	21,9	*	*	▲	▲
Brotaufstrich Champignon, Bio, *Zwergenwiese*	130	7,9	8,2	6,4	*	*	▲	▲
Brotaufstrich Ei-Kräuter, *Nadler*	440	44	6	6	*	*	▼	▲
Brotaufstrich extra leicht, 28 % Fett, *Lätta*	290	28	3	6	0	*	▲	▲
Brotaufstrich Fit for Fun Chicken, *Homann*	157	9	5,7	9,9	*	*	▲▼	▲
Brotaufstrich Fit for Fun Italiano, *Homann*	153	12,4	4,2	4,5	*	*	▲▼	▲
Brotaufstrich Fit for Fun Tomato, *Homann*	86	4,9	2,3	6,6	*	*	▲▼	▲
Brotaufstrich Fit for Fun Tuna, *Homann*	166	11,4	8,7	4,6	*	*	▲▼	▲
Brotaufstrich Garam Masala, Bio, *Naturata*	103	4,2	1,8	14,4	*	*	▲	▲
Brotaufstrich Gemüse, Bio, *Zwergenwiese*	114	4,8	2,5	15,1	*	*	▲	▲▼
Brotaufstrich mit Joghurt Apfel-Sellerie, *granoVita*	155	11,2	1,6	11,9	2,9	*	▲▼	▲
Brotaufstrich mit Joghurt Curry-Ananas, *granoVita*	163	12,3	1,7	11,4	1,2	*	▲▼	▲
Brotaufstrich mit Joghurt Paprika-Mais, *granoVita*	178	13,6	2,3	11,5	2,1	*	▲▼	▲
Brotaufstrich mit Olivenöl 42 % Fett, *Bertolli*	400	42	<1	5	*	*	▲	▲
Brotaufstrich Nuss-Paprika, Bio, *Zwergenwiese*	167	8,4	5,1	17,7	*	*	▲	▲
Brotaufstrich Paprika, Bio, *Zwergenwiese*	142	7,8	4,6	13,4	*	*	▲	▲

B

	kcal	F (g)	E (g)	KH (g)	BS (g)	Chol. (mg)	F ▲▼	KH ▲▼
Brotaufstrich Pfeffer-Ingwer, Bio, *Zwergenwiese*	217	15	8,8	11,6	*	*	▲	▲
Brotaufstrich Roter Paprika, Bio, *Naturata*	155	6,1	3,5	21,5	*	*	▲	▲
Brotaufstrich Sanddorn-Orangen-Zubereitung, *Schneekoppe*	270	2	0,6	61	*	0	▲	▲▼
Brotaufstrich Sonnentomate, Bio, *Naturata*	158	6,1	2,8	22,9	*	*	▲	▲▼
Brotaufstrich, 24 % Fett, *Du darfst*	255	24	1,9	6,2	*	*	▲▼	▲
Brotaufstrich, *Brunch*, i. D.	220	20	4,6	5,2	*	*	▲▼	▲
Brotaufstrich, *Yofresh*, i. D.	156	10	1,5	14	*	*	▲▼	▲
Brötchen aus Blätterteig, 1 St., 30 g	104	1,5	38,3	76,3	*	*	▼	▼
Brötchen, Mehrkorn, TK, *Coppenrath & Wiese*	269	4,9	9,2	46,7	6,5	<10	▲	▲▼
Brötchen, 1 St., 30 g	82	0,6	2,6	16,7	0,9	(0)	▲	▼
Brötchen, Kaiser-, TK, *Eismann*	240	1	9	50	*	(0)	▲	▼
Brötchen, Saaten-, TK, *Eismann*	255	7	10	38	*	(0)	▲	▼
Brötchenrad, süß, TK, *Eismann*	147	7	9	12	*	*	▲▼	▼
Brötchenrad, TK, *Eismann*	218	2	8	42	*	*	▲	▼
Brotcreme, Bio, *Vitam*, i. D.	614	64,4	6	5,2	*	0	▼	▼
Brotfrucht	101	0,3	1,3	23,3	0,9	0	▲	▲
Brotsalat Gutsherren, Bio, *Zwergenwiese*	128	6,3	3,2	14,6	*	*	▲▼	▲▼
Brotsalat mit Feta-Käse, Bio, *Zwergenwiese*	131	7	5	11,9	*	*	▲▼	▲
Brotsalat veg. Fleischsalat, Bio, *Zwergenwiese*	152	8,8	5,9	12,2	*	*	▲▼	▲
Brotzeit Brotaufstrich, *frischli*, i. D.	222	20,4	4,6	5,1	*	*	▲▼	▲
Brownies, BM, *Dr. Oetker*, 1 St.	411	17,9	6	56,5	*	*	▼	▼
Brühe, gekörnte, *Maggi*, 4 g, 1/4 l	7	0,4	0,3	0,4	*	*	▲	▲
Brühwürfel wie Fleischbouillon, Bio, *Tartex*	246	10,9	6,6	30,5	*	*	▲▼	▲▼
Brühwürfel, *Maggi*, 1 Würfel, 4 g, 1/4 l	7	0,4	0,3	0,4	*	*	▲	▲
Brühwurst	296	26	15	0	(0)	*	▼	▲

B

	kcal	F (g)	E (g)	KH (g)	BS (g)	Chol. (mg)	F ▲▼	KH ▲▼
Brühwurst westfälische Brotzeit, *Herta*, 30 g	87	8	4	<1	(0)	*	▼	▲
Brühwurst-Aufschnitt, *Du darfst*	194	14	16	1	*	*	▲▼	▲
Brunnenkresse	18	0,3	1,6	2,3	1,5	0	▲	▲
Brüsseler (Endivie)	14	0,2	1,8	1,2	1,2	0	▲	▲
Brüsseler Kohl	36	0,3	4,5	3,3	4,4	0	▲	▲
Brustschinken, *Höhenrainer*	137	5	20	3	*	*	▲	▲
Buchstabensuppe, *Maggi*, 1 Beutel	380	5	14	71	*	*	▲▼	▲▼
Buchweizen, ganzes Korn	341	1,7	10	71,3	3,7	(0)	▲	▲
Buchweizenflocken, Bio, *Naturata*	336	1,7	9,1	71	*	(0)	▲	▲▼
Buchweizengrütze	337	1,6	8,1	72,6	3,2	(0)	▲	▲
Buchweizengrütze, 1 EL	67	0,3	1,6	14,5	0,6	(0)	▲	▲
Buchweizenpasteten, *granoVita*	212	17,6	5,8	7,7	2,7	(0)	▲	▲
Buchweizenvollkornmehl	354	2,7	11,7	70,7	3,7	(0)	▲	▲
Bücklingsfilet	224	15,5	21,2	0	0	90	▲	▲
Büffelmilchkäse	255	19,8	18,6	+	0	46	▲▼	▲
Bulgur	307	2,1	11,7	60,9	11,7	(0)	▲	▲
Bulgur, Bio, *Naturata*	344	69,2	13,4	1,5	*	(0)	▲	▲
Bündnerfleisch	242	9,5	6,2	0	0	*	▲	▲
Bunte Kuchenplatte, *Eismann*	288	14	3	38	*	*	*	*
Burlander leicht, 30 % Fett i. Tr., *Milram*	267	17	29	+	0	*	▲	▲
Bürli, Halbweißmehl, 1 St., 30 g	69	0,3	2,5	14	1,1	0	▲	▼
Bürli, Ruchmehl, 1 St., 30 g	67	0,4	2,6	13,4	1,2	0	▲	▼
Bürzelkohl	11	0,3	1,5	0,6	2,0	0	▲	▲
Butaris Butterschmalz	897	99,5	0,3	0	0	340	▼	▲
Butaris Butterschmalz, 1 EL	135	14,9	+	0	0	51	▼	▲
Butt, Heil-, weiß	96	1,7	20,1	+	(0)	24	▲	▲
Butter	754	83,2	0,7	0,7	0	240	▼	▲
Butter, 1 EL	75	8,3	0,1	0,1	0	24	▼	▲
Butter, 1 TL	38	4,2	(0)	(0)	0	12	▼	▲
Butter, Alpen-, *Meggle*	748	82,5	0,7	0,6	0	*	▼	▲
Butter Die Sahnige, *Bärenmarke*	684	75	0,9	1,3	0	*	▼	▲
Butter Landliebe, *Campina*	751	82	0,5	0	0	*	▼	▲
Butter, Milchhalbfett, 1 EL	39	4	0,4	0,4	0	14	▲▼	▲
Butter, Milchhalbfett, 1 TL	19	2	0,2	0,2	0	7	▲▼	▲

	kcal	F (g)	E (g)	KH (g)	BS (g)	Chol. (mg)	F ▲▼	KH ▲▼
Butterbaguette Frühlingskräuter, *Meggle*, 1 St., 175 g	544	22,8	11,2	73,5	*	*	▼	▲▼
Butterbaguette Käse-Kräuter, *Meggle*, 1 St., 175 g	418	13,7	14,2	59,5	*	*	▼	▲▼
Butterblätter, *Bahlsen*	500	23	8	67	*	*	▼	▼
Butterbohnen, TK, *Bofrost*	66	3,9	1,4	6,2	*	0	▲	▲
Buttergemüse mit Champignons, TK, *Eismann*	79	7	2	2	*	*	▲▼	▲
Buttergemüse, TK, *Eismann*	90	6	2	7	*	*	▲▼	▲
Buttergemüse, TK, *Iglo*	104	5,9	3,2	9,6	*	*	▲▼	▲
Butter-Gemüsepfanne, TK, *Frosta*	93	5,5	2,9	7,9	*	*	▲▼	▲
Butterkäse, 46 % Fett i. Tr., *Kraft*	335	26	25	0,1	0	*	▲▼	▲
Butterkäse, 50 % Fett i. Tr.	344	28,8	20,9	0	0	*	▼	▲
Butterkäse, 60 % Fett i. Tr., 20 g	76	6,9	3,4	+	0	16	▼	▲
Butterkäse, Allgäuer, Bio, 45 % Fett i. Tr., *Heirler*	304	24	22	0	0	*	▲▼	▲
Butterkeks Brandt, *Bahlsen*	440	12	10	74	*	*	▼	▼
Butterkeks Brandt, Vollkorn, *Bahlsen*	414	13	9	66	*	*	▼	▲▼
Butterkeks Leibniz Mini, Vollkorn, *Bahlsen*	443	17	9	70	*	*	▼	▲▼
Butterkeks Mini, *Leibniz*	465	15	8	74	*	*	▼	▼
Butterkeks Schoko, Minis, *Leibniz*	486	25	8	57	*	*	▼	▼
Butterkeks, Bio, *Allos*	428	16,5	7	65,8	6,8	*	▼	▼
Butterkeks, *Leibniz*	434	11	8	76	*	*	▼	▼
Butterkuchen, TK, *Eismann*	370	18	7	45	*	*	▼	▼
Buttermilch, *Campina*	33	0,4	3,5	4,3	0	*	▲	▲
Buttermilch, Diät-Frucht-, Vitality, *Milram*	36	0,5	2,9	4,6	*	*	▲	▲
Buttermilch, Frucht, *Campina*	64	0,5	2,8	12	*	*	▲	▲▼
Buttermilch, Frucht, *Müller*, i. D.	60	0,4	2,7	11,6	*	*	▲	▲▼
Buttermilch, mild, *Weihenstephan*	35	0,6	3,2	3,7	0	*	▲	▲
Buttermilch, *Müller*	43	1	3,7	4,2	*	*	▲	▲

B

	kcal	F (g)	E (g)	KH (g)	BS (g)	Chol. (mg)	F ▲▼	KH ▲▼
Buttermilch-Dressing, *Kraft*	161	13	1,2	10	0,1	*	▲	▲▼
Buttermilchquark, *Milram*	76	0,5	12	5,2	*	*	▲	▲
Butter-Pfannengemüse, TK, *Bofrost*	103	7,4	2,3	6,9	*	*	▲▼	▲
Butterpilz	12	0,4	1,7	0,3	5,9	0	▲	▲
Butterschmalz	897	99,5	0,3	0	0	340	▼	▲
Buttersoße mit Zitronennote, *Maggi*, 1/4 l	370	33	2,8	3,2	*	*	▼	▲▼
Butterstollen, *Bahlsen*	431	23	5	52	*	*	▼	▼
Butterstreusel-Herzen-Mix, TK, *Eismann*	272	12	4	37	*	*	▼	▼
Buttertoast, Bio, *Naturata*	216	3,2	7,7	39,2	*	*	▲▼	▼
Buttertoast, *Harry*	264	3,6	7	50,8	*	(0)	▲	▼
Butter-Zwieback, Bio, *Naturata*	413	9	9,5	73,5	*	*	▲▼	▼
Buttjer, 55 % Fett i. Tr., *Milram*	381	33	21	+	0	*	▼	▲

C

	kcal	F (g)	E (g)	KH (g)	BS (g)	Chol. (mg)	F ▲▼	KH ▲▼
C'nack Carob Reistaler, *Vitaquell*	453	19	7	64	*	*	▲	▲▼
C'nack Carob Tafel natur, *Vitaquell*	559	37	6	49	*	*	▲▼	▲▼
Cachaça Rum, 32 %, 2 cl	60	0	0	0	0	0	▲	▲
Café Gebäck, *Bahlsen*	482	20	5	70	*	*	▼	▼
Café Röllchen, *Bahlsen*	459	14	6	78	*	*	▼	▼
Caffè Latte Cappuccino, *Emmi*	59	1,2	2,5	9,5	*	*	▲	▼
Caffè Latte Espresso, *Emmi*	59	1	2,5	10	*	*	▲	▼
Caffè Latte Macchiato, *Emmi*	80	4	2,5	8,5	*	*	▲▼	▼
Caipirinha, 0,3 l	322	0	0,1	50,5	*	*	▲	▼
Calamares à la Romana, TK, *Eismann*	230	14	10	16	*	*	▲▼	▲▼
Calamares, ausgebacken	112	2	15	8	*	*	▲▼	▲▼
Calamarini, *Eismann*	169	9	13	9	0	*	▲▼	▲▼
Calapuno, Bounty, *Masterfoods*	530	32,5	6,1	53,2	*	*	▼	▼
California-Salat, *Hengstenberg*	68	0,7	2,5	13	*	*	▲	▲▼
Calvados, 2 cl	63	0	0	0,4	0	*	▲	▼

C

	kcal	F (g)	E (g)	KH (g)	BS (g)	Chol. (mg)	F ▲▼	KH ▲▼
Cambozola, 70 % Fett i. Tr., *Champignon*	420	41	14	<0,5	0	130	▼	▲
Cambozola Balance, 55 % Fett i. Tr., *Champignon*	330	28	18	<0,5	0	90	▼	▲
Camembert de Luxe, 65 % Fett i. Tr., *Champignon*	370	35	15	<0,5	0	110	▼	▲
Camembert, 30 % Fett i. Tr., *Weihenstephan*	207	12,8	22,8	0	0	*	▲	▲
Camembert, 31,5 % Fett i. Tr., *Du darfst*	219	14	23	0,3	0	*	▲	▲
Camembert, 45 % Fett i. Tr., *Weihenstephan*	281	21,8	21	0	0	*	▼	▲
Camembert, 55 % Fett i. Tr., *Weihenstephan*	343	29,4	19,5	0	0	*	▼	▲
Camembert, 60 % Fett i. Tr.	378	34	17,9	+	0	93	▼	▲
Camembert, gebacken, TK, *Eismann*, 1 St.	245	17,3	12	10,5	*	*	▼	▲▼
Camembert, paniert, TK, *Bofrost*	303	21,6	17,6	9,6	*	*	▼	▲▼
Camembert, Rahm-, 50 % Fett i. Tr.	314	25,7	20,3	0,1	0	71	▼	▲
Campari, 5 cl	63	0	*	12,5	*	*	▲	▼
Canderel Streusüße, 1 TL	2	0	+	<0,5	*	*	▲	▲
Canderel Süße, 1 St.	+	0	+	+	*	*	▲	▲
Cantaloupemelone	26	0	1	5	*	0	▲	▲▼
Cappelletti al Prosciutto crudo, FP, *Buitoni*, 125 g	381	10	20	53	*	*	▲▼	▲▼
Cappelletti all'Arrabbiata, *Hilcona*, 125 g	214	3,1	8,8	37,5	*	*	▲▼	▲▼
Cappelletti Basilico, *Hilcona*, 125 g	253	6,3	11,3	40	*	*	▲▼	▲▼
Cappelletti Prosciutto Formaggio, *Hilcona*, 125 g	244	7,5	11,3	32,5	*	*	▲▼	▲▼
Cappelletti Rucola Parmesan, *Hilcona*, 125 g	238	5,9	11,3	35	*	*	▲▼	▲▼
Cappuccino, Instant, *Natreen*, 1 Tasse	23	0,7	1,2	3,1	*	*	▲	▲
Cappuccinomilch, 2,5 % Fett, *frischli*	61	2,6	3,8	5,6	0	*	▲	▲
Caprice des Anges	227	27	6	2,5	*	*	▼	▲
Caprice des Dieux, 60 % Fett i. Tr.	345	31	16,4	+	(0)	*	▼	▲
Caramac, *Nestlé*, 1 Riegel	169	11	2	16	*	*	▼	▼
Carbonara al Gusto, FP, *Knorr*, 1 Pkg., 360 ml	611	56	7	15	*	*	▼	▲▼

C

	kcal	F (g)	E (g)	KH (g)	BS (g)	Chol. (mg)	F ▲▼	KH ▲▼
Carissa (Natalpflaume)	78	1,1	0,5	16,6	*	0	▲	▲
Caro-Kaffee Choco, *Nestlé*, 1 Tasse	84	3	2	13	*	*	▲▼	▼
Caro-Kaffee Latte, *Nestlé*, 1 Tasse	57	3	2	7	*	*	▲▼	▼
Caro-Kaffee Vanilla, *Nestlé*, 1 Tasse	70	3	2	9	*	*	▲▼	▼
Caro-Kaffee, *Nestlé*, 1 Tasse	5	0	+	1	*	0	▲	▲
Caro-Malzkaffee Kneipp, *Nestlé*, 1 Tasse	7	0	+	2	*	0	▲	▲
Carrera, gefüllte Waffel, *Alpia*	520	28,8	5,6	59,6	*	*	▼	▼
Cashew-Erdnuss-Mix Curry & Chili, *Ültje*, 25 g	150	12,3	5,5	5	12,3	*	▲	▲
Cashew-Erdnuss-Mix Honig & Salz, *Ültje*, 25 g	133	8,3	3,8	10,8	1	*	▲	▲
Cashewkerne ohne Salz, *Ültje*	621	54	21	14	5,6	*	▲	▲
Cashewkerne, ganz, Bio, *Naturata*	572	42,2	17,5	30,5	*	*	▲	▲
Cashewkerne, *Lorenz*	614	50	20	21	*	*	▲	▲
Cashewnussmus, *granoVita*	625	50,5	20,2	22,4	4	*	▲	▲
Cashew-Sesam Aufstrich, Bio, *Bruno Fischer*	176	12,7	8,9	6,4	*	*	▲▼	▲
Cassavastärke, 1 EL	52	+	0,1	12,7	*	0	▲	▼
Cassis, 2 cl	65	0	*	*	*	*	▲	▼
Cenofix, *Cenovis*, 1 EL	21	0,3	0,3	3,2	*	*	▲	▲▼
Cervelatwurst, *Du darfst*	296	24	19	1	*	*	▲▼	▲
Cervelatwurst, i. D.	394	34,8	20,3	+	(0)	85	▼	▲
Cevapcici Schalenmenü, *Erasco*	123	5,4	5,9	12,9	*	*	▲▼	▲▼
Cevapcici, *Herta*, 1 Port.	300	16	18	2	*	*	▲▼	▲
Cevapcici, TK, *Eismann*	218	16	18	<1	*	*	▲▼	▲
Chablis, 0,25 l	167	0	*	*	*	*	▲	▲
Champagner, demi-sec, 0,1 l	124	0	*	*	*	*	▲	▲
Champagner, sec, 0,1 l	90	0	*	*	*	*	▲	▲
Champagner-Cocktail, 5 cl, i. D.	60	0	*	*	*	*	▲	▼
Champagner-Kraut, *Hengstenberg*	40	1,7	1,3	5,1	*	0	▲	▲
Champignon	22	0,3	4,1	0,6	2	0	▲	▲
Champignon, Dose	20	0,5	3,4	0,5	2	0	▲	▲
Champignoncremesuppe, *Maggi*, 1 Teller	118	4,8	5,1	13,7	*	*	▲▼	▲▼

C

	kcal	F (g)	E (g)	KH (g)	BS (g)	Chol. (mg)	F ▲▼	KH ▲▼
Champignoncreme mit Croûtons, Heißer Becher, *Maggi*, 150 ml	111	8,2	2	7,4	*	*	▲▼	▲▼
Champignoncremesuppe, *Knorr*, 1 Teller	117	8	2	10	*	*	▲▼	▲▼
Champignoncremesuppe, *Maggi*, 1 Beutel	250	9	7	37	*	*	▲▼	▲▼
Champignonpastete, Bio, *Bruno Fischer*	213	13,2	4,5	2,8	*	*	▲▼	▲
Champignon-Rahmsoße, Meisterklasse, *Maggi*, 1/4 l	283	22,8	4,5	14,8	*	*	▼	▲▼
Champignons in Scheiben, TK, *Eismann*	20	<1	3	2	*	0	▲	▲
Champignonsalat, *Homann*, 1 Schale, 150 g	317	30,8	2,6	7,1	*	*	▼	▲
Chartreuse, gelb, 40 %, 2 cl	60	0	*	*	*	*	▲	▼
Chartreuse, grün, 55 %, 2 cl	75	0	*	*	*	*	▲	▼
Chaumes, 50 % Fett i. Tr., SB, *Bongrain*	365	33	15,8	1,1	0	*	▼	▲
Chaumes, 50 % Fett i. Tr., Theke, *Bongrain*	317	25,4	21,1	0	0	*	▼	▲
Chayote	24	0	1	5	*	0	▲	▲
Cheddarkäse, 50 % Fett i. Tr., 30 g	119	9,7	7,6	0,1	0	25,2	▼	▲
Chef-Frites, TK, *McCain*	172	5,5	2,5	28	*	*	▼	▼
Chef-Mandelbällchen, TK, *McCain*	207	9	4,5	27	*	*	▼	▼
Chef-PomPoms, TK, *McCain*	186	8	3	25,5	*	*	▼	▼
Cherimoya (Anone)	63	0,3	1,5	13,6	1	0	▲	▲
Cherry Brandy, 30 %, 2 cl	61	0	0	6,6	*	*	▲	▼
Chester, 50 % Fett i. Tr.	397	32,2	25,4	0,4	0	84	▼	▲
Chester, 50 % Fett i. Tr., 30 g	119	9,7	7,6	0,1	0	25,2	▼	▲
Chester-Scheibletten Velveta, *Kraft*	245	16,5	13,5	8,1	0	*	▲▼	▲
Chicken Hawaii, TK, *Bofrost*	154	9,1	15,2	2,7	*	*	▲▼	▲
Chicken Hot Wings, *Wiesenhof*	187	12,8	16,9	1,2	*	*	▲▼	▲
Chicken Sweet & Sour, *Hilcona*	184	<0,5	5	41	*	*	▲	▼
Chicken-Chips, TK, *Bofrost*	204	8,9	15,6	15,4	*	*	▲▼	▲▼
Chicken-Spare-Ribs, *Wiesenhof*	141	7,2	18,9	0	(0)	*	▲▼	▲

C

	kcal	F (g)	E (g)	KH (g)	BS (g)	Chol. (mg)	F ▲▼	KH ▲▼
Chicken-Wings, TK, *Eismann*	210	14	18	3	*	*	▲▼	▲▼
Chicken-Wings-Sauce, TK, *Eismann*	229	1	2	53	*	*	▲	▲▼
Chicolo Mini Geflügelsalami, *Herta*, 1 St.	110	10	6	<1	(0)	*	▲	▲
Chicorée	16	0,2	1,3	2,3	1,3	0	▲	▲
Chili mexikanische Art, Fix für Pfannengerichte, *Uncle Ben's*	57	0,9	1,6	10,7	*	*	▲	▲▼
Chilibohnen mit Sauce, Trendbox, *Bonduelle*	64	0,5	5,4	9,5	*	*	▲	▲▼
Chili-Cheese-Nuggets, TK, *McCain*	197	8,8	3,1	26,1	*	*	▼	▼
Chili-Gemüse mit Sauce, *Bonduelle*	57	0,8	4,5	8	*	0	▲	▲▼
Chili-Schmalz, *granoVita*	816	89,1	0,9	2,6	1,2	(0)	▼	▲
Chilischoten mit Frischkäsefüllung, TK, *Eismann*	243	15	5	22	*	*	▼	▼
Chinakohl	12	0,3	1,2	1,2	1,9	0	▲	▲
China-Mix, TK, *Eismann*	45	<1	3	7	*	0	▲	▲
Chinamorcheln, getr.	98	3	15	4	*	0	▲	▲
Chinaröllchen, TK, *Eismann*	224	12	3	26	*	*	▼	▲▼
Chinarollen, Luxus-, TK, *Eismann*, 1 St.	231	9	9	28,5	*	*	▼	▲▼
Chinesisch süß-sauer, Snack Bar, *Knorr*, 1 Port.	164	1	4	34	*	*	▲	▲▼
Chinesische Gemüsepfanne, *Bonduelle*	60	0,4	2,5	11,5	*	0	▲	▲▼
Chinesische Gemüsesuppe, *Maggi*, 1 Teller	98	5,1	2,3	10,8	*	*	▲▼	▲▼
Chinesische Knusperente, TK, *Bofrost*	162	11,2	12,2	3,1	*	*	▲▼	▲
Chinesische Wan-Tan-Suppe, *Maggi*, 1 Teller	110	2,9	3,5	17,3	*	*	▲▼	▲▼
Chio Chippos	501	24	4	67,3	*	*	▼	▼
Chio Chips	551	35	5,5	53,5	*	*	▼	▼
Chips	539	39,4	5,5	40,5	4,2	0	▼	▼
Chipsletten, *Lorenz*, 25 g	129	7,8	1,1	13,8	*	*	▼	▼
Choclait Chips, 1 Chip, i. D.	11	1	+	1	*	*	▼	▼
Choco Balls, Bio, *Martin Evers*	383	4,1	5,5	81	*	*	▲▼	▼
Choco Crosser, *Nestlé*, 1 Riegel	206	10	1	28	*	*	▼	▼

C	kcal	F (g)	E (g)	KH (g)	BS (g)	Chol. (mg)	F ▲▼	KH ▲▼
Choco Crossies Chips, braun, *Nestlé*, 1 Crossie	11	1	+	1	*	*	▼	▼
Choco Crossies Classic, *Nestlé*, 1 Crossie	21	1	+	2	*	*	▼	▼
Choco Crossies Wafers, Crispy Wafers, *Nestlé*, 1 Waffel	17	1	+	2	*	*	▼	▼
Choco Crossies White, *Nestlé*, 1 Chip	12	1	+	1	*	*	▼	▼
Choco Friends, *Bahlsen*	546	32	6	58	*	*	▼	▼
Choco Krispies, *Kellogg's*, 1 Port. (30 g + 125 ml fettarme Milch)	174	3	6	32	0,6	*	▲▼	▼
Choco Latte Trinkschokolade, *Emmi*, i. D.	118	5,5	3,5	13,5	*	*	▲▼	▼
Choco Leibniz Edelherb, *Bahlsen*	515	26	7	64	*	*	▼	▼
Choco Leibniz Vollkornkeks, Vollmilch, *Bahlsen*	500	26	8	62	*	*	▼	▲▼
Choco Leibniz Vollmilch, *Bahlsen*	512	26	8	63	*	*	▼	▼
Choco Sticks Classic, *Griesson*	517	25	7	66	*	*	▼	▼
Chococino, *Nestlé*, 1 Tasse	99	4	2	15	*	*	▲▼	▼
Chocolate Mint, Likör, 27 %, 2 cl	64	0	*	*	*	*	▲	▼
Chocolate Mountain Cookies, *Griesson*	462	24	6,7	59,7	*	*	▼	▼
Chocos, *Kellogg's*, 1 Port. (30 g + 125 ml fettarme Milch)	170	2,5	7	31	1,5	*	▲▼	▼
Chokini, *Bahlsen*	498	23	7	67	*	*	▼	▼
Chop Suey, Ente, TK, *Bofrost*	63	1,4	7,4	5,3	*	*	▲▼	▲
Christstollen, *Bahlsen*	416	20	6	53	*	*	▼	▼
Chutney, 1 EL	42	0	0,3	9,8	*	*	▲	▼
Ciabatta longa, zum Fertigbacken, *Harry*, 1 St.	508	2	15,8	106,8	*	(0)	▲	▼
Ciabatta mit Pesto, TK, *Bofrost*	253	6,6	8,3	40,1	*	*	▲	▲▼
Ciabatta, BM, Bio, *Naturata*	323	1,7	11	66	*	*	▲	▼
Cini-Minis, *Nestlé*, 1 Port. (30 g + 125 ml fettarme Milch)	182	5	6	29	*	*	▲	▼

C

	kcal	F (g)	E (g)	KH (g)	BS (g)	Chol. (mg)	F ▲▼	KH ▲▼
Clementine	46	0,3	0,6	10,2	2	0	▲	▲
Clementine, 1 St., 40 g	18	0,1	0,2	4,2	0,8	0	▲	▲
Clubs Cräcker, *Lorenz*	492	22,9	9	62,4	*	*	▼	▼
Coca-Cola light Lemon, 0,33 l	4	+	+	+	0	0	▲	▲
Coca-Cola light, 0,33 l	0,6	+	+	<0,3	0	0	▲	▲
Coca-Cola, 0,33 l	139	+	+	35	0	0	▲	▼
Cocktail-Kirsche, 1 St.	8	0	0	1,9	*	0	▲	▼
Cocktailsauce Gourmet, *Kühne*	287	27	1,7	9,3	*	*	▲▼	▲▼
Cocktailwürstchen, 1 St., 10 g	30	2,8	1,4	0	(0)	*	▼	▲
Coffee Collection, *Bahlsen*	521	27	6	63	*	*	▼	▼
Coffee-Creamer Kaffeeweißer, *Frischli*, 7,5 g	9	0,8	0,3	0,3	*	*	▲	▲
Cognac, 40 %, 2 cl	47	0	0	0,4	0	0	▲	▲
Cointreau, 40 %, 2 cl	47	0	0	0	0	0	▲	▲
Cola-Rum (2 cl Rum, 0,2 l Cola)	168	0	6	22	0	0	▲	▼
Color-Rado, *Haribo*	334	2	3,6	74	*	0	▲	▼
Comtess-Kuchen, *Bahlsen*, i. D.	448	24	6	53	*	*	▼	▼
Condimento Balsamico bianco, Exquisit Gentile Essig, *Kühne*	136	<0,1	0,1	28	0	0	▲	▲
Condimento Balsamico Rosso, *Hengstenberg*	116	0	0,6	29,7	0	0	▲	▲
Confiserie, *Bahlsen*	547	31	6	60	*	*	▼	▼
Contessa Minis, *Bahlsen*	415	12	7	69	*	*	▼	▼
Contessa, *Bahlsen*	389	15	8	65	*	*	▼	▼
Cookie Crisp, *Nestlé*, 1 Port. (30 g + 125 ml fettarme Milch)	176	3	6	32	*	*	▲	▼
Coppa	314	21,8	29,3	0,2	0	96	▼	▲
Corn Flakes, *Kellogg's*, 1 Port. (30 g + 125 ml fettarme Milch)	170	2	6	32	0,9	*	▲	▼
Corn Flakes, Mehrkorn & Früchte, *Kellogg's*, 1 Port. (40 g + 125 ml fettarme Milch)	204	3	7	38	2	*	▲	▲▼
Corn Flakes, Vollkorn & Früchte, *Kellogg's*, 1 Port. (40 g + 125 ml fettarme Milch)	202	4,5	8	34	3,5	*	▲	▲

	kcal	F (g)	E (g)	KH (g)	BS (g)	Chol. (mg)	F ▲▼	KH ▲▼
C								
Corned beef, deutsch	141	6	21,7	0	(0)	70	▲	▲
Corned Turkey, *Gutfried*	185	9	25	1	*	*	▲	▲
Cornflakes, Bio, *Naturata*	353	0,6	7,7	79,7	*	(0)	▲	▼
Cornichon, klein, 1 St.	2	+	<0,5	0,1	+	0	▲	▲▼
Cornichons, *Bautzner*	10	0,2	0,4	1,1	*	0	▲	▲▼
Cornichons, *Hengstenberg*	23	0,2	1,2	4,3	*	0	▲	▲▼
Corny Knusbits, *Schwartau*, i. D.	377	13,5	8,5	55,6	*	*	▼	▼
Corny, Müsliriegel, *Schwartau*, i. D.	424	16,3	6,9	65,3	*	*	▲▼	▼
Cosmopolitan, 150 ml	74	0	0	1,5	*	*	▲	▼
Cottage cheese, Bio, 20 % Fett i. Tr., *Heirler*	90	4	12,5	1	0	*	▲	▲
Country-Kartoffeln Die Würzigen, *Pfanni*, 1 Pkg.	452	8	60	20	*	*	▼	▼
Country-Kartoffeln knusprig & würzig, TK, *Pfanni*, 1 Pkg.	536	22	10	73	*	*	▼	▼
Coupe Chantilly, *Emmi*, i. D.	131	4,5	3,7	19	*	*	▲▼	▼
Courgettes	19	0,4	1,6	2,2	1,1	0	▲	▲
Crabmeat, Dose	87	1,7	18	+	(0)	*	▲	▲
Cräcker Party Clubs, *Lorenz*	492	22,9	9	62,4	*	*	▼	▼
Cranberry	35	0,7	0,4	3,9	3,9	0	▲	▲
Crema Kräuter, *Becel*	251	22	6,1	7,2	*	*	▲	▲
Crema Meerrettich, *Becel*	265	23	6,2	8,3	*	*	▲	▲
Crema piccante, Bio, *Vitaquell*, i. D.	261	25	7	3	*	*	▲	▲
Crema Stracciatella, *Dr. Oetker*, 1 Port.	152	9,1	2,7	14,6	*	*	▼	▼
Crema Tomate-Basilikum, *Becel*	244	21	5,8	8	*	*	▲	▲
Crème de Cacao, 27 %, 2 cl	57	0	0	6,4	*	*	▲	▼
Crème de Grand Marnier, 17 %, 2 cl	67	0	*	*	*	*	▲	▼
Crème de Menthe, 30 %, 2 cl	75	0	*	*	*	*	▲	▼
Creme Dijon, *Löwensenf*	340	32,2	5,6	6,1	*	*	▲▼	▲
Crème double, *Dr. Oetker*	408	43	2,4	2,9	0	*	▼	▲
Crème double, *Dr. Oetker*, 1 EL	102	10,8	0,6	0,7	0	*	▼	▲
Crème fraîche Knoblauch, *Dr. Oetker*, 150 g	426	42,5	4,4	6,6	(0)	*	▼	▲
Crème fraîche Kräuter, *Dr. Oetker*, 150 g	423	41,9	4,2	7,4	(0)	*	▼	▲

C

	kcal	F (g)	E (g)	KH (g)	BS (g)	Chol. (mg)	F ▲▼	KH ▲▼
Crème fraîche légère, *Dr. Oetker*, 150 g	255	22,7	5,4	7,4	0	*	▲▼	▲
Crème fraîche, *Dr. Oetker*, 1 EL	75	7,6	0,7	0,9	0	*	▼	▲
Crème fraîche, *Dr. Oetker*, 150 g	447	45,3	4,4	5,4	0	*	▼	▲
Crème fraîche, *Milram*	292	30	2,5	2,4	0	*	▼	▲
Cremedessert Schokolade, *Natreen*, 1 Port.	54	2,5	2,8	4,9	*	*	▲▼	▲
Cremedessert Vanille, *Natreen*, 1 Port.	49	2,2	2,3	5	*	*	▲▼	▲
Cremefine zum Kochen, *Rama*	159	15	1,7	4,2	*	*	▲▼	▲
Cremefine zum Schlagen, *Rama*	195	19	1,8	4,2	*	*	▲▼	▲
Cremefine zum Verfeinern, *Rama*	213	20	2,9	5,3	*	*	▲▼	▲
Crème-fraîche-Tropfen, TK, *Eismann*	290	30	3	2	*	*	▼	▲
Cremesuppe Kräutergarten, *Maggi*, 1 Teller	113	6,4	1,9	11,9	*	*	▲▼	▲▼
Cremesuppe Spargelduett, *Maggi*, 1 Teller	118	8,1	1,5	9,6	*	*	▲▼	▲▼
Cremieur, 54 % Fett i. Tr., *Champignon*	300	25	18	<0,5	0	80	▼	▲
Cremighurt, *Ehrmann*, i. D.	137	5,9	2,9	18	*	*	▲▼	▲▼
Crevetten	87	1,4	18,6	+	(0)	138	▲	▲
Crisp, Bio, *Dr. Ritter*	359	5	50	28,5	*	(0)	▲▼	▲▼
Croissant, *Kamps*, 1 St.	314	14,5	6,7	93,1	*	*	▼	▼
Croissants, *Harry*, 1 St.	160	7,4	3,2	20,1	*	(0)	▼	▼
Croissants, TK, *Eismann*, 1 St.	175	10,7	2,9	16,8	*	*	▼	▼
Crunchips Crust, *Lorenz*, 25 g	127	7,9	1,5	12,6	*	*	▼	▼
Crunchips, 30 % weniger Fett, *Lorenz*, 25 g	117	5,4	1,6	15,5	*	*	▲▼	▼
Crunchips, *Lorenz*, 25 g	134	8,8	1,5	12,3	*	*	▼	▼
Crunchy-Müsli Wellness, Bio, *Naturata*	457	11,6	13,8	75,1	*	(0)	▲▼	▲▼
Cuba libre (2 cl Rum, 0,2 l Cola)	168	0	6	22	0	0	▲	▼
Cumberland Sauce, 1 EL	45	0	0,2	10,2	*	*	▲	▼
Cumberland-Sauce, *Lacroix*	224	0	0	55,5	*	*	▲	▼
Curacao blue, 30 %, 2 cl	64	0	0	5,6	*	*	▲	▼

	kcal	F (g)	E (g)	KH (g)	BS (g)	Chol. (mg)	F ▲▼	KH ▲▼
C								
Curry, Fix für Pfannengerichte, *Uncle Ben's*	102	4,8	1,3	13,3	*	*	▲▼	▲▼
Curry-Bratwurst, *granoVita*	275	22,1	8,7	10,3	2,4	(0)	▲▼	▲
Curryburger, Bio, bratfertig, *Bruno Fischer*	139	1,3	3,8	28,1	*	*	▲	▲
Curry-Creme, *granoVita*	331	32,7	6,1	3,1	2,4	*	▲	▲
Curry-Grünkern Aufstrich, Bio, *Bruno Fischer*	173	11,6	6,5	10,7	*	*	▲▼	▲
Curryhuhn, *Du darfst*, 1 Port.	359	11	30	35	*	*	▲▼	▲▼
Curryketchup, *Kraft*	63	0,4	1	13	*	*	▲	▲▼
Curryketchup, Bio, *Bruno Fischer*	125	0,5	1,6	28,6	*	*	▲	▲▼
Curryketchup, *Develey*	82	0,9	1,1	16,5	*	*	▲	▲▼
Curryking, *Meica*	224	16	9	11	*	*	▼	▲▼
Currypulver, 1 TL	8	0,3	0,3	1,3	*	*	▲	▲
Curry-Rahmsoße, Meisterklasse, *Maggi*, 1/4 l	275	21,3	3,8	16,8	*	*	▼	▲▼
Currysauce, Bio, *Naturata*	156	7,6	4,9	16,9	*	*	▲▼	▲
Currysauce, mild, Gourmet, *Kühne*	265	23,5	1	12,4	*	*	▲▼	▲▼
Currysoße, *Maggi*, 1/4 l	123	5,8	3,2	14,6	*	*	▲▼	▲▼
Currysuppe mit Kokos, *Maggi*, 1 Teller	105	3,5	4,2	14	*	*	▲▼	▲▼
Curuba	63	0,4	2,4	9,5	1,5	0	▲	▲
Cyclamat-Saccharin-Mischung, flüssig	36	0	0	0	0	0	▲	▲
Cynar, *Bols*, 4 cl	100	0	*	*	*	*	▲	▼

	kcal	F (g)	E (g)	KH (g)	BS (g)	Chol. (mg)	F ▲▼	KH ▲▼
D								
Daiquiri, 15 cl	167	0	0	10,5	*	*	▲	▼
Damhirsch	112	3,3	20,6	+	(0)	110	▲	▲
Danablu, Rahmstufe	345	29	41	0	0	*	▼	▲
Danino, *Danone*	127	4,4	5,6	16,3	*	*	▲▼	▲▼
Dänische Sauce Gourmet, *Kühne*	278	25,6	1,5	10,5	*	*	▲▼	▲▼
Danissimo, *Danone*, i. D.	126	5,7	3,9	15	*	*	▲▼	▲▼
Danone & Frucht Diät, *Danone*, i. D.	53	0,1	4,8	8,2	*	*	▲	▲
Danone & Frucht, i. D.	102	3,2	3,9	14,4	*	*	▲▼	▲▼
Dan-up-Drink, *Danone*, i. D.	73	0,5	2,9	14,2	*	*	▲	▲▼

D

	kcal	F (g)	E (g)	KH (g)	BS (g)	Chol. (mg)	F ▲▼	KH ▲▼
Dany Sahne Crock, *Danone*, i. D.	145	5,5	3,2	20,6	*	*	▲▼	▲▼
Dany Sahne Diät Vanille und Schoko, *Danone*, i. D.	104	6,3	2,5	8,6	*	*	▼	▲
Dany Sahne, *Danone*, i. D.	147	7	2,5	17,6	*	*	▼	▲▼
Danziger Goldwasser, 38 %, 2 cl	75	0	*	*	*	*	▲	▼
Dattel mit Stein, getr., Bio, *Naturata*	276	0,5	1,9	65,1	*	0	▲	▼
Dattel ohne Stein, getr., Bio, *Naturata*	276	0,5	1,9	65,1	*	0	▲	▼
Dattel, frisch	280	1	2	65	*	0	▲	▲▼
Dattel, frisch, 1 St., 15 g	42	0,2	0,3	9,8	*	0	▲	▲▼
Dattel, getr.	277	0,5	2	65,2	9	0	▲	▼
Dattel, getr., 1 St., 7 g	19	(0)	0,1	4,5	0,6	0	▲	▼
Dauerhefe, 7 g	16	0,3	3,4	0	0	0	▲	▲
De Beukelaer Beukelino, *Griesson*	390	15	6	58	1,7	*	▼	▼
De Beukelaer Milchbutterkeks Vollkorn, *Griesson*	428	12	9	71	*	*	▼	▼
De Beukelaer Milchbutterkeks, *Griesson*	427	11	8	74	*	*	▼	▼
De Beukelaer Schoko & Milch, *Griesson*	516	28	7	59	*	*	▼	▼
Debrecziner, *Höhenrainer*	211	15	16	3	*	*	▲▼	▲
Deit Orange, Diätlimonade, 0,2 l	6	0	*	1	*	0	▲	▲
Delikat, *granoVita*	281	25,5	10,3	2,5	3,6	*	▲▼	▲
Delikatess-Vollkornknäckebrot, Bio, *Naturata*	314	1,7	9,7	65	*	*	▲	▲▼
Deloba, *Bahlsen*	465	18	6	70	*	*	▼	▼
Der andere Genuss wie Hackbällchen, *Heirler*	158	8	18	3	*	(0)	▲	▲
Der andere Genuss wie Landjäger, *Heirler*	404	28	32,3	5,7	*	(0)	▲▼	▲
Der andere Genuss wie Lyoner, *Heirler*	373	26,5	9	24,5	*	(0)	▲▼	▲
Der andere Genuss wie Pfannen-Gyros, *Heirler*	161	4,6	28,3	1,6	*	(0)	▲	▲
Der andere Genuss wie Schnitzel, *Heirler*	203	11	16	10	*	(0)	▲	▲
Der andere Genuss wie Weißwurst, *Heirler*	341	28	5,5	16,5	*	(0)	▲▼	▲
Dessert plus Sahne, *Ehrmann*, i. D.	105	2,6	1,8	19	*	*	▲▼	▲▼

D	kcal	F (g)	E (g)	KH (g)	BS (g)	Chol. (mg)	F ▲▼	KH ▲▼
Desserts, s. einzelne Sorten								
Dessertsauce, Frucht-, *Zentis*, i. D.	170	<1	<1	41	*	0	▲	▲▼
Dessertsauce, Sahne mit Vanillegeschmack, *Zentis*	100	3,5	2,5	14	*	*	▲▼	▲▼
Dessertsauce, Schokolade, *Zentis*	270	1,8	2,5	59	*	*	▲▼	▲▼
Dessertsoße Frucht, *Schwartau*, i. D.	206	<1	<1	51,3	*	0	▲	▲▼
Dessertsoße Nuss-Nougat, *Schwartau*	307	9	3,1	53,3	*	*	▼	▲▼
Dessertsoße Vanille, *Schwartau*	120	5	3	18	*	*	▲▼	▲▼
Dessertwein, 5 cl	80	*	+	7,5	*	*	▲	▼
Deutschländer Würstchen, *Meica*, 1 St.	119	9,9	7,2	0,3	*	*	▼	▲
Dextro Energy Cappuccino mit Koffein, 1 St.	166	<1	0	41	0	0	▲	▼
Dextro Energy mit Calcium, 1 Würfel	166	<1	0	40	*	0	▲	▼
Dextro Energy Tropical + 10 Vitamine, 1 St.	173	<1	0	42	0	0	▲	▼
Dextro Energy, 1 Würfel	170	<1	0	41	0	0	▲	▼
Dextropur, i. D.	364	0	0	91	*	0	▲	▼
Dezaley, 0,25 l	166	0	0,3	6,5	0	*	▲	▲▼
Diabetikerbier, 0,25 l	83	0	1	*	0	0	▲	▲
Diabetiker-Bonbon, *Schneekoppe*, i. D.	258	5,6	3	74	*	*	▲	▲
Diabetiker-Brotaufstrich Cremiger Genuss, *Schneekoppe*	240	0	0	60	*	(0)	▲	▲
Diabetiker-Doppelkeks, *Schneekoppe*	495	24	8	62	*	*	▼	▲▼
Diabetiker-Eiergebäck, *Schneekoppe*	510	30	6	57	*	*	▼	▲▼
Diabetiker-Knusperöhrchen, *Schneekoppe*	520	30	8	58	*	*	▼	▲▼
Diabetiker-Knusperriegel Joghurt, *Schneekoppe*	566	38	10	46	*	*	▼	▲▼
Diabetiker-Kokoscremewaffel, *Schneekoppe*	571	39	10	45	*	*	▼	▲▼
Diabetiker-Kokos-Traum-Riegel, *Schneekoppe*	480	34	4,5	49	*	*	▼	▲▼

D

	kcal	F (g)	E (g)	KH (g)	BS (g)	Chol. (mg)	F ▲▼	KH ▲▼
Diabetikerkonfitüren, *Schneekoppe*, 1 TL, i. D.	17	+	0,1	3,9	*	0	▲	▲▼
Diabetiker-Mandelhörnchen, *Schneekoppe*	464	28	11	44	*	*	▼	▲▼
Diabetiker-Mandelstäbchen, *Schneekoppe*	560	37	8	52	*	*	▼	▲▼
Diabetiker-Mini-Choco Cookies, *Schneekoppe*	480	31	6	58	*	*	▼	▲▼
Diabetiker-Mini-Apfeltaschen, *Schneekoppe*	404	24	6	52	*	*	▲▼	▲▼
Diabetiker-Mini-Nussecken, *Schneekoppe*	448	30	9	43	*	*	▲▼	▲
Diabetiker-Mürbekeks, *Schneekoppe*	381	14	6	61	*	*	▼	▲▼
Diabetiker-Müslikeks, *Schneekoppe*	405	15	6	61	*	*	▲▼	▲▼
Diabetiker-Nougatcremewaffel, *Schneekoppe*	525	29	10	56	*	*	▲▼	▲▼
Diabetiker-Nuss-Nougat-Creme, *Schneekoppe*	560	36,5	5,4	52,1	*	*	▼	▲▼
Diabetiker-Pflaumenmus, *Schneekoppe*, 1 TL	16	+	0,1	3,6	*	0	▲	▲
Diabetikerpralinen, *Schneekoppe*, i. D.	504	36	8	45	*	*	▲▼	▲▼
Diabetiker-Rote-Grütze mit Bourbon-Vanillesoße, *Dr. Oetker*, 1 Becher	105	2	2,3	18,6	*	*	▲	▲
Diabetiker-Schokogebäck, *Schneekoppe*	500	25	8	61	*	*	▼	▲▼
Diabetikerschokolade Vollmilch-Nuss, *Schneekoppe*	577	41	10	42	*	*	▲▼	▲▼
Diabetikerschokolade, *Schneekoppe*, i. D.	480	30	8	47	*	*	▼	▲
Diabetiker-Süße, *Schneekoppe*	240	0	0	99	*	0	▲	▲
Diabetiker-Vanillekipferl, *Schneekoppe*	525	31	7	55	*	*	▼	▲▼
Diabetiker-Waffelriegel Haselnuss, *Schneekoppe*	535	33	9	51	*	*	▼	▲▼
Diabetiker-Zartbitterschokolade, *Schneekoppe*	521	33	6	50	*	*	▼	▲
Diabetikerzwieback, *Schneekoppe*	405	5	11	79	*	*	▲	▲▼
Diät Choco Leibniz Vollmilch, *Bahlsen*	510	27	8	60	*	*	▼	▲▼

D

	kcal	F (g)	E (g)	KH (g)	BS (g)	Chol. (mg)	F ▲▼	KH ▲▼
Diät Leibniz Butterkeks, *Bahlsen*	433	11	9	77	*	*	▼	▲▼
Diät Ohne Gleichen, Vollmilch, *Bahlsen*	572	38	8	50	*	*	▼	▲▼
Diätaromat, *Knorr*	170	4	13	21	*	*	▲▼	▲▼
Diät-Baumkuchenspitzen, *Schneekoppe*	450	32	7	43	*	*	▲▼	▲▼
Diät-Bier Pils, 0,33 l	125	0	0	3,3	*	*	▲	▲
Diät-Comtess Marmorkuchen, *Bahlsen*	405	22	6	55	*	*	▼	▲▼
Diät-Comtess Zitronenkuchen, *Bahlsen*	400	22	6	56	*	*	▼	▲▼
Diät-Dessert Genuss, *Ehrmann*	72	2	3,1	10,5	*	*	▲	▲
Diät-Domino, *Langnese*, 1 St.	130	8,8	1,8	12	*	*	▼	▲▼
Diät-Dotterfrei spezial, *Becel*	578	39,2	45,9	10,3	*	*	▼	▲
Diät-Eiscreme Erdbeer, *Langnese*, 1 St.	124	6,1	1,6	16	*	*	▲▼	▲
Diät-Eiscreme Himbeer-Eisstiel, TK, *Eismann*, 1 St.	25	0	0,2	6,2	*	*	▲	▲
Diät-Eiscreme Himbeer-Vanillebecher, TK, *Eismann*, 1 St.	73	1,9	2,1	12,8	*	*	▲	▲
Diät-Eiscreme Schokolade, *Langnese*, 1 St.	109	4,6	2,1	15	*	*	▲▼	▲▼
Diät-Eiscreme Schoko-Vanillebecher, TK, *Eismann*, 1 St.	80	2,8	2,5	12,2	*	*	▲▼	▲
Diät-Eiscreme Vanille-Schoko, TK, *Eismann*	137	5,6	4,1	22,6	*	*	▲▼	▲
Diät-Erdbeerkonfitüre Extra, Schneekoppe	170	0,2	0,4	41	*	0	▲	▲▼
Diät-Erdnussplätzchen, *Schneekoppe*	476	26	8	62	*	*	▼	▲▼
Diät-Fruchtbuttermilch, *Müller*, i. D.	39	0,5	3,1	5,6	*	*	▲	▲
Diät-Fruchtjoghurt, *Ehrmann*, i. D.	68	2,5	3,4	8	*	*	▲	▲
Diät-Fruchtquark, *Exquisa*, 150 g, i. D.	132	4,4	14	9,1	*	13,5	▲	▲
Diät-Fruchtzucker-Konfitüren, *Schwartau*, i. D.	178	0,1	0,3	44	*	(0)	▲	▲
Diätgebäck Feine Conditorei, *Schneekoppe*	501	28	7	57	*	*	▲▼	▲▼

D

	kcal	F (g)	E (g)	KH (g)	BS (g)	Chol. (mg)	F ▲▼	KH ▲▼
Diätgebäck Schoko, *Bahlsen*	477	20	8	68	*	*	▼	▲▼
Diätgebäck Zitrone, *Bahlsen*	470	18	8	68	*	*	▼	▲▼
Diätgebäck, *Veelmann*, i. D.	489	22,7	7,4	63,7	*	*	▼	▲▼
Diätgelee Waldbeere, *Schwartau*	178	0,1	0,2	44	*	0	▲	▲
Diät-Gelier-Fruchtzucker, *Dr. Oetker*	390	0	0	96,9	0	0	▲	▲
Diätgetränk mit Pflanzensterinzusatz, *Becel*	120	4,5	7,9	12	*	*	▲	▲▼
Diät-Halbbitterschokolade, *Ritter Sport*	446	32	6	47	*	*	▲▼	▲▼
Diät-Halbfettmargarine, Vital, 40 % Fett, *Becel*	360	40	0	0	*	<1	▲▼	▲
Diät-Halbfett-Pflanzenmargarine Vitazell leicht, *Vitaquell*	360	40	0	0	0	<2	▲▼	▲
Diätjoghurt Genuss mild, *Ehrmann*	55	0,1	3,5	10	*	*	▲	▲
Diätjoghurt Gourmet, *Zott*	61	1,3	4,4	8	*	*	▲	▲
Diät-Joghurtschokolade, *Ritter Sport*	498	37	9	42	*	*	▼	▲▼
Diät-Knusperlust Schoko-Pralinés, *Stollwerck*	526	30,8	9,8	52,8	*	*	▼	▲▼
Diätkonfitüre Extra, *Zentis*, 1 TL, i. D.	12	+	+	2,7	*	0	▲	▲
Diät-Kurmolke, *Heirler*, 0,2 l	64	0,2	6	9,4	0	*	▲	▲
Diätlimonade *Deit* Orange, 0,2 l	6	0	*	1	*	0	▲	▲
Diätmargarine, fettreduziert, 60 % Fett, *Becel*	540	60	0	0	0	*	▼	▲
Diät-Marzipanhappen, *Stollwerck*	522	31,5	9,2	49,8	*	*	▲▼	▲▼
Diät-Mini-Choco-Cookies, *Schneekoppe*	480	31	6	58	*	*	▼	▲▼
Diät-Müsliriegel, *Veelmann*	325	5	12	58	*	(0)	▲▼	▲▼
Diät-Nougathappen, *Stollwerck*	577	40,4	6,3	47	*	*	▼	▲▼
Diät-Nougatschokolade, *Ritter Sport*	468	34	8	43	*	(0)	▼	▲▼
Diät-Pflanzencreme, *Becel*	666	74	0	0	*	<2	▲▼	▲
Diät-Pflanzenfett, *Becel*	900	100	0	0	*	<2	▲▼	▲

	kcal	F (g)	E (g)	KH (g)	BS (g)	Chol. (mg)	F ▲▼	KH ▲▼
D								
Diät-Pflanzenmargarine Vitazell, *Vitaquell*	720	80	0	0	0	<2	▼	▲
Diät-Pflanzenöl, *Becel*	828	92	0	0	*	<2	▲▼	▲
Diät-Pils, 0,33 l	125	0	0	3,3	*	*	▲	▲
Diätquark Frucht, *Ehrmann*	97	3,8	6	9,6	*	*	▲	▲
Diätquark, 0,1 % Fett, *Ehrmann*	63	0,1	6	9,6	*	*	▲	▲
Diät-Sahnejoghurt, *Zott*	118	8,3	2,7	8	*	*	▲▼	▲
Diät-Sahneschnitte Schoko-Nougat, TK, *Eismann*, 1 St.	194	12,3	3,6	19,4	*	*	▼	▲▼
Diät-Sahnetorte, TK, *Bofrost*, i. D.	259	19,1	4,8	13,9	*	*	▼	▲▼
Diät-Salatcreme, 40 % Pflanzenölgehalt, *Becel*	407	40	0,7	10,8	*	*	▲	▲
Diät-Schokolade Korn-Crisp, *Milka*	490	32	6,7	41,5	*	*	▼	▲▼
Diät-Schokolade Zartherb, *Milka*	505	36	8	33,5	*	*	▼	▲▼
Diätsirup für Diabetiker, *Schneekoppe*	300	0	0	78	*	0	▲	▲
Diät-Streichfett für die warme Küche, *Becel*	675	75	0	0	*	<2	▲▼	▲
Diät-Tortenmischung Nuss-Sahne, TK, *Eismann*	292	22	5	20	*	*	▼	▲▼
Diät-Vanillecremewaffeln, *Veelmann*	530	29	4	61	*	*	▼	▲▼
Diät-Vollmilchschokolade, *Ritter Sport*	462	31	9	48	*	*	▼	▲▼
Diät-Waffeln, *Veelmann*, i. D.	538	32,3	5,5	56	*	*	▼	▲▼
Diät-Zwieback, *Brandt*	415	7	11	77	*	*	▲	▲▼
Dickmilch, 3,5 % Fett	61	3,5	3,3	4	0	11	▲	▲
Dickmilch, Bio, 3,7 % Fett, *Heirler*, 500 g	305	17,5	16,5	20	0	*	▲	▲
Dickmilch, entrahmt	32	0,1	3,5	4,2	0	+	▲	▲
Dickmilch, mit Frucht, 3,5 %	97	3	3	14	*	*	▲	▲▼
Dickmilch, mit Frucht, fettarm	83	1	3	14	*	*	▲	▲▼
Dickmilch, Sahne-, mit Frucht	144	9	3	13	*	*	▲	▲▼
Dijon-Senf Original, *Hengstenberg*	123	8,4	7,6	4,8	*	*	▲	▲
Dill, frisch, 1 Bund	11	0,2	0,8	1,6	*	0	▲	▲

D

	kcal	F (g)	E (g)	KH (g)	BS (g)	Chol. (mg)	F ▲▼	KH ▲▼
Dillgurke	30	0,2	1	2,5	0,4	0	▲	▲▼
Dillschnitte, *Kühne*	30	0,1	0,7	6,6	*	0	▲	▲▼
Dinkel, Bio, *Naturata*	324	2,7	11,6	63	*	(0)	▲	▲
Dinkel-Bandnudeln, gewalzt, Bio, *Naturata*	369	1,9	12,8	75,2	*	(0)	▲	▲
Dinkel-Bauernspätzle aus Dinkelvollkornmehl, schwäb., Bio, *Naturata*	335	3	13	64	*	*	▲	▲
Dinkel-Bauernspätzle, schwäb., Bio, *Naturata*	356	0,9	12	75	*	*	▲	▲▼
Dinkelbrot, Bio, *Schnitzer*, 1 Scheibe	132	2,3	4,1	23,7	*	(0)	▲	▲
Dinkel-Buchstaben, Bio, *Naturata*	356	0,9	12	75	*	*	▲	▲
Dinkel-Bulgur, Bio, *Naturata*	337	2,5	11,3	67,4	*	(0)	▲	▲
Dinkelburger, Bio, bratfertig, *Bruno Fischer*	139	1	5,7	26,8	*	*	▲	▲
Dinkel-Flakes, pur, Bio, *Hensel*	360	3,5	14	68	10	0	▲	▲
Dinkelflocken, Bio, *Naturata*	304	6	12	50,5	*	(0)	▲	▲
Dinkelgrieß, Bio, *Naturata*	330	2,7	12,2	64,3	*	(0)	▲	▲
Dinkel-Grissini, Bio, *Schnitzer*	405	4,9	13,6	75,9	*	*	▲	▲▼
Dinkelkaffee, Classic, Instant, Bio, *Naturata*	385	0,2	6,9	89,2	*	*	▲	▲
Dinkel-Knusperpause, Bio, *Schnitzer*	439	11	8,6	76,4	*	*	▲▼	▲▼
Dinkelmehl, Type 1050, Bio, *Naturata*	342	2,1	12	68,7	*	(0)	▲	▲
Dinkelmehl, Type 630, Bio, *Naturata*	356	0,9	12	75	*	(0)	▲	▲▼
Dinkelpenne, Bio, *Naturata*	369	1,9	12,8	75,2	*	(0)	▲	▲
Dinkel-Pizzaboden, Bio, *Schnitzer*, 1 St., 300 g	834	1,5	32,4	173,1	*	*	▲	▲▼
Dinkel-Ringli, Bio, *Hensel*	361	2,3	13	72	9	0	▲	▲▼
Dinkel-Sesam-Brezeln, Bio, *Schnitzer*	427	10,3	13,7	69,9	*	*	▲	▲▼
Dinkelspaghetti, Bio, *Schnitzer*	332	2,6	14,4	64	*	(0)	▲	▲
Dinkel-Tortenboden, Vollkornmehl, Bio, *Naturata*	280	4,9	9,2	40,3	*	*	▲	▲

D

	kcal	F (g)	E (g)	KH (g)	BS (g)	Chol. (mg)	F ▲▼	KH ▲▼
Dinkel-Trulio Tricolore, Bio, *Schnitzer*	339	2,6	14	63,8	*	(0)	▲	▲
Dinkel-Vollkornmehl, Bio, *Naturata*	332	2,6	14,4	64	*	(0)	▲	▲
Dinkel-Vollkorntoast, Bio, *Naturata*	214	3,3	8,3	38	*	*	▲	▲▼
Dinkel-Waffeln, Bio, *Schnitzer*	401	3,1	11,9	81,4	*	(0)	▲	▲▼
Dinkel-Zwieback, Bio, *Naturata*	404	10,3	13,5	64,4	*	*	▲▼	▲▼
Dip Hot Cheese, *Chio*	136	9	1,8	12	*	*	▼	▲▼
Dip Salsa, *Chio*	106	0,3	1	24,8	*	*	▲	▲▼
Dip, Bread-, *Kühne*	303	25,3	1,4	16,5	*	*	▲▼	▲▼
Dip, Chicken-, *Kühne*	111	0,1	3,7	23,2	*	*	▲	▲▼
Dip, Potato-, *Kühne*	325	27,5	0,5	13	*	*	▲▼	▲▼
Distelöl, Bio, *Vitaquell*	819	91	0	0	0	0	▲▼	▲
Distelöl, *Mazola*	828	92	0	0	0	*	▲▼	▲
Distelöl, *Vitaquell*, 1 EL	82	9	0	0	0	0	▲▼	▲
Distelöl, *Vitaquell*, 1 TL	25	3	0	0	0	0	▲▼	▲
Domino, *Bahlsen*, i. D.	404	12	4	70,5	*	*	▼	▼
Donauwelle, TK, *Bofrost*, 1 St.	395	26,1	4,1	35,8	*	*	▼	▼
Donauwelle, TK, *Eismann*, 1 St.	195	11,3	2,5	20,8	*	*	▼	▼
Donauwellentorte, *Coppenrath* & *Wiese*	312	20,6	4,3	27,4	1,6	119	▼	▼
Donuts, TK, *Eismann*	395	23	5	42	*	*	▼	▼
Doornkaat, 38 %, 2 cl	42	0	0	0	0	0	▲	▲
Doppelkorn, 38 %, 2 cl	42	0	0	0	0	0	▲	▲
Doppelkruste 1688, *Harry*	205	0,8	5,7	43,1	*	(0)	▲	▲▼
Doppelrahmfrischkäse, 20 g, i. D.	68	6,3	2,3	0,5	0	20,6	▼	▲
Doppelwacholder, 38 %, 2 cl	42	0	0	0	0	0	▲	▲
Dörffler Lange Kerls, *Herta*	274	25	12	<1	*	*	▼	▲
Dörffler Stramme Jungs, 1 St., *Herta*	173	16	8	<1	*	*	▼	▲
Dörffler, große, *Herta*, 1 St.	204	19	9	<1	*	*	▼	▲
Dörffler, kleine, *Herta*, 1 St.	145	14	6	<1	*	*	▼	▲
Dornhai	181	14,5	12,6	0	0	23	▲	▲
Dörrobst, gemischt	97	0,2	0,7	22,3	2	*	▲	▲
Dörrzwetschgen, 6 St., 40 g	89	0,2	0,9	19	7,5	0	▲	▲
Dorsch	76	0,6	17,7	+	(0)	34	▲	▲
Dorsch in Senfsoße, TK, *Eismann*	83	3	11	3	*	*	▲	▲
Dorsch, getr.	339	2,5	79,2	0	(0)	0	▲	▲

D

	kcal	F (g)	E (g)	KH (g)	BS (g)	Chol. (mg)	F ▲▼	KH ▲▼
Dorschrogen, frisch	125	3,2	22,8	3,6	(0)	*	▲	▲
Dosenmilch, 10 %, 1 TL	9	0,5	0,4	0,6	0	1,7	▲	▲
Dosenmilch, 7,5 %, 1 TL	7	0,4	0,3	0,5	0	1,3	▲	▲
Dove (Celebrations), *Masterfoods*	539	31,6	6,8	56,8	*	*	▼	▼
Dove Caramel Liaison, *Masterfoods*	481	24,2	5,3	60,5	*	*	▼	▼
Dove Caramel Waves, *Masterfoods*	494	25,8	4,8	60,7	*	*	▼	▼
Dreikornflocken, Bio, *Naturata*	353	2,2	9,2	74	*	(0)	▲	▲
Dreikorntoast, *Harry*	274	6,4	8,2	45,9	*	(0)	▲	▲▼
Dresdner Stollen	346	13	5,8	51,5	4,1	*	▼	▼
Dressing Crème fraîche, *Kraft*	189	16	1,1	10	0,1	*	▲▼	▲▼
Dressing French Dijon, *Kraft*	300	28,5	0,7	9,5	*	*	▲▼	▲▼
Dressing Joghurt American, *Kraft*	290	27	1,5	10,5	*	*	▲▼	▲▼
Dressing Joghurt Limone, *Kraft*	300	28,5	1,8	8,5	*	*	▲▼	▲▼
Dressing Joghurt mit feinen Kräutern, *Kraft*	171	13,8	1,6	9,6	*	*	▲▼	▲▼
Dressing Joghurt mit Knoblauch, *Kraft*	165	13	1,6	9,8	0,2	*	▲▼	▲▼
Drink Frumixx, *Danone*, 250 g	170	2,8	4,5	32	*	*	▲	▲▼
Drink, *Müller*, i. D.	44	<0,1	0,3	10,4	*	*	▲	▲▼
Drops, 1 St., i. D.	19	+	+	4,9	(0)	*	▲	▼
Drops, s. a. Bonbons								
Dubonnet, 5 cl	60	0	*	*	*	*	▲	▲
Dulcia-Produkte, *Haribo*, i. D.	405	10,8	3,8	73,3	*	*	▲▼	▼
Duo Rolle Vanille, *Griesson*	484	20	5	71	*	*	▼	▼
Duplo, *Ferrero*, 1 St.	98	6	1,2	9,8	*	*	▼	▼
Durian	141	1,8	2,7	28,5	4,4	0	▲	▲

E

	kcal	F (g)	E (g)	KH (g)	BS (g)	Chol. (mg)	F ▲▼	KH ▲▼
Ebereschenfrucht, süß	85	*	1,5	18	2,4	0	▲	▲
Eclairs, Mini-, TK, *Eismann*	332	22	5	28	*	*	▼	▲▼
Edamer Scheiben, 30 % Fett i. Tr., *Du darfst*	265	17	28	0	*	*	▲	▲
Edamer, 40 % Fett i. Tr.	318	23,4	25,9	0	0	71	▲▼	▲

E

	kcal	F (g)	E (g)	KH (g)	BS (g)	Chol. (mg)	F ▲▼	KH ▲▼
Edamer, 40 %, 20 g	64	4,7	5,2	0	0	14	▲▼	▲
Edamer, 45 % Fett i. Tr.	354	28,3	24,8	+	0	59	▲▼	▲
Edamer, Allgäuer, Bio, 40 % Fett i. Tr., *Heirler*	316	24	25	0	0	*	▲▼	▲
Eddy's Commander, *Eismann*, 1 St.	65	<1	<1	16,3	*	*	▲	▼
Eddy's Dinosaurier, TK, *Eismann*	242	14	13	16	*	*	▲▼	▲▼
Eddy's Fisch, TK, *Eismann*	213	13	11	13	*	*	▲▼	▲▼
Edelbitterschokolade	540	36	8,6	45,5	*	*	▲	▲
Edelbitterschokolade, 1 St.	27	1,8	0,4	2,3	*	*	▲	▲
Edelhefe (Würzflocken), *Dr. Ritter*	285	4,5	48	13	*	(0)	*	*
Edelhefe, *Dr. Ritter*	373	5	48	34	*	(0)	*	*
Edel-Marzipan-Eier/ -Brote, *Zentis*, i. D.	436	16,5	4,5	67	*	*	▼	▼
Edelpilzkäse, 60 % Fett i. Tr.	355	29,8	21,1	+	0	88	▼	▲
Edelpilzsoße, *Knorr*, 1/4 l	202	15	4	13	*	*	▲▼	▲▼
Edelzwicker, 0,25 l	150	0	0,3	*	0	*	▲	▲
Edle Pasteten Asia Shiitake, *Tartex*	204	17	5,2	7,5	*	(0)	▲▼	▲
Edle Pasteten Champagner Trüffel, *Tartex*	244	21,5	5,1	7,5	*	(0)	▲▼	▲
Edle Pasteten Kräuter der Provence, *Tartex*	204	17	5,2	7,5	*	(0)	▲▼	▲
Edle Pasteten Madras Curry, *Tartex*	159	12	5,2	7,5	*	(0)	▲▼	▲
Edle Pasteten Pesto d'Italia, *Tartex*	176	14	5,1	7,5	*	(0)	▲▼	▲
Egerlinge	22	0,3	4,1	0,6	2	0	▲	▲
Egli, Flussbarsch	79	0,7	18	0	0	70	▲	▲
Ei, 1 St., 55–60 g	81	5,9	6,7	0,4	0	206	▲▼	▲
Eichblattsalat	18	0,3	1,3	1,1	1,4	0	▲	▲
Eierfrucht, 1 St., 250 g	43	0,5	3	6,3	7	0	▲	▲
Eiergrog, 0,2 l	300	0	*	*	*	*	▲	▼
Eierlikör, 20 %, 2 cl	53	0	1	6	0	0	▲	▼
Eierlikörtorte, TK, *Coppenrath & Wiese*	313	17,1	6,3	33,5	1,2	96	▼	▼
Eiermuschelsuppe, *Maggi*, 1 Beutel	190	3	8	31	*	*	▲	▲▼
Eiernudeln 7 Hühnchen, *Birkel*	359	3	13	70	*	*	▲	▲▼
Eierpflaume	49	0,2	0,6	10,2	1,6	0	▲	▲

E

	kcal	F (g)	E (g)	KH (g)	BS (g)	Chol. (mg)	F ▲▼	KH ▲▼
Eiersalat mit Champignons und Spargel, *Du darfst*, 1 Schale	294	20	12	16	*	*	▲▼	▲▼
Eiersalat, *Homann*, 1 Schale	360	30,8	9,9	10,5	*	*	▼	▲
Ei-Ersatz auf Sojabasis	313	0,3	53,4	23,7	*	*	▲	▲
Eierschwammerl, Dose	15	0,7	2,1	0,2	4,7	0	▲	▲
Eierschwammerl	15	0,5	2,4	0,2	4,7	0	▲	▲
Eierspätzle, TK, *Eismann*	171	3	7	29	*	*	▲▼	▲▼
Eierteigwaren, i. D.	360	2,8	13,3	70	3,4	86	▲	▲▼
Eierteigwaren, s. a. Nudeln								
Eigelb, mittelgroß, 19 g	67	6,1	3,1	0,1	0	239	▼	▲
Einmachhilfe, *Dr. Oetker*	300	0	0	0	*	0	▲	▲
Eintopf, *Knorr*, 1 Teller, i. D.	146	4	8	21	*	*	▲	▲▼
Eipulver, Trockenvollei, 1 EL, 10 g	57	4,2	4,6	0,2	0	144	▲▼	▲
Eisbecher Mini Bourbon-Vanille, *Natreen*, 1 Port., 100 ml	61	2,3	2,1	7,6	5,5	*	▲▼	▲▼
Eisbecher Mini Schoko, *Natreen*, 1 Port., 100 ml	65	2,3	2,5	7,8	5,5	*	▲▼	▲▼
Eisbecher mit heißer Soße Sahne-Himbeer, *Eismann*, 1 St.	226	10	3	31	*	*	▼	▼
Eisbecher mit heißer Soße Vanille-Schoko, *Eismann*, 1 St.	327	19	5	34	*	*	▼	▼
Eisbecher Mix JoFit, *Eismann*, 1 St.	156	2,6	2,6	30,6	*	*	▲▼	▼
Eisbein, hinteres	186	12,2	19	+	(0)	70	▼	▲
Eisbein, vorderes	178	11	20	0	(0)	*	▼	▲
Eisbeinfleisch in Aspik, *Meica*	109	5	16	*	*	*	▲▼	▲
Eisbergsalat	13	0,3	0,7	1,9	0,6	0	▲	▲
Eis, die verschiedenen Sorten:								
Absolute Choc, *Langnese*, 1 St.	46	3,1	0,7	3,9	*	*	▼	▼
Apollo, *Langnese*, 1 St.	40	0	0	9,9	*	*	▲	▼
Beach Cola, *Schöller*, 1 St.	112	+	+	27	*	0	▲	▼
Big Choc Hörnchen, *Eismann*, 1 St.	195	10,2	3	22,8	*	*	▼	▼
Big Choc, *Eismann*, 1 St.	267	17,2	3,3	24,6	*	*	▼	▼
Big Choc, *Natreen*, 1 St.	138	9,1	2,9	12	7,8	*	▼	▲▼
Bourbon-Vanille, *Natreen*	111	3,8	3,9	13,6	*	*	▲▼	▲▼

	kcal	F (g)	E (g)	KH (g)	BS (g)	Chol. (mg)	F ▲▼	KH ▲▼
E								
Brauner Bär, *Langnese*, 1 St.	128	8	1,5	13	*	*	▼	▼
Bum Bum, *Schöller*, 1 St.	161	9	1	19	*	*	▼	▼
Buttermilch-Kirsch, *Eismann*	169	5	2	29	*	*	▲▼	▼
Calippo Cola, *Langnese*, 1 St.	80	0	0	19,8	*	*	▲	▼
Calippo Sticks, *Langnese*, 1 St.	26	0	0	6,5	*	*	▲	▼
Calippo Tube Fruits Orange, *Langnese*, 1 St.	99	0	0	20	*	*	▲	▼
Capri Multivitamin, *Langnese*, 1 St.	52	0	0,1	13	*	*	▲	▼
Capri, *Langnese*, 1 St.	54	0,1	0,2	13	*	*	▲	▼
Caretta-Orange, *Schöller*, 1 St.	52	+	+	14	*	*	▲	▼
Carré, *Eismann*, 1 St.	133	7,2	2,2	14,9	*	*	▼	▼
Choc Diabetiker, *Eismann*	334	23,9	4,8	25,5	*	*	▼	▲
Classic Amarena-Kirsch, *Schöller*	184	7	3	27	*	*	▲▼	▼
Classic Banana Split, *Schöller*	194	9	3	25	*	*	▲▼	▼
Classic Mascarpone-Waldbeeren-Traum, *Schöller*	200	9	3	26	*	*	▲▼	▼
Classic Vanille, *Schöller*	202	24	3	11	*	*	▲▼	▼
Cocktailbecher Erdbeer, *Eismann*, 1 St.	121	5,4	1,8	16,2	*	*	▲▼	▼
Cornetto Bottermelk-Zitrone, *Langnese*, 1 St.	196	8,5	2,1	27,5	*	*	▼	▼
Cornetto Erdbeer, *Langnese*, 1 St.	190	7,2	1,8	29	*	*	▼	▼
Cornetto Haselnuss, *Langnese*, 1 St.	253	13,8	3,5	28,6	*	*	▼	▼
Cornetto Schokolade-Vanille, *Langnese*, 1 St.	217	10	2,9	28	*	*	▼	▼
Cornetto Soft, *Langnese*, i. D.	167	7,1	3	23,6	*	*	▼	▼
Cremissimo Classic, *Langnese*, i. D.	226	10,9	3,7	28,4	*	*	▲▼	▼
Cremissimo Eiskompositionen, *Langnese*, i. D.	210	8,7	3,2	29,7	*	*	▲▼	▼
Cremissimo Leichter Genuss Vanille, *Langnese*	165	5	3	27	*	*	▲▼	▼
Cuja Mara Split, *Langnese*, 1 St.	94	3	1	16	*	*	▲▼	▼
Domino, *Langnese*, 1 St.	130	8	1,8	13	*	*	▼	▼

E

	kcal	F (g)	E (g)	KH (g)	BS (g)	Chol. (mg)	F ▲▼	KH ▲▼
Ed v. Schleck, *Langnese*, 1 St.	108	3,9	1,4	17	*	*	▼	▼
Eddy's Eiskrem-Pinne, *Eismann*, 1 St.	38	2	0,8	4,2	*	*	▼	▼
Eddy's Fruchti-Mix, *Eismann*, 1 St.	40	<1	<1	10,1	*	*	▲	▼
Erdbeer, *Eismann*	187	7	2	29	*	*	▲▼	▼
Feine Klassiker Pfirsich-Melba, *Eismann*	231	11	3	30	*	*	▲▼	▼
Feine Klassiker Pistazie, *Eismann*	221	13	4	22	*	*	▲▼	▼
Feine Klassiker Schoko-Sahne, *Eismann*	222	10	3	30	*	*	▼	▼
Flutschfinger, *Langnese*, 1 St.	60	0	0,1	15	*	*	▲	▼
Frubetto Mix, *Schöller*, 1 St., i. D.	97	2	1	18,5	*	*	▲▼	▼
Fruchtstiel, *Eismann*, 1 St., i. D.	100	1,6	1,2	20,1	*	*	▲▼	▼
Fruit Garden Erdbeer, *Langnese*, 1 St.	27	0	0	7	*	*	▲	▼
Fruit Garden Orange, *Langnese*, 1 St.	28	0	0	7	*	*	▲	▼
Fruit Garden Zitrone, *Langnese*, 1 St.	25	0	0	6	*	*	▲	▼
Fürst-Pückler-Art, *Natreen*	114	3,9	4,1	13,8	*	*	▲▼	▲▼
Gelateria Amarena, *Eismann*	230	10	3	32	*	*	▲▼	▼
Gelateria Cappuccino, *Eismann*	255	11	3	36	*	*	▲▼	▼
Gelateria Pina Colada, *Eismann*	166	2	1	36	*	*	▲	▼
Gelateria Stracciatella, *Eismann*	272	16	4	28	*	*	▲▼	▼
Gelateria Tiramisu, *Eismann*	235	11	4	30	*	*	▲▼	▼
Happen, *Langnese*, 1 St.	89	3,6	2	12	*	*	▼	▼
Iglu-Riegel, *Eismann*	297	11	3	24	*	*	▼	▼
Joghurt Choc, *Eismann*, 1 St.	217	12,6	2,1	23,8	*	*	▼	▼
Joghurthörnchen, *Eismann*, 1 St.	180	9,1	2,1	22,4	*	*	▼	▼
Kaktus, *Schöller*, 1 St.	72	2	+	15	*	*	▲▼	▼

E	kcal	F (g)	E (g)	KH (g)	BS (g)	Chol. (mg)	F ▲▼	KH ▲▼
Käpt'n Cool Bambini Vanille, *Roncadin,* 1 St.	46	2,4	0,7	5,5	*	*	▲▼	▼
Käpt'n Cool Eispiraten, *Roncadin,* 1 St.	89	6,4	0,9	7	*	*	▲▼	▼
Käpt'n Cool Wundertüten, *Roncadin,* 1 St.	119	5,1	1,5	16,7	*	*	▲▼	▼
Knusperhörnchen, *Eismann,* 1 St.	199	11,4	2,4	21,6	*	*	▼	▼
Konfekt 10-4-2, *Schöller,* 1 St.	243	19	2	17	*	*	▼	▼
Königsrolle, *Langnese*	189	8,3	2,9	25,6	*	*	▼	▼
Landliebe Buttermilch-Orange, *Roncadin,* 1 Port., 135 ml	139	4,3	1,7	23	*	*	▲▼	▼
Landliebe Eisherzen, *Roncadin,* 1 St.	33	2,2	0,4	3,1	*	*	▲▼	▼
Landliebe Joghurt, *Roncadin*	214	10,4	3,9	26,3	*	*	▲▼	▼
Landliebe Mandel-Sahne, *Roncadin*	246	13,8	3,4	26,8	*	*	▲▼	▼
Landliebe Sahne, *Roncadin*	210	10,4	4,1	25	*	*	▲▼	▼
Landliebe Sahne-Erdbeer, *Roncadin,* 1 Port., 135 ml	146	5,6	1,8	22	*	*	▲▼	▼
Landliebe Schokolade, *Roncadin*	241	11,4	4,7	29,9	*	*	▼	▼
Landliebe Schwarzwälder Kirsch, *Roncadin*	224	9,2	3,5	31,6	*	*	▲▼	▼
Landliebe Vanille-Bourbon, *Roncadin*	222	12,5	4,6	23	*	*	▲▼	▼
Landliebe Vanille-Kirsch mit Schokostückchen, *Roncadin*	197	6,4	2	32,6	*	*	▼	▼
Landliebe Walnuss, *Roncadin*	262	13,1	4,4	31,6	*	*	▲▼	▼
Landliebe Winter Florentiner, *Roncadin,* 1 Port., 135 ml	213	13,5	2,6	20,1	*	*	▲▼	▼
Landliebe Winter Honig-Zimt, *Roncadin,* 1 Port., 135 ml	184	9	2,7	22,9	*	*	▲▼	▼
Lemon Vanilla, Manhatten, *Schöller,* i. D.	187	7,8	3,6	25,6	*	*	▲▼	▼
Lion-Riegel, *Schöller,* 1 St.	189	13	2	17	*	*	▼	▼

E

	kcal	F (g)	E (g)	KH (g)	BS (g)	Chol. (mg)	F ▲▼	KH ▲▼
Macao Mandel, *Schöller*, 1 St.	298	20	3	26	*	*	▼	▼
Macao Stracciatella, *Schöller*, 1 St.	262	17	3	25	*	*	▼	▼
Macao Vanilla, *Schöller*, 1 St.	263	16	3	24	*	*	▼	▼
Magnum After Dinner, *Langnese*, 1 St.	108	7,5	1,2	8,8	*	*	▼	▼
Magnum Caramel & Nuts, *Langnese*, 1 St.	210	12	3	22	*	*	▼	▼
Magnum Classic, *Langnese*, 1 St.	282	17,3	4	27,5	*	*	▼	▼
Magnum Light, *Langnese*, 1 St.	170	9,9	3,2	17	*	*	▼	▼
Magnum Mandel, *Langnese*, 1 St.	266	16	4,1	28	*	*	▼	▼
Magnum Moments, *Langnese*, 1 St.	212	14	2,5	19	*	*	▼	▼
Magnum Sandwich, *Langnese*, 1 St.	301	17	4,9	31	*	*	▼	▼
Magnum Weiß, *Langnese*, 1 St.	284	17,1	3,9	28,8	*	*	▼	▼
Magnum Yoghurt fresh, *Langnese*, 1 St.	249	16	2,6	26	*	*	▼	▼
Maxibon Sandwich, *Schöller*, 1 St.	332	19	5	34	*	*	▼	▼
Milch-Gespenster, *Eismann*, 1 St.	67	3,6	1	7,6	*	*	▼	▼
Mini Choc, *Eismann*, 1 St.	125	8,6	1,3	10,6	*	*	▼	▼
Mini Milk Erdbeer, *Langnese*, 1 St.	31	0,9	1	4,6	*	*	▲	▼
Mini Milk Schokolade, *Langnese*, 1 St.	30	0,7	1,2	4,6	*	*	▲	▼
Mini Milk Vanille, *Langnese*, 1 St.	29	0,6	1,1	4,8	*	*	▲	▼
Mini-Hörnchen, *Eismann*, 1 St.	73	4	1,1	8,2	*	*	▼	▼
Monster Sauer, *Schöller*, 1 St.	52	+	+	13	*	*	▲	▼
Mövenpick Amarena-Kirsch, *Schöller*	177	5	2	31	*	*	▲▼	▼
Mövenpick Bourbon-Vanille, *Schöller*	224	13	4	24	*	*	▲▼	▼
Mövenpick Chocolat Chips, *Schöller*	240	12	4	29	*	*	▼	▼

E	kcal	F (g)	E (g)	KH (g)	BS (g)	Chol. (mg)	F ▲▼	KH ▲▼
Mövenpick Crisp, *Schöller*, 1 St., i. D.	158	9	2	16,5	*	*	▼	▼
Mövenpick Erdbeer, *Schöller*	188	8	2	28	*	*	▲▼	▼
Mövenpick Maple Walnuts, *Schöller*	259	15	4	27	*	*	▲▼	▼
Mövenpick Marzipan-Chocolate, *Schöller*	255	14	4	28	*	*	▼	▼
Mövenpick Zitronensorbet, *Schöller*	125	+	+	29	*	*	▲	▲▼
Multifit, *Eismann*, 1 St.	83	3	1	13	*	*	▲▼	▼
Nesquik, *Schöller*, 1 St.	110	6	2	13	*	*	▼	▼
Nogger Original, *Langnese*, 1 St.	210	14	2,5	18	*	*	▼	▼
Paradiso, *Langnese*, 1 St.	132	6,9	1,2	16	*	*	▲▼	▼
Rote Grütze, *Schöller*	166	4	2	30	*	*	▲▼	▼
Schoko, *Eismann*	215	11	4	25	*	*	▼	▼
Schoko-Mini-Praline, *Eismann*, 1 St.	54	2,9	0,7	6,3	*	*	▼	▼
Schoko-Split, *Eismann*	249	13	5	28	*	*	▼	▼
Schwarzwälder Kirsch, *Schöller*	211	9	3	30	*	*	▼	▼
Smarties Mini-Sandwich, *Schöller*, 1 St.	26	1	+	3	*	*	▲▼	▼
Softeis, 1 Port., 50 g	58	1,5	1,5	9,5	*	*	▼	▼
Solero Orange Fresh, *Langnese*, 1 St.	77	0	0,2	19	*	*	▲	▼
Solero Red fruits, *Langnese*, 1 St.	99	2,1	1,2	20	*	*	▲▼	▼
Solero Shots Twisted Berry, *Langnese*, 1 St.	25	1,1	0,1	3,8	*	*	▲	▼
Solero, Exotic, *Langnese*, 1 St.	104	2,9	1,5	18	*	*	▲▼	▼
Sommerkonfekt, *Eismann*	121	5	2	17	*	*	▼	▼
Sorbet am Stiel, *Eismann*, 1 St., i. D.	95	<1	<1	23,5	*	*	▲	▲▼
Spaghetti-Becher, *Eismann*	193	9	4	24	*	*	▼	▼
Stracciatella, *Bofrost*	237	13,3	3,8	25,6	*	*	▼	▼
Sunshine Mini Tropical, *Natreen*, 1 St.	38	0,9	1	5,3	4,8	*	▲	▲
Sunshine Mini Waldfrucht, *Natreen*, 1 St.	38	0,9	1	5,1	5	*	▲	▲
Triology Vanille/Schoko/Erdbeer, *Eismann*	206	10	3	26	*	*	▼	▼

E

	kcal	F (g)	E (g)	KH (g)	BS (g)	Chol. (mg)	F ▲▼	KH ▲▼
Vanille, *Langnese*	185	9,2	2,7	23	*	*	▲▼	▼
Vanille-Bourbon, *Eismann*	207	11	5	22	*	*	▲▼	▼
Vanille-Erdbeer, *Langnese*	175	7,3	2,8	24	*	*	▲▼	▼
Vanille-Schokolade, *Langnese*	187	9,3	2,8	23	*	*	▼	▼
Viennetta, *Langnese*, i. D.	253	17	3	23	*	*	▼	▼
Walnuss, *Eismann*	251	15	4	25	*	*	▲▼	▼
Eiscreme, Milch-, 1 Kugel, 75 g	95	2,3	3,8	15	*	*	▲▼	▼
Eiscreme, Sahne-, 1 Kugel, 75 g	165	12,8	1,5	14,3	*	*	▲▼	▼
Eiscreme, Vanille-, 1 Kugel, 75 g	165	12,8	1,5	11,3	*	*	▲▼	▼
Eiscreme-Snack, *Eismann*, 1 St.	98	3,8	2,4	13,4	*	*	▼	▼
Eisdessertbecher Dame Blanche, *Bofrost*	249	9,5	2,2	38,6	*	*	▼	▼
Eiskaffee, 0,2 l	458	44	4	12	*	*	▼	▼
Eiskonfekt, *Eismann*	359	27	4	25	*	*	▼	▼
Eismeer-Krabben	87	1,4	18,6	+	(0)	138	▲	▲
Eispralinés, *Bofrost*	369	25	4	32	*	*	▼	▼
Eis-Sandwich Fürst-Pückler-Art, *Natreen*, 1 St.	85	2,4	3,1	11,9	5,8	*	▲▼	▲
Eistee	30	0	0	7	0	0	▲	▼
Eistee, *Lipton*, 1/2 l, i. D.	150	0	0	35	0	0	▲	▼
Eistee Pfirsich, Instant, *Lipton*, 1/2 l	130	0	0	33	0	(0)	▲	▼
Eistee Tee & Frucht Hibiscus, *Voelkel*	33	0,1	0,1	7,9	*	*	▲	▼
Eistee Zitrone, Instant, *Lipton*, 1/2 l	135	0	0	34	0	(0)	▲	▼
Eistee, versch. Sorten *Natreen*, i. D.	13	<0,1	<0,1	2,9	<0,1	0	▲	▲
Eiswaffel Noch eine, *Bahlsen*	492	22	6	68	*	*	▼	▼
Eiswein, 0,25 l	245	0	0	15	*	*	▲	▼
Eiswein, i. D.	98	0	0,2	5,9	0	0	▲	▼
Eiswunder, *Schwartau*	620	50	3,3	42,5	*	*	*	*
Eiweiß, mittelgroß, 33 g	15	0,1	3,7	+	0	0	▲	▲
Eiweiß-Cocktail Ananas-Pfirsich, *Dr. Ritter*	363	2,6	57	27,8	*	0	▲	▲▼
Eiweiß-Drink, *Dr. Ritter*	366	2	85	2	*	*	▲	▲▼
Eiweiß-Minis Schoko, Bio, *Dr. Ritter*	362	17,9	25,3	24,8	*	6,2	▼	▼

E	kcal	F (g)	E (g)	KH (g)	BS (g)	Chol. (mg)	F ▲▼	KH ▲▼
Eiweiß-Shake Cappuccino, *Dr. Ritter*	382	2,7	54	35,5	*	0	▲▼	▼
Eiweißsnack Pur, Bio, *Dr. Ritter*	327	15,2	28,5	19	*	(0)	▲▼	▲▼
Eiweißsnack Schoko, Bio, *Dr. Ritter*	362	17,9	25,3	24,8	*	6,2	▼	▼
Elisenlebkuchen	412	20	9	49	*	*	▲▼	▲▼
Elisenlebkuchen, *Bahlsen*, i. D.	461	21	7,5	62	*	*	▲▼	▲▼
Elsässer Flammküchle, TK, *Bofrost*	273	15,2	8	26	*	*	▲▼	▲▼
Emmentaler, 45 % Fett i. Tr., 30 g	119	9,4	8,7	+	0	26,4	▲▼	▲
Emmentaler, Allgäuer, Bio, 45 % Fett i. Tr., *Heirler*	391	31	28	0	0	*	▲▼	▲
Emmentaler-Scheibletten Velveta, *Kraft*	280	22	15,5	3,8	0	*	▲▼	▲
Endiviensalat	14	0,2	1,8	1,2	1,2	0	▲	▲
Energy-Bar Müsli, *Allos*	337	11,7	6,1	51,8	6,7	0	▲▼	▼
Energy-Milk, *Emmi*, i. D.	72	1,7	3,2	11,3	*	*	▲	▲▼
Ente	227	17,2	18,1	+	(0)	70	▲▼	▲
Entenbrustfilet mit Haut, *Wiesenhof*	293	26,3	13,9	0	(0)	*	▼	▲
Entenbrustfilet, mariniert, TK, *Bofrost*	208	15,2	17,8	0	*	*	▲▼	▲
Entenei	184	14,4	13	0,7	0	*	▲▼	▲
Entenfleisch, FP, *Du darfst*, 1 Port.	296	8	18	38	*	*	▲	▲
Entenfond, *Lacroix*	6	0,3	0,3	0,4	*	*	▲	▲
Entenpastete	306	23	18	8	*	*	▼	▲
Entenschenkel, *Wiesenhof*	259	22,1	14,8	0	(0)	*	▲▼	▲
Entrecôte	130	4,5	22,4	+	(0)	70	▲	▲
Epifin, *Dr. Oetker*	347	0,1	0,3	86,1	*	(0)	▲	▼
Erbsen extra fein, *Bonduelle*	73	0,7	4,7	12	*	0	▲	▲
Erbsen mit Möhrchen extra fein, *Bonduelle*	47	0,7	2,6	7,5	*	0	▲	▲▼
Erbsen mit Möhrchen, Bio, *Bonduelle*	52	0,6	3,4	8,3	*	0	▲	▲▼
Erbsen u. Babykarotten TK, *Eismann*	61	<1	4	11	*	0	▲	▲▼
Erbsen und Karotten Les Primeurs, *Iglo*	57	0,4	3,8	9,6	*	0	▲	▲▼
Erbsen und Karotten, TK, *Bofrost*	52	0,3	3,9	8,3	*	0	▲	▲▼

E

	kcal	F (g)	E (g)	KH (g)	BS (g)	Chol. (mg)	F ▲▼	KH ▲▼
Erbsen, Bio, *Bonduelle*	66	0,7	4,6	10,3	*	0	▲	▲
Erbsen, grün	70	0,5	5,8	10,6	5,2	0	▲	▲
Erbsen, Hülsenfrucht, roh	269	1,4	23	41,2	16,6	*	▲	▲
Erbsen, junge Mark-, TK, *Eismann*	64	<1	5	11	*	0	▲	▲
Erbsen, junge, Bio, *Frosta*	86	0,7	5,8	14,2	*	0	▲	▲
Erbsencremesuppe sahnig und fein, *Maggi*, 1 Glas	236	11,2	8,4	25,2	*	*	▲▼	▲▼
Erbseneintopf, Bio, *Martin Evers*	56	1,2	3,2	8,2	*	*	▲	▲
Erbseneintopf, *Maggi*	340	5,2	22,4	51,2	*	*	▲▼	▲
Erbsensuppe, Guten Appetit, *Maggi*	240	7	15	29	*	*	▲▼	▲▼
Erbsensuppe, TK, *Eismann*	79	3	4	9	*	*	▲	▲▼
Erbsensuppe, Würstchen-Lunch, *Meica*	110	5,5	5,5	9,5	*	*	▲▼	▲▼
Erbsensuppen-Eintopf, TK, *Bofrost*, 1 Teller	80	3,1	4,1	8,9	*	*	▲	▲
Erbsen-Suppentopf, *Meica*	108	5,5	5,5	9	*	*	▲▼	▲▼
Erbsentopf mit Speck, *Maggi*, 1 Dose	304	12,7	16,3	30,7	*	*	▲▼	▲
Erbswurst gelb mit Speck, *Knorr*, 1 Teller	79	3	5	9	*	*	▲▼	▲▼
Erdäpfel	70	0,1	2	14,8	2,1	0	▲	▲▼
Erdartischocke (Topinambur)	30	0,4	2,4	4	12,1	0	▲	▲
Erdbeerbowle, 0,25 l, i. D.	198	0	0	15	*	*	▲	▼
Erdbeer-Bowle-Torte, TK, *Eismann*	263	15	3	29	*	*	▼	▼
Erdbeere	32	0,4	0,8	5,5	1,6	0	▲	▲
Erdbeere, Dose	77	0,2	0,6	18,1	1	0	▲	▲
Erdbeeren, TK, *Eismann*	28	<1	1	6	*	0	▲	▲
Erdbeer-Joghurt-Schokolade, *Schneekoppe*	565	37	11	46	*	*	▼	▼
Erdbeermilch, *Ramli*, 0,2 l	108	0,2	6,4	20,2	*	*	▲	▼
Erdbeer-Sahne-Torte, TK, *Coppenrath & Wiese*	233	11,1	3,8	29,3	1,5	16	▼	▲▼
Erdbeertomate	72	1,1	2,3	13,3	*	0	▲	▲
Erdnuss	570	48,1	26	8,3	10,9	*	▲	▲
Erdnussbutter	630	50	28	17	*	*	▲	▲
Erdnusscreme creamy, *Ültje*	645	58	17	17	4,6	*	▲	▲
Erdnusscreme, 1 TL	63	5	2,8	1,7	*	*	▲	▲

E	kcal	F (g)	E (g)	KH (g)	BS (g)	Chol. (mg)	F ▲▼	KH ▲▼
Erdnusscreme, *granoVita*	605	49,3	27,5	12,9	6,5	*	▲	▲
Erdnüsse, geröstet und gesalzen, *Lorenz*	622	53	25	12	*	*	▲	▲
Erdnüsse, ohne Fett geröstet, *Ültje*, 25 g	140	11	6,3	3,8	1,6	*	▲	▲
Erdnüsse, fettfrei geröstet, *Lorenz*	602	50	25	13	*	*	▲	▲
Erdnusskerne, geröstet, gesalzen, Bio, *Naturata*	585	49,4	25,6	9,4	*	*	▲	▲
Erdnusslocken, *Lorenz*, 10 g	49	2,4	1,3	5,6	*	*	▼	▼
Erdnussmus, *granoVita*	620	52,5	28,5	8,3	7,4	*	▲	▲
Erdnussöl, 1 EL	82	9	0	0	0	*	▲	▲
Erdnussöl, *Vitaquell*	819	91	0	0	0	*	▲	▲
Erdnussriegel, Bio, *Schnitzer*, 1 St.	230	17	9	10	*	*	▲	▲
Escorial grün, 56 %, 2 cl	80	0	*	*	*	*	▲	▼
Eselsmilch, 0,25 l	103	2,5	5	15,3	0	*	▲	▲
Eskariol	14	0,2	1,8	1,2	1,2	0	▲	▲
Espresso	0	0	0	0	0	0	▲	▲
Espresso mit Zucker, 1 Tasse	26	0	0	7	0	(0)	▲	▼
Essig + Zitrone, *Kühne*	20	<0,1	+	0,9	0	0	▲	▲
Essig mit Himbeeraroma, *Hengstenberg*	30	0	0	7,7	0	0	▲	▲
Essig, 1 EL	3	0	0	0,2	0	0	▲	▲
Essig, 7-Kräuter-, Surol, *Kühne*	16	<0,1	+	<0,1	0	0	▲	▲
Essig, Altmeister weinwürziger, *Hengstenberg*	17	0	0	5,4	0	0	▲	▲
Essig, Spanischer Sherry-, 7 % Säure, *Hengstenberg*	24	0	0	7,7	0	0	▲	▲
Esskastanien	196	1,9	3,4	41,2	8,4	*	▲	▲▼
Esskastanien, 8 St.	94	0,9	1,6	19,8	4	*	▲	▲▼
Estragon, gehackt, 1 EL	3	<0,1	0,2	0,3	*	0	▲	▲
Eszet Schnitten, Vollmilch, *Sarotti*	530	30,5	6,8	57,3	*	*	▼	▼
Eszet Schnitten, Zartbitter, *Sarotti*	516	31,9	5,2	52,3	*	*	▲▼	▲▼
Etorki aus Schafmilch, 50 % Fett i. Tr., *Bongrain*	401	33	24	2	0	*	▲▼	▲
Exotic-Müsli Wellness Vital, Bio, *Naturata*	359	7,7	9,9	56	*	(0)	▲	▲
Exportbier, 0,5 l	235	0	2,5	*	0	0	▲	▼
Express-Reis Indisch, *Uncle Ben's*	154	2,1	3,4	30,3	0,8	*	▲	▲▼

E

	kcal	F (g)	E (g)	KH (g)	BS (g)	Chol. (mg)	F ▲▼	KH ▲▼
Express-Reis Mediterran, *Uncle Ben's*	180	4,3	3,9	31,5	0,9	*	▲	▲▼
Express-Reis Spitzen-Langkorn, *Uncle Ben's*	144	1	3	30,8	0,7	(0)	▲	▲▼
Exquisa Deliziosa All' Arrabiata	246	23,2	5,6	3,8	*	51	▲▼	▲
Exquisa fitline Drink, 0,1 % Fett, i. D.	56	0,1	2,3	11,4	*	0,5	▲	▲▼
Extra Fruit Crunchy Müsli, *Kellogg's*, 1 Port. (40 g + 125 ml fettarme Milch)	238	10	7	32	2	*	▲▼	▼

F

	kcal	F (g)	E (g)	KH (g)	BS (g)	Chol. (mg)	F ▲▼	KH ▲▼
Fadennudeln	359	3	13	70	*	*	▲	▲▼
Fadennudeln, Bio, *Naturata*	326	1,5	12	75	*	*	▲	▲▼
Fagottini Basilico e Ricotta, FP, *Buitoni*	373	12	12	56	*	*	▲▼	▲▼
Fagottini Radicchio e Ricotta, FP, *Buitoni*	379	11	5	67	*	*	▲▼	▲▼
Fanta Orange light, 0,2 l	5	0	0	<0,2	0	0	▲	▲
Fanta Orange, 0,2 l	82	0	0	20	0	0	▲	▼
Farfalle mit Frühlingsgemüse, *Knorr*, 1 Port.	302	8,5	10	45	*	*	▲▼	▲▼
Farinzucker	386	0	0	96,4	(0)	(0)	▲	▼
Farmers Gemüse, TK, *Iglo*	35	0,2	2,8	5,4	*	*	▲	▲
Farmersalat mit Karotten, Gurken und Paprika, *Du darfst*, 1 Schale	208	15	2	17	*	*	▲▼	▲▼
Farmersalat, *Homann*	128	9,2	1	9,7	*	*	▲▼	▲
Farmerschinken Virginia, *Herta*, 30 g	31	1	6	<1	(0)	*	▲	▲
Fasan, mit Haut	154	6,6	23,8	(0)	0	*	▲	▲
Fasskraut, Holsteiner, *Kühne*	20	0,3	1,3	3	*	0	▲	▲
Federkohl	37	0,9	4,3	2,5	*	0	▲	▲
Feige, frisch	60	0,4	1,3	12,9	2	0	▲	▲
Feige, frisch, 1 St., 60 g	36	0,2	0,8	7,7	1,2	0	▲	▲
Feige, getr.	247	1,3	3,9	54	12,9	0	▲	▲▼
Feige, getr., 1 St., 15 g	37	0,2	0,6	8,1	1,9	0	▲	▲▼
Feige, kandiert	296	0,2	3,5	70	6	0	▲	▼
Feigen-Senf-Sauce, *Lacroix*	300	0,5	0,4	73,4	*	*	▲	▼

	kcal	F (g)	E (g)	KH (g)	BS (g)	Chol. (mg)	F ▲▼	KH ▲▼
F								
Feine Pastete Kräuter der Provence, *Schneekoppe*	221	17	8,1	9,1	*	*	▲▼	▲
Feine Pastete Tomato d'Italia, *Schneekoppe*	216	16	6,5	11	*	*	▲▼	▲
Feinkorn-Nuss-Müsli Basis, Bio, *Naturata*	431	20,4	14,3	47,5	*	(0)	▲	▲
Feinkostsaucen, hell, *Kraft*, i. D.	173	12,3	0,8	13,8	*	*	▲▼	▲▼
Feinkostsaucen, rot, *Kraft*, i. D.	95	0,3	1	20,9	*	*	▲	▲▼
Feinschmecker-Knusper-Müsli, *Kölln*, i. D.	443	17,6	9	62,3	5,8	*	▲▼	▼
Feinwürzmittel, Bio, *Tartex*	154	1,5	3,4	31,7	*	*	▲	▲▼
Felchen	100	3,2	17,8	+	(0)	*	▲	▲
Feldsalat	14	0,4	1,8	0,7	1,5	0	▲	▲
Femisoya Plus, *Vitaquell*	300	13	26,8	18,7	28	0	▲	▲
Fenchel	24	0,3	2,4	2,8	4,2	0	▲	▲
Fendant, 0,25 l	167	0	*	*	*	*	▲	▲
Ferrero Küsschen, *Ferrero*, 1 St.	53	4,1	0,8	3,3	*	*	▼	▲▼
Ferrero Rocher, *Ferrero*, 1 St.	70	5	1,1	5,1	*	*	▼	▼
Fertig-Mix, *Hensel*	281	1	30	38	16	0	▲	▲
Fertigpudding, s. einzelne Sorten								
Festtagsrotkohl Orange-Cointreau, *Kühne*	68	0,2	1,3	14,8	*	*	▲	▲▼
Festtagsrotkohl Pflaume-Madeira, *Kühne*	64	0,2	1,3	13,8	*	*	▲	▲▼
Festtagssuppe, Meisterklasse, *Maggi*, 1 Beutel	110	2,8	5,5	16,5	*	*	▲▼	▲▼
Feta Patros, mit Kräutern, 45 % Fett i. Tr., *Hochland*	236	19	15,5	0,7	0	*	▲	▲
Feta Patros, pur, 45 % Fett i. Tr., *Hochland*	238	19	16	0,7	0	*	▲	▲
Feta Patros, Würfel in Öl, pur, 45 % Fett i. Tr., *Hochland*	265	21	19	0	0	*	▲	▲
Fetaaufstrich Tomate, Bio, *Zwergenwiese*	123	6,4	5,1	11,2	*	*	▲▼	▲
Fette Brühe, *Maggi*, 1 Würfel, 10 g, 1/2 l	32	2,6	0,8	1,4	*	*	▲▼	▲
Fettuccine Fileto di Pollo, TK, *Frosta*	119	5	6,7	11,7	*	*	▲▼	▲▼

F

	kcal	F (g)	E (g)	KH (g)	BS (g)	Chol. (mg)	F ▲▼	KH ▲▼
Fettuccine, *Hilcona*	280	2,3	11	53	*	*	▲	▲▼
Feuerzangenbowle, 0,2 l	334	0	0	44	*	*	▲	▼
Filegro in Kräutersauce, TK, *Iglo*	116	6	13	2,9	*	*	▲▼	▲▼
Filegro Müllerin Art, TK, *Iglo*	145	7,4	15	4,9	*	*	▲▼	▲▼
Finesse Schinken, *Herta*, 30 g, i. D.	32	1	6	<1	*	*	▲	▲
Finesse, *Bahlsen*	545	31	7	59	*	*	▼	▼
Finocchio	24	0,3	2,4	2,8	4,2	0	▲	▲
First Class, *Bahlsen*	538	30	7	59	*	*	▼	▼
Fischerpfanne, TK, *Frosta*, i. D.	107	4,6	5	11,4	*	*	▲▼	▲▼
Fischfilet Delice di Mar, TK, *Frosta*	241	14,7	8,6	18,5	(0)	*	▲	▲
Fischfilet Limanda Aspera TK, *Eismann*	160	8	14	8	*	*	▲	▲
Fischfond, *Lacroix*	8	0	0,1	0,6	*	*	▲	▲
Fischfrikadellen Büsumer Art, TK, *Frosta*	173	6,7	11,2	16,6	*	*	▲▼	▲▼
Fischgratin Broccoli-Blumenkohl, TK, *Iglo*, 1 Pkg.	337	17	27	19	*	*	▲▼	▲
Fischgratin Ratatouille, TK, *Iglo*, 1 Pkg.	258	10	22	20	*	*	▲▼	▲
Fischstäbchen, Jumbo-, TK, *Eismann*	115	<1	14	14	*	*	▲▼	▲▼
Fischstäbchen, TK, *Iglo*	203	8,2	14	18	*	*	▲▼	▲▼
Fisolen	32	0,2	2,4	5,1	1,9	0	▲	▲
Fitness & Fruits, *Nestlé*, 1 Port. (40 g + 125 ml fettarme Milch)	186	1	7	38	*	*	▲	▲▼
Fitness Chocolat, *Nestlé*, 1 Port. (40 g + 125 ml fettarme Milch)	162	2	7	30	*	*	▲▼	▼
Fitness, *Nestlé*, 1 Port. (30 g + 125 ml fettarme Milch)	154	1	7	31	*	*	▲	▲▼
Fitness-Cocktail, *Voelkel*	21	(0)	0,7	4,5	*	0	▲	▲
Fix 2 in 1 Französisches Rahmschnitzel & Kartoffelecken, *Knorr*, 1 Pkg.	421	21	13	43	*	*	▼	▲▼
Fix 2 in 1 Pfeffersteak & Farmer-Bratkartoffeln, *Knorr*, 1 Pkg.	316	17	7	34	*	*	▼	▲▼

F	kcal	F (g)	E (g)	KH (g)	BS (g)	Chol. (mg)	F ▲▼	KH ▲▼
Fix 2 in 1 Zwiebel-Sahne-Hähnchen & Röstipuffer, *Knorr*, 1 Pkg.	259	7	10	39	*	*	▲▼	▲▼
Fix für Bologneser-Gratin, *Maggi*, 1 Beutel	118	2,3	6,2	18,3	*	*	▲▼	▲▼
Fix für Broccoligratin, *Maggi*, 1 Beutel	179	9,7	4,6	18,3	*	*	▲▼	▲▼
Fix für Champignon-Sahne-Hähnchen, *Maggi*, 1 Beutel	171	11,6	1,6	15,1	*	*	▲▼	▲▼
Fix für Chili con Carne, *Maggi*, 1 Beutel	112	2,4	4,3	18,4	*	*	▲▼	▲▼
Fix für Chinapfanne, *Maggi*, 1 Beutel	117	1,1	4,6	22,2	*	*	▲▼	▲▼
Fix für Gemüselasagne, *Maggi*, 1 Beutel	198	12,1	3,4	19	*	*	▲▼	▲▼
Fix für Gulasch, *Maggi*, 1 Beutel	165	7	3,9	21,6	*	*	▲▼	▲▼
Fix für Hackbraten, *Maggi*, 1 Beutel	325	6,9	12	53,6	*	*	▲▼	▲▼
Fix für Hähnchen süß-sauer, *Maggi*, 1 Beutel	199	2,5	3,5	40,6	*	*	▲▼	▲▼
Fix für Hühnerfrikasse, *Maggi*, 1 Beutel	207	12,4	4,9	19	*	*	▲▼	▲▼
Fix für Jägertopf Hubertus, *Maggi*, 1 Beutel	99	2,6	2,8	16,1	*	*	▲▼	▲▼
Fix für Kartoffelgratin, *Maggi*, 1 Beutel	264	20,8	2,1	17,3	*	*	▲▼	▲▼
Fix für Käsespätzle, *Maggi*, 1 Beutel	157	11,6	3,5	9,5	*	*	▲▼	▲▼
Fix für Lachs-Sahne-Gratin, *Maggi*, 1 Beutel	114	4,6	0,8	17,4	*	*	▲▼	▲▼
Fix für Lasagne, *Maggi*, 1 Beutel	153	3,7	5,7	24,3	*	*	▲▼	▲▼
Fix für Nudel-Schinken-Gratin, *Maggi*, 1 Beutel	127	4,8	2,6	18,4	*	*	▲▼	▲▼
Fix für Paprika-Rahm-Schnitzel, *Maggi*, 1 Beutel	112	2,8	3,9	17,7	*	*	▲▼	▲▼
Fix für Pfannengerichte chinesisch süß-sauer, *Uncle Ben's*	87	0,1	0,5	21,1	*	*	▲	▲▼
Fix für Pfannen-Gyros, *Maggi*, 1 Beutel	78	1,7	2,8	12,8	*	*	▲▼	▲▼
Fix für Putengeschnetzeltes, *Knorr*, 1 Beutel	201	12	4	19	*	*	▲▼	▲▼

F

	kcal	F (g)	E (g)	KH (g)	BS (g)	Chol. (mg)	F ▲▼	KH ▲▼
Fix für Puten-Rahm-Schnitzel, *Maggi*, 1 Beutel	198	12,2	2,4	19,9	*	*	▲▼	▲▼
Fix für Rahmchampignons, *Maggi*, 1 Beutel	226	16,8	3,1	15,6	*	*	▲▼	▲▼
Fix für Rahmgeschnetzeltes à la crème, *Maggi*, 1 Beutel	221	14	3,5	20,3	*	*	▲▼	▲▼
Fix für Ratsherrentopf, *Maggi*, 1 Beutel	154	5,7	8	17,5	*	*	▲▼	▲▼
Fix für Reisgericht Djuvec Art, *Maggi*, 1 Beutel	142	6,5	6,1	14,5	*	*	▲▼	▲▼
Fix für Rouladen, *Maggi*, 1 Beutel	125	4,1	3,1	18,9	*	*	▲▼	▲▼
Fix für Sauerbraten, *Knorr*, 1 Beutel	158	5	6	23	*	*	▲▼	▲▼
Fix für Schlemmertopf mit Geflügel, *Maggi*, 1 Beutel	124	3,6	4	18,8	*	*	▲▼	▲▼
Fix für Schweinebraten, *Knorr*, 1 Beutel	178	6	4	27	*	*	▲▼	▲▼
Fix für Seelachs in Kräutersahne, *Maggi*, 1 Beutel	146	11,2	2,4	8,8	*	*	▲▼	▲▼
Fix für Spaghetti alla Carbonara, *Maggi*, 1 Beutel	197	12,7	4,4	16,2	*	*	▲▼	▲▼
Fix für Spaghetti Bolognese, *Maggi*, 1 Beutel	153	3,7	5,7	24,3	*	*	▲▼	▲▼
Fix für Spaghetti Napoli, *Maggi*, 1 Beutel	152	2,7	3	28,9	*	*	▲▼	▲▼
Fix für Tagliatelle in Lachs-Sahnesoße, *Maggi*, 1 Beutel	150	4,3	5,1	25,5	*	*	▲▼	▲▼
Fix für Thai-Hähnchen-Pfanne, *Maggi*, 1 Beutel	166	10,3	3,2	15,1	*	*	▲▼	▲▼
Fix für Tomaten-Zucchini-Gratin, *Maggi*, 1 Beutel	229	16,7	5,5	14,2	*	*	▲▼	▲▼
Fix für Würstchengulasch, *Knorr*, 1 Beutel	150	7	4	16	*	*	▲▼	▲▼
Fix für Zucchinipfanne Toscana, *Knorr*, 1 Beutel	159	4	6	25	*	*	▲▼	▲▼
Fix für Zwiebel-Rahmschnitzel, *Maggi*, 1 Beutel	96	2,4	4,4	14,2	*	*	▲▼	▲▼
Fix für Zwiebel-Sahnehähnchen, *Maggi*, 1 Beutel	101	3,2	2,1	16,1	*	*	▲▼	▲▼
Fix Suppentopf Tomatencremesuppe, *Maggi*, 1 Beutel	292	5,2	6,2	54,9	*	*	▲▼	▲▼

F

	kcal	F (g)	E (g)	KH (g)	BS (g)	Chol. (mg)	F ▲▼	KH ▲▼
Fix Suppentopf Asiasuppe, *Maggi*, 1 Beutel	245	4,8	8,9	41,7	*	*	▲▼	▲▼
Fix Suppentopf Gulaschsuppe, *Maggi*, 1 Beutel	268	9,2	8,4	38	*	*	▲▼	▲▼
Fix-Produkte & Gemüseküche Fix-Produkte, *Knorr*, 1 Pkg., i. D.	189	9	5	22	*	*	▲▼	▲▼
Fix-Soßenbinder dunkel, *Mondamin*	358	<1	<1	87	*	0	▲	▼
Fix-Soßenbinder hell, *Mondamin*	353	3	1	80	*	0	▲	▼
Fladenbrot, TK, *Eismann*, 1 St., 200 g	476	4	18	92	*	*	▲	▼
Fladenbrot, Vollkorn	367	3	10	75	6	*	▲	▲
Flädle-Suppe, *Knorr*, 1 Teller	108	7	3	9	*	*	▲▼	▲▼
Flädlesuppe, *Maggi*, 1 Beutel	150	3,6	9	20,1	*	*	▲▼	▲▼
Flageolets, fein, *Bonduelle*	90	0,5	5,9	15,5	*	0	▲	▲▼
Flammkuchen, Elsass, TK, *Eismann*, 1 St.	683	33,6	25,2	70	*	*	▲▼	▲▼
Flammkuchen, TK, *Wagner*, i. D.	244	14,2	7,8	21	*	*	▲▼	▲▼
Fleckhering	217	16	19	0	(0)	*	▲	▲
Fleisch, s. einzelne Tierarten								
Fleischkäse	297	27,5	12,4	+	(0)	85	▼	▲
Fleischkäse, Truthahn-, *Höhenrainer*	195	15	12	3	*	*	▲▼	▲
Fleischklößchen, TK, *Bofrost*	204	15,1	12,5	4,6	*	*	▼	▲
Fleischklößchensuppe, *Maggi*, 1 Beutel	200	4	10	32	*	*	▲▼	▲▼
Fleischpastete, i. D.	250	15	11	18	*	*	▼	▲
Fleischsalat mit Gurke und Gewürzen, *Du darfst*, 1 Schale	434	38	9	14	*	*	▲▼	▲
Fleischsalat mit Kräutern, *Nadler*	302	30	4	4	*	*	▼	▲
Fleischsalat, i. D.	312	30	8	5	*	*	▼	▲
Fleischsalat, leicht, *Hengstenberg*	187	16,4	3,7	5,8	*	*	▲▼	▲
Fleischsuppe, klar, *Maggi*, 1 Würfel, 1 l	50	3	2	4	*	*	▲	▲

F

	kcal	F (g)	E (g)	KH (g)	BS (g)	Chol. (mg)	F ▲▼	KH ▲▼
Fleischsuppe, klar, Würfel, *Knorr*, 1 l	72	1,5	3	2	*	*	▲	▲
Fleischwurst	296	28,5	9,9	0	(0)	85	▼	▲
Fleischwurst, fränkische, *Du darfst*	231	19	14	1	*	*	▲▼	▲
Fleischwurst, Geflügel-, *Herta*, 30 g	72	6	4	<1	(0)	*	▲▼	▲
Fleischwurst, *Herta*, 30 g	87	8	3	<1	(0)	*	▼	▲
Fleischwurst, Truthahn-, *Höhenrainer*	168	12	12	3	*	*	▲▼	▲
Fliederbeeren	54	1,7	2,6	6,5	6,5	0	▲	▲
Fliederbeersaft, ungesüßt	38	*	2	6,8	*	0	▲	▲
Florentiner Aprikosen-Mandel-Kuchen, TK, *Coppenrath & Wiese*	338	18,8	5,7	36,7	2,1	59	▼	▲▼
Flunder	72	0,7	16,5	+	(0)	50	▲	▲
Flunder, geräuchert	110	1,9	23,3	+	(0)	*	▲	▲
Flussbarsch	81	0,8	18,4	+	(0)	72	▲	▲
Flusskrebs	65	0,5	15	+	(0)	158	▲	▲
Focaccini, *Wagner*, i. D.	262	11,5	9,5	30	*	*	▲▼	▲▼
Foie Gras, Gänseleber	131	4	18	5	*	*	▼	▲
Fol Epi leicht, 31 % Fett i. Tr., Scheiben, *Bongrain*	249	14,1	28,8	1,8	0	*	▲	▲
Fol Epi, 50 % Fett i. Tr., *Bongrain*	344	28	23	+	0	*	▲▼	▲
Fol Epi, Scheiben, 50 % Fett i. Tr., SB, *Bongrain*	353	27,3	24,7	2,1	0	*	▲▼	▲
Fontana Milchcreme auf Vanilla, *frischli*, 1 Becher	103	3,6	1,9	9,7	*	*	▲▼	▲▼
Fontana Schoko-Haselnuss-Milchdessert, *frischli*, 1 Becher	123	8,3	1,9	10,1	*	*	▲▼	▲▼
Forelle	102	2,7	19,5	+	(0)	55	▲	▲
Forelle, geräuchert	120	4	22	0	(0)	*	▲	▲
Forelle, Regenbogen-	102	2,7	19,5	+	(0)	55	▲	▲
Forelle, Regenbogen-, TK, *Eismann*	139	7	19	<1	(0)	*	▲	▲
Fraiche de Rambol mit Walnüssen, *Bongrain*	377	35,7	10,3	3,5	(0)	*	▼	▲
Framboise, 2 cl	65	0	*	*	*	*	▲	▲
Frankfurter Würstchen, i. D.	272	24,4	13,1	+	(0)	65	▼	▲
Freiburger Vacherin	372	28	27	0	0	*	▼	▲
French Dressing, *Kraft*	168	13	0,6	12	*	*	▲▼	▲▼
Fresh Drink, 0,1 % Fett, *Danone*, i. D.	33	0,1	1,4	6,3	*	*	▲	▲▼

F	kcal	F (g)	E (g)	KH (g)	BS (g)	Chol. (mg)	F ▲▼	KH ▲▼
Friesenkrabben, Dose	92	2,5	17,4	0	(0)	*	▲	▲
Friesenröllchen, *Lysell*	187	12	18,9	0,9	*	*	▲	▲
Frikadelle, *Höhenrainer*	208	12	11	14	*	*	▲▼	▲
Frikadelle, TK, *Bofrost*, 1 St., 75 g	231	16,1	14,2	7,2	*	*	▲▼	▲
Frikadellen Unsere Beste, *Herta*	280	16	15	11	*	*	▲▼	▲
Frikadellen, Mini-, TK, *Eismann*	223	15	15	7	*	*	▲▼	▲
Frischkäse Almette Bärlauch, 50 % Fett i. Tr., *Hochland*	202	18	6	4	0	*	▲▼	▲
Frischkäse Balance mit Joghurt, *Exquisa*	166	14	7	3	0	41	▲	▲
Frischkäse mit Buttermilch Finesse, 3/4 Fett, *Du darfst*	132	8	11	4	0	*	▲	▲
Frischkäse mit Kräutern Finesse, 3/4 Fett, *Du darfst*	129	8	10	4,2	0	*	▲	▲
Frischkäse mit Kräutern, 60 % Fett i. Tr., 20 g, i. D.	50	4,6	1,7	0,5	0	17	▼	▲
Frischkäse Philadelphia Balance, *Kraft*, i. D.	184	15,2	7,6	3,9	0	*	▲▼	▲
Frischkäse Philadelphia so leicht, *Kraft*, i. D.	102	4,9	10,8	3,2	0	*	▲	▲
Frischkäse Philadelphia, Doppelrahmstufe Natur, *Kraft*	290	28	6,5	3,1	0	*	▼	▲
Frischkäse Vital, *Exquisa*	100	4	12	4	0	12	▲	▲
Frischkäse, körniger	81	2,9	13,6	+	0	10	▲	▲
Frischkäse, körniger, fitline, 0,8 % Fett, *Exquisa*	65	0,8	13,5	1	0	3	▲	▲
Frischmilch, 3,5 % Fett, *Campina*	64	3,5	3,3	4,8	0	*	▲▼	▲
Frites, TK, *McCain*	180	7,5	3	25	*	*	▲▼	▲
Froop, Frucht auf Joghurt, *Müller*, i. D.	115	3	3,9	17,3	*	*	▲	▲▼
Froop, Trinkjoghurt, *Müller*, i. D.	97	2,9	2,7	14,3	*	*	▲	▲▼
Froot Loops, *Kellogg's*, 1 Port. (30 g + 125 ml fettarme Milch)	174	3	6	31	0,9	*	▲	▼

F

	kcal	F (g)	E (g)	KH (g)	BS (g)	Chol. (mg)	F ▲▼	KH ▲▼
Frosties, *Kellogg's*, 1 Port. (30 g + 125 ml fettarme Milch)	170	2	6	33	0,5	*	▲	▼
Fruchtaufstrich, Bio, *Dr. Ritter*, i. D.	120	0,2	0,5	29,1	*	(0)	▲	▲
Fruchtaufstrich Belroyal Gourmet, *Zentis*, i. D.	214	<1	<1	51,8	*	0	▲	▲▼
Fruchtaufstrich Extra, *Schwartau*, i. D.	265	<1	<1	62	*	0	▲	▲▼
Fruchtaufstrich Frucht Pur Aprikose, *Allos*	106	0,1	0,4	25,8	*	0	▲	▲
Fruchtaufstrich Frucht Pur Erdbeere, *Allos*	101	0,2	0,4	24,5	*	0	▲	▲
Fruchtaufstrich Spezialitäten in Dosen, *Schwartau*, i. D.	228	<1	<1	54	*	0	▲	▲▼
Fruchtaufstrich Wellness, *Schwartau*, i. D.	160	0,6	0,3	37	*	0	▲	▲▼
Fruchtaufstrich, *Du darfst*, i. D.	132	0	0	33	*	0	▲	▲▼
Fruchtbombe, *Schwartau*, i. D.	79	0	0,2	20	*	0	▲	▲▼
Fruchtbonbon, 5 g	19	(0)	(0)	4,9	(0)	*	▲	▼
Fruchtbuttermilch, *Weihenstephan*, 500 g, i. D.	319	2,1	13,7	58,8	*	*	▲	▲▼
Früchtebrei Äpfel mit Bananen, *Hipp*	52	0,1	0,3	12,7	1,7	0	▲	▲▼
Früchtebrei Birne in Apfel, *Hipp*	52	0,4	0,3	12,7	1,7	0	▲	▲
Früchtebrei Pfirsiche, *Hipp*	57	0,1	0,6	13,5	0,9	0	▲	▲
Früchte-Dessert, *Hipp*	63	0,1	0,5	15	0,7	0	▲	▲▼
Früchte-Frühstück, *Voelkel*	51	0,2	0,5	10,6	*	0	▲	▲
Früchtegläschen Bio-Banane, *Hipp*	79	0,7	1	18,7	1,3	0	▲	▲▼
Früchtegläschen Marille in Apfel, *Hipp*	59	0,3	0,4	13,7	0,8	0	▲	▲
Früchtegläschen Williams-Christ-Birnen, *Hipp*	57	0,7	0,5	13,6	1,5	0	▲	▲
Früchte-Mix, *Schwartau*	292	<1	<1	72	*	*	▲	▼
Früchte-Müsli Basis, Bio, *Naturata*	322	4,1	7,4	63,8	*	(0)	▲	▲
Früchtemüsli, Soja! Basis, Bio, *Dr. Ritter*	346	7,5	22,8	46,7	9,1	(0)	▲	▲

	kcal	F (g)	E (g)	KH (g)	BS (g)	Chol. (mg)	F ▲▼	KH ▲▼
F								
Früchtemüsli, *Schneekoppe*, i. D.	336	4,4	9,3	65	*	(0)	▲	▲
Früchtesaft, rot, *Hipp*	51	0,3	0,2	11,8	04	0	▲	▲
Früchtesalat, *Hipp*	61	0,5	0,6	14,5	1,1	0	▲	▲▼
Früchtestrudel, TK, *Coppenrath & Wiese*	273	15,2	3,8	30,3	1,8	<10	▼	▲▼
Früchtetraum Saison, *Ehrmann*	110	2,4	6	16	*	*	▲	▲▼
Früchtetraum, 0,1 % Fett, *Ehrmann*	103	0,1	6,5	19	*	*	▲	▲▼
Früchtetraum, *Ehrmann*	136	4,8	5,3	17,8	*	*	▲▼	▲▼
Früchte-Vollkorn-Müsli, *Kölln*	349	7	9,7	61,7	7,2	(0)	▲	▲
Fruchtgenuss schwarze Johannisbeere, *Voelkel*	55	0,1	0,4	11,9	*	0	▲	▲
Fruchtgummi, kandiert, *Haribo*, i. D.	344	0,5	2,7	80	*	*	▲	▼
Fruchtgummi, *Haribo*, i. D.	338	0	4,7	77,9	*	*	▲	▼
Fruchtgummi-Konfekt, *Haribo*, i. D.	369	5	3,2	77	*	*	▲	▼
Fruchtjoghurt Jogolé, 0,1 % Fett, *Zott*, i. D.	99,8	1	4,2	18,6	*	*	▲	▲▼
Fruchtjoghurt Mertinger, *Zott*	98	3	3,7	14,1	*	*	▲	▲▼
Fruchtjoghurt, 0,1 % Fett, *Weihenstephan*, i. D.	79	0,1	4,3	14,6	*	*	▲	▲▼
Fruchtjoghurt, *Campina*, i. D.	106	3,2	3,6	15,7	*	*	▲	▲▼
Fruchtkaltschale, Instant, *Dr. Oetker*, 1 Port., i. D.	155	+	0,1	37,8	*	0	▲	▼
Frucht-Kefir, 1,5 % Fett	86	1	3	14	*	*	▲	▲▼
Frucht-Kefir, vollfett	99	3	3	14	*	*	▲	▲▼
Fruchtkonfitüren, 1 TL, i. D.	27	+	0,1	6,6	0,3	(0)	▲	▲▼
Frucht-Kracher, *Haribo*	406	5	0,7	90	*	*	▲	▼
Frucht-Mix-Lutscher, *Bonvita*	380	0,2	0	94	*	0	▲	▼
Fruchtmolke Froop Apfel, *Müller*	31	<0,1	0,4	6,7	*	*	▲	▼
Fruchtmolke Froop Orange, *Müller*	31	<0,1	0,6	6,2	*	*	▲	▼
Fruchtmolke Landliebe, *Campina*, i. D.	62	0,5	1,3	13	*	*	▲	▼
Fruchtmolke Optiwell, *Campina*, i. D.	25	0,1	0,7	5,4	*	*	▲	▼
Fruchtnektare, 0,2 l, i. D.	134	0	0	32	*	0	▲	▼

F

	kcal	F (g)	E (g)	KH (g)	BS (g)	Chol. (mg)	F ▲▼	KH ▲▼
Fruchtquark Der Sahnige, *Exquisa*, i. D.	135	6,1	5,3	14,6	*	18,3	▲	▲▼
Fruchtquark fitline, 0,2 % Fett, *Exquisa*, 125 g, i. D.	115	0,3	8,1	20	*	1,3	▲	▲▼
Fruchtquark, *Campina*, i. D.	138	6	6,3	14,7	*	*	▲	▲▼
Fruchtrahmjoghurt, *Weihenstephan*, i. D.	142	8,2	2,8	13,8	*	*	▲	▲▼
Fruchtriegel fruity Apfel, *Schwartau*	343	8	3,1	64,2	*	*	▲▼	▲▼
Fruchtriegel fruity Haselnuss, *Schwartau*	374	13,3	5,6	57	*	*	▲	▲
Fruchtriegel fruity Multifrucht, *Schwartau*	339	7,2	3,5	63,9	*	*	▲▼	▲▼
Fruchtsaft s. einzelne Sorten								
Fruchtsaftgetränke, *natreen*, 0,2 l, i. D.	18,7	0,1	0,2	3,9	*	0	▲	▲
Fruchtsaftlikör, 30 %, 2 cl, i. D.	47	0	5	6	*	*	▲	▼
Fruchtsalat	87	0	1	19	*	0	▲	▲
Fruchtschnitte Aprikose, *granoVita*	305	3,2	3,3	65,8	5	*	▲▼	▲▼
Fruchtschnitte Banane-Mandel, *granoVita*	356	8	6,1	64,9	4,9	*	▲▼	▲▼
Fruchtschnitte Beeren, *granoVita*	312	3,9	5,4	63,7	6,5	*	▲▼	▲▼
Fruchtschnitte Cranberry-Kirsch, *Schneekoppe*	347	4,5	3,8	73,1	*	*	▲▼	▲▼
Fruchtschnitte Dattel-Orange, *granoVita*	351	12,2	6,3	54,1	8,9	*	▲▼	▲▼
Fruchtschnitte Ingwer, *granoVita*	435	24,5	12,4	41,3	6,5	*	▲▼	▲▼
Fruchtschnitte Kirsch-Banane, *granoVita*	309	3,6	5	64,1	6	*	▲▼	▲▼
Fruchtschnitte Mango, *Allos*	326	12	9	47,5	14,2	0	▲▼	▲▼
Fruchtschnitte Sanddorn, *granoVita*	382	13	7,8	58,5	5,1	*	▲▼	▲▼
Fruchtschnitte Schoko-Kirsch, *granoVita*	349	9,7	5,7	59,7	7,3	*	▲▼	▲▼
Fruchtschnitte Vielfrucht, *granoVita*	387	12	5,4	64,3	4,3	*	▲▼	▲▼
Fruchtsirup, 1 EL, i. D.	43	0	0	10,7	*	0	▲	▼
Fruchtstrudel, *Campina*, i. D.	105	2,8	5,3	15	*	*	▲	▲▼

F

	kcal	F (g)	E (g)	KH (g)	BS (g)	Chol. (mg)	F ▲▼	KH ▲▼
Frucht-Tiger, *Granini*, i. D.	7,4	<0,4	<0,4	1,5	<0,4	0	▲	▲
Fruchttörtchen, *Bahlsen*	444	19	5	65	*	*	▼	▼
Frucht-Trio Vanille, *Voelkel*	57	0,1	0,4	13,2	*	0	▲	▲▼
Fruchtzucker	400	0	0	99	0	0	▲	▲
Fruchtzucker, 1 EL	80	0	0	19,8	0	0	▲	▲
Fruchtzucker, 1 TL	40	0	0	9,9	0	0	▲	▲
Fruchtzuckerbonbon, 1 St.	19	0	*	*	0	0	▲	▲
Fruchtzucker-Pflaumenmus, *Schneekoppe*, 1 TL	16	+	0,1	3,6	*	0	▲	▲
Fruchtzuckerschokolade, i. D.	553	36,1	10,4	46,7	*	*	▼	▲
Fruchtzwerge Vanilla-Frucht, *Danone*, 1 Becher, 50 g	58	1,8	3,3	7,3	*	*	▲	▲▼
Fruchtzwerge XXL, *Danone*, 1 Becher, 100 g	121	3,5	6,4	15,8	*	*	▲	▲▼
Fruchtzwerge, *Danone*, 1 Becher, 50 g	58	1,8	3,3	7,3	*	*	▲	▲▼
Fruchtzwerge, weniger süß, *Danone*	107	3,5	6,5	12,5	*	*	▲▼	▲▼
Fruchtzwerge-Drink, *Danone*, i. D.	90	1,7	3	15,8	*	*	▲	▲▼
Frühlingsgemüse & Kräuter-Béchamel, TK, *Frosta*	56	3,6	1,8	4	*	*	▲▼	▲
Frühlingsquark leicht, *Milram*	82	2,6	10,8	3,6	0	*	▲	▲
Frühlingsquark, *Milram*	141	10	9	3	0	*	▲	▲
Frühlingsrollen maxi mit Hähnchenfleisch, TK, *Eismann*, 1 St.	269	10,2	8,5	35,7	*	*	▼	▲▼
Frühlingssuppe mit Fleischklößchen, Meisterklasse, *Maggi*, 1 Teller	63	1,1	3,2	10	*	*	▲▼	▲▼
Frühlingstopf mit Hühnerfleisch, Minuto, *Birkel*	92	4	2	12	*	*	▲	▲
Frühlingszwiebel	23	0,5	2	3	1,5	0	▲	▲
Frühstücksfleisch, i. D.	294	25,4	14,7	1,6	(0)	85	▲▼	▲
Frühstücks-Konfitüre Extra, *Zentis*, 1 TL	25	+	+	6,1	*	0	▲	▲▼
Frühstücksmargarine, Sanavit, Bio, *Naturata*	720	80	0	0	*	*	▼	▲
Frühstücks-Popps, *Dr. Ritter*	356	7,5	8,5	63,6	6,4	(0)	▲▼	▼
Frühstücksspeck, Schweinespeck, durchwachsen	145	8	17	1	(0)	*	▼	▲

F

	kcal	F (g)	E (g)	KH (g)	BS (g)	Chol. (mg)	F ▲▼	KH ▲▼
Fruties, Rosinen in Vollmilchschokolade, *Alpia*	383	14,8	4,7	57,8	*	*	▲▼	▲▼
Fruttis Fruchtkörble Diät, *Campina*	50	0,7	2,8	8	*	*	▲	▲
Fruttis, sahnig, *Campina*	123	4,5	2,6	18	*	*	▼	▲▼
Fünf-Minuten-Terrine, *Maggi*, i. D.	101	3,9	3	13,5	*	*	▲▼	▲▼

G

	kcal	F (g)	E (g)	KH (g)	BS (g)	Chol. (mg)	F ▲▼	KH ▲▼
Gabelbissen, *Lysell*	185	8,3	12,5	15,1	*	*	▲	▲
Gala Sahnepudding, *Dr. Oetker*, 1 Port.	193	13,2	2,6	16	*	*	▲▼	▲▼
Gala Schokoladenpudding, *Dr. Oetker*, 1 Port.	113	3,2	3,3	17,7	*	*	▲▼	▲▼
Gans	342	31	15,7	+	(0)	75	▼	▲
Gänsebrust, geräuchert	190	10	*	+	(0)	*	▼	▲
Gänsefond, *Lacroix*	5	0,2	0,3	0,3	*	*	▲	▲
Gänseleber, frisch	131	4	18	5	*	*	▼	▲
Gänseleberpastete	247	18	18	4	*	*	▼	▲
Gänseschmalz	896	99,5	+	0	0	100	▼	▲
Gänseschmalz, 1 EL	90	10	+	0	0	10	▼	▲
Garnelen	87	1,4	18,6	+	(0)	138	▲	▲
Garnelen, 1 Schwanz, geschält, 39 g	34	0,5	7,3	+	(0)	53,8	▲	▲
Garnelen, Tiefsee-, TK, *Eismann*	82	<1	18	1	*	*	▲	▲
Garnelenschwänze	87	1,4	18,6	+	(0)	138	▲	▲
Garnelen-Snack, TK, *Eismann*	262	14	13	21	*	*	▲▼	▲▼
Gartengemüse, Rahm-, *Iglo*	117	7,9	3,1	8,3	*	*	▲▼	▲
Gartenkresse	33	0,7	4,2	2,5	3,5	0	▲	▲
Gartenkresse, 1 Kästchen, 25 g	8	0,2	1,1	0,6	0,9	0	▲	▲
Gartenmelde	20	0,3	3,2	1,2	*	*	▲	▲
Garten-Mix, TK, *Frosta*	36	0,5	3,4	4,4	*	0	▲	▲
Gatorade	25	0	0	6	0	0	▲	▼
Gebäck, s. einz. Sorten, auch Diabetiker								
Gebäckmischung Café Musica, *Griesson*	512	27,3	7	59,5	1,9	*	▼	▼
Gebäckröllchen, feine, *Griesson*	537	29	4	65	*	*	▼	▼
Gebirgsenzian, 38 %, 2 cl	55	1	*	*	*	*	▲	▲

G	kcal	F (g)	E (g)	KH (g)	BS (g)	Chol. (mg)	F ▲▼	KH ▲▼
Geflügelbratwurst, *Herta*	132	8	15	<1	(0)	*	▲	▲
Geflügelbratwurst, *Wiesenhof*	145	9	13	3	*	*	▲▼	▲
Geflügel-Consommé, *Lacroix*	27	1,8	2,4	0,5	*	*	▲	▲
Geflügelfleischwurst, *Wiesenhof*	241	21	12	1	*	*	▲▼	▲
Geflügelfond, *Lacroix*	9	0	2	0,2	*	*	▲	▲
Geflügelfrikadelle, *Wiesenhof*	205	13,3	14,2	9,3	*	*	▲▼	▲
Geflügelleber-Pâté	247	18	18	4	*	*	▼	▲
Geflügelleberwurst, *Du darfst*	262	22	14	2	(0)	*	▲	▲
Geflügelleberwurst, fein, *Wiesenhof*	230	18	16	1	*	*	▼	▲
Geflügelmortadella mit Pistazien, *Du darfst*	195	15	14	1	*	*	▲	▲
Geflügel-Nuggets, *Wiesenhof*	191	7,6	15,7	15	*	*	▲▼	▲
Geflügelpfanne Active, TK, *Eismann*	70	2	5	8	*	*	▲	▲
Geflügelragout nach Art des Ragout Fin, *Meica*	132	8	11	4	*	*	▲▼	▲
Geflügelsalami Chicolo Mini, *Herta*, 1 St.	110	10	6	<1	(0)	*	▲	▲
Geflügelsalat mit Ananas und Mandarinen, *Nadler*	197	17	6	5	*	*	▲▼	▲
Geflügelsalat, *Du darfst*, 1 Schale	308	19	17	19	*	*	▲▼	▲▼
Geflügelsalat, *Homann*, 1 Schale, 150 g	402	33,5	11,4	13,2	*	*	▼	▲
Geflügelschinkenwurst mit Kräutern, *Du darfst*	177	13	14	1	(0)	*	▲	▲
Geflügelwurst, mager, 30 g, i. D.	32	1,4	4,9	+	(0)	*	▲	▲
Geflügelwürstchen, Eigenhaut, *Meica*, 1 St.	56	4,4	3,9	0,2	*	*	▲▼	▲
Geflügelwürstchen, Saitling, *Meica*, 1 St.	77	6	5,4	0,2	*	*	▲▼	▲
Gefrorenes, s. Eis								
Geheimratskäse, 45 % Fett i. Tr.	326	25,4	24,1	+	0	59	▲▼	▲
Geiß	149	7,9	19,5	+	(0)	*	▲	▲
Gekochte Klöße, 1 St., i. D.	88	0,5	1	20	*	*	▲	▼

G

	kcal	F (g)	E (g)	KH (g)	BS (g)	Chol. (mg)	F ▲▼	KH ▲▼
Gelatine, Blatt-, *Dr. Oetker*, 10 g	35	0	8,8	0	0	*	▲	▲
Gelbe Rüben	25	0,2	1,1	4,8	3,4	0	▲	▲
Gelbwurst, 30 g, i. D.	84	8,1	2,9	+	(0)	*	▼	▲
Gelbwurst, *Höhenrainer*	172	12	13	3	*	*	▲▼	▲
Gelee, s. einzelne Sorten								
Gelees: Berries, Perleier, *Haribo*	341	0	1	84	*	*	▲	▼
Gelfix 1 : 1, *Dr. Oetker*, 1 Beutel, 20 g	50	0,1	0	6,9	*	*	▲	▼
Gelfix 2 : 1, *Dr. Oetker*, 1 Beutel, 25 g	65	+	0	13,8	*	*	▲	▼
Gelier-Fruchtzucker, *Schneekoppe*	385	0	0	94	*	0	▲	▲
Gelierzucker Extra 2 : 1, *Dr. Oetker*	393	0	0	97,8	*	*	▲	▼
Gemüse & Krebsbutter-sauce, TK, *Frosta*	59	3,9	1,8	4,2	*	*	▲▼	▲
Gemüse in Aspik, *Zimbo*	45	0,5	8	2	*	(0)	▲	▲
Gemüse Plus Patna-Wildreis, TK, *Iglo*	81	0,2	2,9	17	*	*	▲	▲
Gemüse, Butter-, TK, *Eismann*	90	6	2	7	*	*	▲▼	▲
Gemüse, Delikatess-, TK, *Eismann*	39	<1	3	6	*	*	▲	▲
Gemüse, s. einzelne Sorten								
Gemüseauflauf Hausfrauen Art, TK, *Eismann*	145	9	8	8	*	*	▲▼	▲▼
Gemüseaufstrich, *granoVita*	90	2,6	2,6	14	2,9	*	▲	▲
Gemüse-Balance, *Voelkel*	25	0,1	1,1	5,5	*	0	▲	▲
Gemüse-Bolognese, Bio, *Bruno Fischer*	67	2,5	2,9	8,1	*	*	▲	▲▼
Gemüsebratwurst, *granoVita*	257	20,9	12,1	5,1	3,2	(0)	▲▼	▲
Gemüsebrühe, klar, Bio, *Tartex*	4	0,1	0,3	0,4	*	(0)	▲	▲
Gemüseburger, Bio, bratfertig, *Bruno Fischer*	144	1,7	5,1	30	*	*	▲	▲
Gemüse-Chili, FP, *Du darfst*, 1 Port.	257	3,7	8,9	47	*	*	▲	▲
Gemüsecremesuppe mit Croûtons, *Knorr*, 1 Port.	93	4	1	13	*	*	▲▼	▲▼
Gemüsecremesuppe, Instant, *Du darfst*	122	2	3,2	23	*	*	▲	▲▼

G	kcal	F (g)	E (g)	KH (g)	BS (g)	Chol. (mg)	F ▲▼	KH ▲▼
Gemüsefond, *Lacroix*	5	0	0,4	0,7	*	*	▲	▲
Gemüsegericht mit Pasta, TK, *Iglo*	90	2	3,9	14	*	*	▲	▲▼
Gemüsegericht mit Reis, TK, *Iglo*	79	1,9	2,7	13	*	*	▲	▲▼
Gemüsegouda, 30 % Fett, *Du darfst*	263	16	28	1	*	*	▲	▲
Gemüse-Kartoffelpfanne, TK, *Eismann*	92	4	2	12	*	*	▲	▲▼
Gemüse-Kartoffeltopf, griechischer, *Erasco*	30	0,7	1,8	4,2	*	*	▲	▲▼
Gemüsekonserven, i. D. (außer Erbsen)	17	0,2	1,2	2,4	1,2	0	▲	▲
Gemüsekraftbouillon, *Knorr*, 1 l	35	1	4	2	*	*	▲	▲
Gemüsemais, Bio, *Bonduelle*	117	1,5	3	22,9	*	(0)	▲	▲▼
Gemüsemais, *Bonduelle*	72	1,3	2,7	12,2	*	0	▲	▲▼
Gemüse-Mandel-Bratling, *granoVita*	241	16,3	7,2	16,4	4,4	*	▲▼	▲
Gemüsemischung Lust auf Gemüse Babykarotten, *Iglo*, 300 g	243	14,1	6,6	22,2	*	*	▲▼	▲▼
Gemüsemischung Lust auf Gemüse Pesto, *Iglo*, 300 g	207	13,8	4,2	10,2	*	*	▲▼	▲
Gemüsemischung Mexico, *Bonduelle*	59	0,7	3,3	9,9	*	0	▲	▲▼
Gemüsemischung mit Broccoli, TK, *Eismann*	24	<1	2	4	*	0	▲	▲
Gemüsemischung mit Sauce Hollandaise, TK, *Eismann*	91	7	2	5	*	*	▲▼	▲
Gemüsemischung, *Bonduelle*	41	0,5	2,4	6,4	*	(0)	▲	▲
Gemüsemischung, italienisch, TK, *Iglo*	76	5,4	1,4	5,3	*	*	▲	▲
Gemüsemost, *Voelkel*	32	0,1	1	6	*	0	▲	▲
Gemüse-Nudelpfanne Toskana, TK, *Eismann*	118	2	7	18	*	*	▲	▲▼
Gemüsepfanne Peking, *Bonduelle*	39	0,1	1,8	7,8	*	*	▲	▲
Gemüsepfanne, asiatisch, TK, *Frosta*	54	2,3	2,3	5,9	*	*	▲	▲▼
Gemüsepfanne, italienisch, TK, *Frosta*	52	3	1,7	4,5	*	*	▲	▲

G

	kcal	F (g)	E (g)	KH (g)	BS (g)	Chol. (mg)	F ▲▼	KH ▲▼
Gemüse-Putenwurst, *Du darfst*	106	4	12	5,5	*	*	▲	▲
Gemüseravioli, 1 Dose, *Maggi*	608	9,6	18,4	11,2	*	*	▲▼	▲▼
Gemüse-Reispfanne, TK, *Eismann*	81	1	3	15	*	*	▲	▲▼
Gemüsesaft, Bio, *Rabenhorst*, 0,2 l	34	0,4	1,4	6	1,6	0	▲	▲
Gemüsesaft, *Granini*	14	<0,5	<1	2,5	<1	0	▲	▲
Gemüsesaft-Komposition, *Voelkel*	19	0,1	0,9	3,5	*	0	▲	▲
Gemüsesalat, Danga, *Vitaquell*	162	14	1	8	*	*	▲	▲
Gemüsesalat, *Du darfst*	201	15	6	11	*	*	▲	▲
Gemüsestäbchen, TK, *Iglo*	191	8,5	4,8	24	*	*	▲▼	▲▼
Gemüsesuppe Feel good Asia, *Maggi*, 1 Dose	176	3,7	9	20,1	*	*	▲	▲▼
Gemüsesuppe italienische Art, *Knorr*, 1 Teller	39	1	2	6	*	*	▲	▲
Gemüsesuppe mediterran, Feel good, *Maggi*, 1 Dose	176	6,3	8,8	21,4	*	*	▲▼	▲▼
Gemüsesuppe Toskana, *Maggi*, 1 Glas	124	4	3,6	19,2	*	*	▲	▲▼
Gemüsesuppe, Würstchen-Lunch, *Meica*	67	4,5	3,5	3	*	*	▲▼	▲▼
Gemüsetaler, TK, *Eismann*	106	2	4	18	*	*	▲▼	▲▼
Genever, 2 cl	65	0	*	*	*	*	▲	▲
Géramont Finesse, 59 % Fett i. Tr., *Bongrain*	342	30,5	15,8	1	0	*	▼	▲
Géramont Fraîche, 64 % Fett i. Tr., *Bongrain*	344	31,5	14	1,2	0	*	▼	▲
Géramont leicht und Kräuter leicht, 31 % Fett i. Tr., *Bongrain*	200	12	21	2	0	*	▲	▲
Géramont mit Joghurt, Vollfettstufe, *Bongrain*	268	20	20	2	0	*	▲▼	▲
Géramont, 60 % Fett i. Tr., *Bongrain*	354	31,5	16,5	1	0	*	▼	▲
Germ, Bäcker-, 20 g	16	0,2	3,3	0	0	*	▲	▲
Germ, s. a. Hefe								
Germknödel mit Mohnzuckermischung, TK, *Iglo*	274	4,5	7	51,3	*	*	▲	▼
Gerste, entspelzt, ganzes Korn	315	2,1	10,6	63,3	9,8	(0)	▲	▲

G	kcal	F (g)	E (g)	KH (g)	BS (g)	Chol. (mg)	F ▲▼	KH ▲▼
Gerstenflocken, Bio, *Naturata*	326	1,8	10,9	66,5	*	(0)	▲	▲
Gerstengraupen, Bio, *Naturata*	335	1,4	9,7	71	*	(0)	▲	▲▼
Gerstengrütze	310	1,5	8,2	66,1	10,3	(0)	▲	▲
Gerstengrütze, 1 EL	62	0,3	1,6	13,2	2,1	(0)	▲	▲
Gerstenmehl, Vollkorn	348	1,9	10,6	72	*	(0)	▲	▲
Gerster-Laib 1688, *Harry*	202	0,9	6	41,8	*	(0)	▲	▲▼
Geselchtes	315	28	17	0	(0)	*	▼	▲
Gespenstersuppe, *Maggi*, 1 Teller	102	1,2	2,7	20,3	*	*	▲	▲▼
Getreidekaffee Neuroca, *granoVita*	383	0,3	5,3	89,7	0	*	▲	▲
Getreidekaffee, Cappuccino, Instant, Bio, *Naturata*	375	0,4	17,7	75,2	*	*	▲	▲▼
Getreidekaffee, Classic, Instant, Bio, *Naturata*	370	0,1	3,5	88,7	*	*	▲	▲
Getreidekaffee, Frappe, Eiskaffee-Art, Bio, *Naturata*	395	0,2	1,3	96,9	*	*	▲	▲▼
Getreidekaffee, Kakao, Instant, Bio, *Naturata*	389	1,3	4,6	89,8	*	*	▲	▲▼
Getreidekaffee, Vanille, Instant, Bio, *Naturata*	394	0,3	1,5	96,2	*	*	▲	▲▼
Gewürzgurken Auslese, *Kühne*	23	0,1	0,7	4,9	*	0	▲	▲▼
Gewürzgurken, *Kühne*	23	0,1	0,7	4,9	*	0	▲	▲▼
Gewürzgurken, Spreetaler, *Bautzner*	10	0,2	0,4	1,1	*	0	▲	▲▼
Gewürzketchup, Bio, *Bruno Fischer*	56	0,4	1,9	11,2	*	*	▲	▲▼
Gewürzketchup, Curry, *Kraft*	63	0,2	0,4	14,5	*	*	▲	▲▼
Gewürzketchup, *Develey*	108	0,6	1,1	23,6	*	*	▲	▲▼
Gewürzketchup, Tomate, *Kraft*	64	0,2	0,4	14,5	*	*	▲	▲▼
Gewürzspekulatius, *Bahlsen*	468	16	6	74	*	*	▼	▼
Gin Fizz (5 cl Gin), 0,2 l	179	+	0,1	10,7	*	*	▲	▼
Gin, 45 %, 2 cl	48	0	0	0	0	0	▲	▲
Ginger Life Zisch, Bio, *Voelkel*	35	0,1	0,1	8,8	*	*	▲	▼
Gin-Tonic (2 cl Gin), 0,2 l	139	0	+	21,6	*	*	▲	▼
Giotto, 1 St.	26	1,9	0,5	1,6	*	*	▼	▼

G

	kcal	F (g)	E (g)	KH (g)	BS (g)	Chol. (mg)	F ▲▼	KH ▲▼
Gipfeli	355	18	8,2	40	2	51	▼	▼
Gipfeli, Vollkorn	381	21,4	10,2	37	4	57	▼	▲
Glace, s. Eiscreme								
Glarner Schabziger, Kräuterkäse	134	0,5	32,3	*	0	2	▲	▲
Glühwein, 0,2 l, i. D.	172	0	0	18	*	*	▲	▲▼
Glutamat, 1 TL	10	0	2,6	0	0	*	▲	▲
Gnocchi Basilico, *Hilcona*	186	2,7	5	35	*	*	▲	▼
Gnocchi di patate, gekühlt, *Buitoni*, 200 g	314	1	6	67	*	*	▲	▼
Gnocchi Italia, Feel good, *Maggi*	332	10,2	9,4	50,6	*	*	▲▼	▼
Gnocchi, gefüllt, Pomodoro Mozzarella, *Hilcona*	94	3,6	3,4	12	*	*	▲	▼
Gnocchi, *Hilcona*	191	3,3	6	34	*	*	▲	▼
Gnocchi, *Pfanni*, 1 Pkg.	775	2	20	170	*	*	▲	▼
Goldbarsch	105	3,6	18,2	+	(0)	38	▲	▲
Golden Longs, TK, *McCain*	175	7	2,5	25,5	*	*	▼	▼
Goldknusperfilets Goldback, TK, *Iglo*	208	11	12	16	*	*	▼	▲▼
Goldknusperfilets Käse-Kräuter, TK, *Iglo*, 200 g	530	34	26	32	*	*	▲▼	▲▼
Gorgonzola	360	31,2	19,4	+	0	*	▼	▲
Gorgonzola Dolcelatte, *Galbani*	394	36	17,3	0,2	0	*	▼	▲
Gorgonzola Eccellenza, *Galbani*	327	27,7	19,4	0	0	*	▼	▲
Götterspeise Himbeer, *Natreen*, 1 Port.	21	0	0	5,8	*	0	▲	▲
Götterspeise mit Vanillesauce, *Dr. Oetker*, 1 Becher, i. D.	114	1,5	0,8	24,2	*	*	▲	▼
Götterspeise, *Dr. Oetker*, 1 Becher, i. D.	97	0	1,4	22,1	*	*	▲	▼
Göttinger Wurst, i. D.	297	25,5	16,5	0	(0)	*	▼	▲
Gouda Scheiben, 30 % Fett, *Du darfst*	265	17	28	0	0	*	▲	▲
Gouda, 40 % Fett i. Tr.	300	22,3	24,7	+	0	52	▲▼	▲
Gouda, 40 % Fett i. Tr., 30 g	90	6,7	7,4	+	0	15,6	▲▼	▲
Gouda, 45 % Fett i. Tr., *Milram*	347	27	26	+	0	*	▲▼	▲
Gouda, 48 % Fett i. Tr., *Hochland*	356	29	23	0	0	*	▲▼	▲
Goulasch, s. Gulasch								

G	kcal	F (g)	E (g)	KH (g)	BS (g)	Chol. (mg)	F ▲▼	KH ▲▼
Gourmet de *Champignon*, 60 % Fett i. Tr.	365	33	16	<0,5	0	110	▼	▲
Gourmetkuchen, *Bahlsen*, i. D.	472	28	7	49	*	*	▼	▼
Gourmetleberwurst, *Höhenrainer*	334	30	13	3	*	*	▼	▲
Gourmetriegel Cappuccino, Bio, *Martin Evers*	476	28,6	9,8	44,9	*	*	▲▼	▲▼
Gourmetriegel Mango, Bio, *Martin Evers*	415	22,2	11	42,8	*	*	▲▼	▲▼
Gourmetriegel Stracciatella, Bio, *Martin Evers*	473	29	13,1	39,9	*	*	▲▼	▲▼
Grahambrot	201	1	8,4	39,7	8,4	(0)	▲	▲
Grahambrot, 1 Scheibe, 40 g	80	0,4	3,4	15,9	3,4	(0)	▲	▲
Graham-Paniermehl, *granoVita*	351	3	11,7	69,4	8,4	0	▲	▲▼
Grana Padano, *Galbani*	384	20	33	28	0	*	▲▼	▲
Granadilla	63	0,4	2,4	9,5	1,5	0	▲	▲
Granatapfel	74	0,6	0,7	16,7	2,2	0	▲	▲
Grand Dessert Minis Schoko, *Ehrmann*	123	4,9	2,7	17	*	*	▲▼	▲▼
Grand Dessert Schoko, *Ehrmann*, 200 g	246	9,8	5,4	34	*	*	▲▼	▲▼
Grand Dessert Vanille, *Ehrmann*, 200 g	236	9,8	5	32	*	*	▲▼	▲▼
Grand Marnier, 2 cl	64	0	0	5,6	*	*	▲	▼
Grandessa, *Bahlsen*	385	11	6	66	*	*	▼	▼
Granola, *De Beukelaer*	495	24,5	7,5	61	*	*	▼	▼
Grapefruit	45	0,2	0,6	7,5	1,6	0	▲	▲
Grapefruit, 1 St., 250 g	113	0,5	1,5	18,8	4	0	▲	▲
Grapefruitsaft, gesüßt, 0,2 l	116	0,2	1	27,4	*	0	▲	▼
Grapefruitsaft, Trinkgenuss, *Granini*	40	<0,2	<1	8	<0,5	0	▲	▲
Grapefruitsaft, ungesüßt, 0,2 l	94	0,2	1	20,2	*	0	▲	▲
Grapefruitsaft, *Voelkel*	40	0,1	0,6	8	*	0	▲	▲
Graubrot	210	1	6	44	*	(0)	▲	▲▼
Graubrot, 1 Scheibe, 40 g	84	0,4	2,4	17,6	*	(0)	▲	▲▼
Graupen, 1 EL	67	0,3	2,1	14,2	0,9	(0)	▲	▲▼
Graupen, Gersten-	338	1,4	10,4	71	4,6	(0)	▲	▲▼
Greyerzer, 45 % Fett i. Tr.	399	32,1	26,9	+	0	*	▲▼	▲
Greyerzer, 45 %, 20 g	80	6,4	5,4	+	0	*	▲▼	▲
Grieben	182	10	*	0	0	*	▼	▲
Griebenschmalz	920	99	*	0	0	*	▼	▲

G

	kcal	F (g)	E (g)	KH (g)	BS (g)	Chol. (mg)	F ▲▼	KH ▲▼
Griechischer Hirtensalat, *Nadler*	118	6	4	12	*	*	▲	▲
Grieß	328	1	10,8	69	7,1	(0)	▲	▲▼
Grieß, 1 EL	49	0,2	1,6	10,4	1,1	(0)	▲	▲▼
Grießauflauf	108	5	4	12	*	*	▲▼	▲▼
Grießbrei mit Rosinen und Äpfeln, *Maggi*	154	4,7	3,3	24,8	*	*	▲▼	▼
Grießbrei Vanille, *Mondamin*, 1 Port.	325	9,5	11	48,5	*	*	▲▼	▼
Grießbrei, *Mondamin*, 1 Beutel	653	19	22	98	*	*	▲▼	▼
Grießbrei, *Müller*, i. D.	120	3,7	3	19	*	*	▲▼	▼
Grießbreizauber Vanille, *Mondamin*, 1 Port.	227	3	5	45	*	*	▲▼	▼
Grießklößchensuppe, Guten Appetit, *Maggi*	210	8	9	26	*	*	▲▼	▲▼
Grießpudding, *Dr. Oetker*, 1 Becher, i. D.	179	7	5,2	23,6	*	*	▲▼	▲▼
Grießpudding, *Landliebe*, i. D.	151	7,9	3,2	16,6	*	*	▲▼	▼
Grießschnitte	174	6	5	24	*	*	▲▼	▲▼
Grießstrudel, *Campina*, i. D.	125	5,6	3,1	15,5	*	*	▲	▲▼
Grieß-Töpfli, *Emmi*, 1 Becher, i. D.	262	11,6	6,6	32,5	*	*	▲▼	▲▼
Grießtraum, *Ehrmann*	131	4,3	3	20	*	*	▲▼	▲▼
Grill Rib, *Herta*	290	16	14	11	*	*	▲▼	▲
Grillgemüse, *Bonduelle*	56	0,9	3,4	8,4	*	0	▲	▲
Grillhaxe, TK, *Eismann*	150	7	21	<1	*	*	▲▼	▲
Grill-Riesen, *Herta*	290	26	13	<1	*	*	▼	▲
Grillsauce, Bio, *Bruno Fischer*	51	0,5	1,3	10,2	*	*	▲	▲▼
Grog (4 cl Rum, 2 St. Zucker)	133	0	0	8	0	*	▲	▼
Grüne Bohnen extra fein, *Bonduelle*	24	0,5	1,4	3,4	*	0	▲	▲
Grüne Nudeln, gekocht (= 30 g roh)	109	0,4	3,8	22,6	*	(0)	▲	▲
Grüne Nudeln, roh (= 350 g gekocht)	362	1,2	12,5	75,2	*	(0)	▲	▲
Grüne-Bohnen-Eintopf, Bio, *Martin Evers*	35	1,5	1,4	3,9	*	*	▲	▲
Grünkern, 1 EL	65	0,5	2,3	12,6	1,8	(0)	▲	▲
Grünkern, Bio, *Naturata*	320	2,7	10,8	63,3	*	(0)	▲	▲
Grünkernburger, Bio, bratfertig, *Bruno Fischer*	123	1,1	5,8	22,4	*	*	▲	▲

G

	kcal	F (g)	E (g)	KH (g)	BS (g)	Chol. (mg)	F ▲▼	KH ▲▼
Grünkerncremesuppe, fränkisch, *Knorr*, 1 Teller	158	11	4	12	*	*	▲▼	▲▼
Grünkern-Gemüse-Bratling	144	6	5	18	*	(0)	▲	▲
Grünkerngrieß, *Mondamin*	336	3	12	66	*	(0)	▲	▲▼
Grünkern-Käse-Bratling, *granoVita*	210	10	9,9	20,2	4,9	*	▲	▲
Grünkernmehl, *Mondamin*	335	3	12	66	*	(0)	▲	▲▼
Grünkohl	37	0,9	4,3	2,5	4,2	0	▲	▲
Grünkohl mit Kasslerwurst, FP, *Meica*	140	10	7,5	5	*	*	▼	▲
Grünkohl mit Pinkel, FP, *Meica*	187	15	6	7	*	*	▼	▲
Grünkohl, Oldenburger Art, *Kühne*	36	0,9	2,7	4,3	*	0	▲	▲
Grünkohl, roh, TK, *Iglo*	29	0,5	2,2	3,8	*	0	▲	▲
Grütze, s. einzelne Sorten								
Grützwurst, i. D.	210	11	10	18	*	*	▲▼	▲
Gruyère, 45 % Fett i. Tr.	399	32,1	26,9	+	0	*	▲▼	▲
Guacamole Dip, *Kattus*	81	8	2,1	7	*	*	▲▼	▲
Guarana Cola Zisch, Bio, *Voelkel*	34	0,1	0,1	8,7	*	*	▲	▼
Guave	35	0,5	0,9	6	*	0	▲	▲
Guave, 1 St., 150 g	53	0,8	1,4	9	*	0	▲	▲
Güggeli, s. Hähnchen								
Guglhupf, *Campina*, i. D.	112	2,8	2,5	20	*	*	▲▼	▲▼
Guinness, GB, 1/2 Pint	94	0	*	*	*	*	▲	▼
Guinness, Übersee, 0,33 l	216	0	*	*	*	*	▲	▼
Gulasch, Rind, Dose	125	6	15	2	*	*	▲▼	▲
Gulasch, Rind, TK	155	9	20	0	*	*	▲▼	▲
Gulaschpfanne, TK, *Frosta*	90	1,8	6,1	12,4	*	*	▲	▲
Gulaschsuppe, Heißer Becher, *Maggi*, 150 ml	62	1,8	1,8	9,7	*	*	▲	▲
Gulaschsuppe, *Knorr*, 1 Port.	139	7	6	13	*	*	▲▼	▲
Gulaschsuppe, *Knorr-Unox*, 1 Port.	152	4	10	9	*	*	▲▼	▲
Gulaschsuppe, ungarische	40	2,8	1,9	1,9	*	*	▲▼	▲
Gulasch-Suppentopf, *Meica*	58	2	5	5	*	*	▲▼	▲
Gulaschtopf mit Kartoffeln, *Maggi*, 1 Dose	268	15,4	9,5	22,4	*	*	▲▼	▲▼
Gurke	12	0,2	0,6	1,8	0,5	0	▲	▲
Gurken Pariser Cornichons, *Hengstenberg*	25	0,2	1,4	25	*	0	▲	▲▼

G

	kcal	F (g)	E (g)	KH (g)	BS (g)	Chol. (mg)	F ▲▼	KH ▲▼
Gurken, Honig-, *Kühne*	84	0,3	0,3	20	*	0	▲	▲▼
Gurken, Original Spreewälder, *Kühne*	27	0,2	0,9	5,4	*	0	▲	▲▼
Gurken, Salz-Dill-, *Hengstenberg*	7	0,2	0,8	0,8	*	0	▲	▲▼
Gurken, Senf-, *Kühne*	35	0,1	0,5	8	*	0	▲	▲▼
Gurkenaufguss, *Hengstenberg*	12	0	0	3,4	0	0	▲	▲
Gurkensalat dänische Art, *Kühne*	70	0,2	0,6	16,5	*	*	▲	▲▼
Gurkentopf, *Kühne*	17	0,2	0,9	3	*	0	▲	▲▼
Gustin, *Dr. Oetker*	346	0,1	0,4	85,9	*	(0)	▲	▼
Gustin, *Dr. Oetker*, 1 TL	17	+	+	17,2	*	(0)	▲	▼
Gutsel, 1 St., i. D.	19	*	*	4,9	(0)	*	▲	▼
Gutsherrenstrudel, *Eismann*	248	12	5	30	*	*	▼	▼
Gutswurst, *Höhenrainer*	162	10	15	3	*	*	▲▼	▲
Gyros-Reispfanne, TK, *Eismann*	118	6	7	9	*	*	▲▼	▲▼

H

	kcal	F (g)	E (g)	KH (g)	BS (g)	Chol. (mg)	F ▲▼	KH ▲▼
Hackbällchen	251	16	19	9	*	*	▲▼	▲
Hackbällchen, *Herta*	300	16	15	12	*	*	▲▼	▲
Hackbraten, mediterran, TK, *Eismann*	168	8	14	10	*	*	▲▼	▲
Hackfleisch, gemischt	221	16	19	+	(0)	*	▲▼	▲
Hackfleisch, Rind	216	14	22,5	+	(0)	*	▲▼	▲
Hackfleischtraum, *Löwensenf*	121	5,7	8	8,9	*	*	▲▼	▲▼
Hacksteak Hausfrauen Art, TK, *Eismann*	263	19	17	6	*	*	▼	▲
Hack-Wirsing-Auflauf, TK, *Eismann*	88	4	5	8	*	*	▲▼	▲▼
Haferkleieflocken, Bio, *Hensel*	321	4,8	12,2	57,3	15	*	▲	▲
Hafer, geschält, Bio, *Naturata*	333	7,1	11,7	55,7	*	(0)	▲	▲
Haferbrot mit Leinsamen, Bio, *Schnitzer*, 1 Scheibe	92	2,1	3,4	14,8	*	*	▲	▲
Haferdrink, Bio, plus Calcium, *Vitaquell*	42	1,5	1	6,5	*	0	▲	▲
Haferdrink, Bio, *Vitaquell*	42	1,5	1	6,5	*	0	▲	▲
Haferfleks mit Kleie, *Kölln*	328	6,7	15	51,8	21,1	(0)	▲	▲

H

	kcal	F (g)	E (g)	KH (g)	BS (g)	Chol. (mg)	F ▲▼	KH ▲▼
Haferfleks, knusprige, *Kölln*	386	5,5	10,2	73,9	6	0	▲	▲▼
Haferfleks, knusprige, Schoko, *Kölln*	381	4,2	8,3	77,5	4	<0,2	▲	▲▼
Haferflocken, fein, Bio, *Naturata*	348	7	13,5	58,7	*	(0)	▲	▲
Haferflocken, grob, Bio, *Naturata*	348	7	13,5	58,7	*	(0)	▲	▲
Haferflocken, kernige, *Kölln*	355	7,4	14,5	57,5	8,7	*	▲	▲
Haferflocken, Vollkorn	352	7	13,5	58,7	9	(0)	▲	▲
Hafergrütze	371	5,8	12,9	65,7	*	(0)	▲	▲
Haferkleie-Diät, *Dr. Ritter*	363	9	25,1	45,3	5,5	(0)	▲	▲
Haferkleieflocken, *Kölln*	321	8,5	18,8	42,2	18	(0)	▲	▲
Hafermehl, 1 EL	75	1,4	2,8	12,6	*	(0)	▲	▲
Hafer-Nuss-Riegel, Bio, *Schnitzer*, 1 St.	170	5	4	26	*	*	▲	▲
Hagebutten	94	0,6	3,6	16,2	23,7	0	▲	▲
Hagebuttenmarmelade, 1 TL	30	0	0,1	7	*	0	▲	▲▼
Hähnchen (Super Poularde), TK, *Eismann*	198	14	18	*	*	*	▲▼	▲
Hähnchen frites, TK, *Bofrost*	240	13,3	15,5	14,6	*	*	▼	▲▼
Hähnchen nach Kassler Art, *Wiesenhof*	224	0,5	19,6	16	(0)	*	▲	▲
Hähnchen süß-sauer, TK, *Knorr*, 1 Port.	643	27	26	78	*	*	▲▼	▲▼
Hähnchen, Bio, *Wiesenhof*	133	5,6	20,6	0	(0)	*	▲▼	▲
Hähnchenbrust, mit Haut	145	6,2	22,2	+	(0)	66	▲▼	▲
Hähnchenbrustfilet Cordon bleu, TK, *Eismann*	167	7	16	10	*	*	▲▼	▲▼
Hähnchenbrustfilet in Blätterteig, TK, *Eismann*	215	15	12	8	*	*	▼	▼
Hähnchenbrustfilet, mariniert, *Wiesenhof*, i. D.	115	2,6	20	2,9	*	*	▲	▲
Hähnchenbrustfilet, paniert, TK, *Eismann*	109	1	16	9	*	*	▲	▲▼
Hähnchenbrustfilet, unpaniert, TK, *Eismann*	89	1	20	<1	0	*	▲	▲
Hähnchenbrustfilet, *Wiesenhof*	99	0,9	22,8	0	(0)	*	▲	▲
Hähnchenbrustfilets Försterin, TK, *Eismann*	126	6	17	1	*	*	▲▼	▲
Hähnchen-Curry, TK, *Frosta*	110	2	6,2	16,7	*	*	▲	▲▼

H

	kcal	F (g)	E (g)	KH (g)	BS (g)	Chol. (mg)	F ▲▼	KH ▲▼
Hähnchen-Dippers mit Käse, TK, *Iglo*	186	5,5	14	20	*	*	▲▼	▲▼
Hähnchen-Filetspitzen, gegart, TK, *Eismann*	114	2	24	*	*	*	▲	▲
Hähnchenfleisch	166	9,6	19,9	+	(0)	99	▲▼	▲
Hähnchenflügel, *Wiesenhof*	179	11,6	18,6	0	(0)	*	▲▼	▲
Hähnchengeschnetzeltes, TK, *Frosta*	120	4,3	7,1	13,3	*	*	▲	▲
Hähnchenkeule mit Haut	174	11,2	18,2	+	(0)	85	▲▼	▲
Hähnchen-Knusperfilet, TK, *Eismann*	187	7	17	14	*	*	▲▼	▲▼
Hähnchenschenkel, *Wiesenhof*	110	3,1	20,6	0	(0)	*	▲▼	▲
Hähnchenschnitte Cordon-bleu-Art, *Wiesenhof*	202	7,9	19,3	13,5	*	*	▲▼	▲
Hähnchenstäbchen, TK, *Iglo*	139	0,9	16	17	*	*	▲▼	▲▼
Halbbitter-Kuvertüre	396	11	10	64	*	*	▲▼	▲▼
Halbbitter-Schokolade Mousse au chocolat, *Sarotti*	562	38,4	4,7	49,2	*	*	▲▼	▲▼
Halbfettbutter, *Du darfst*	364	39	2,8	0,6	0	*	▲▼	▲
Halbfettmargarine mit Joghurt, *Lätta*	378	39	<1	6	*	*	▲▼	▲
Halbfettmargarine, 40% Fett, *Becel pro activ*	360	40	0	0	*	*	▲	▲
Halbfettmargarine, 10 g	37	4	0,2	(0)	0	0,4	▲▼	▲
Halbfettmargarine, 39 % Fett, *Lätta*	374	39	<1	6	0	*	▲▼	▲
Halbrahm, pasteurisiert	273	27,9	2,3	3,3	0	84	▼	▲
Hallimasch	19	0,7	3,2	0,1	6,8	0	▲	▲
Halwa	379	2	1	87	*	*	▲	▲▼
Hamburger, TK, *Eismann*	234	18	17	1	*	*	▲▼	▲
Hamburgersauce, *Homann*	383	35,1	1,1	15,2	*	*	▼	▼
Hammel, s. Lamm und Schaf								
Hammeltalg	747	81,3	3,9	0	0	100	▼	▲
Handkäse	126	0,7	30	+	0	3	▲	▲
Hanuta Mini, *Ferrero*, 1 St.	57	3,5	1	5,4	*	*	▼	▼
Hanuta, *Ferrero*, 1 St.	122	7,5	2,1	11,6	*	*	▼	▼
Harlekin Vollmilch, *Griesson*	487	23	8	62	*	*	▼	▼
Hartweizen, *Hensel*	345	1	12	70	*	(0)	▲	▲

H	kcal	F (g)	E (g)	KH (g)	BS (g)	Chol. (mg)	F ▲▼	KH ▲▼
Hartweizen-Bandnudeln, Bio, *Naturata*	324	2,5	12,2	63,1	*	(0)	▲	▲
Hartweizen-Eiernudeln, *Birkel*'s No. 1	359	3	13	70	*	*	▲	▲▼
Hartweizengrieß, Bio, *Naturata*	328	1	10,8	69	*	(0)	▲	▲▼
Hartweizen-Maccaroni, Bio, *Naturata*	344	1,9	10,5	71,2	*	(0)	▲	▲
Hartweizennudeln Genuss pur, *3 Glocken*	350	2	12	71	*	*	▲	▲
Hartweizen-Penne, Bio, *Naturata*	344	1,9	10,5	71,2	*	(0)	▲	▲
Harzer Käse	126	0,7	30	+	0	3	▲	▲
Hase	113	3	21,6	+	(0)	65	▲	▲
Haselnüsse, gehackt, gemahlen, *Schwartau*	709	65	18	13	*	*	▲	▲
Haselnussguetzli	465	27,7	6,7	47,4	3,5	32	▼	▼
Haselnusskern, 1 St., 1,5 g	10	0,9	0,2	0,2	0,1	*	▲	▲
Haselnusskerne	647	61	13	11,4	7,4	*	▲	▲
Haselnusskerne, Bio, *Naturata*	644	61,6	14,1	10,5	*	*	▲	▲
Haselnuss-Krokant, *Schwartau*	476	16	5	78	*	*	▲	▲▼
Haselnussmakrone	454	21,7	8	56,5	3,3	0	▲▼	▼
Haselnussmus, 20 g	130	12,6	2,4	2,2	*	*	▲	▲
Haselnussmus, *granoVita*	703	69,2	16,7	3,3	2,4	*	▲	▲
Haselnuss-Nougat-Creme, *granoVita*	549	37	5	49	*	*	▼	▲▼
Haselnuss-Nougat-Creme, *granoVita*, 1 TL	55	3,7	0,6	4,8	*	*	▲▼	▲▼
Haselnussöl, *Vitaquell*	819	91	0	0	0	*	▲	▲
Haselnussstollen, *Bahlsen*	474	30	7	46	*	*	▲▼	▲▼
Haselnussteig, Frischteig, gebacken, *Nestlé*	521	28	8	59	*	*	▲▼	▲▼
Hazienda-Steak, *Gutfried*, 1 St.	196	11,3	22,5	1,3	*	*	▲	▲
Hecht	82	0,9	18,4	+	(0)	63	▲	▲
Hefe, Bäcker-, 1 Würfel	33	0,5	7	0	0	0	▲	▲
Hefe, Bier-, Pulver, *Cenovis*, 1 EL	32	0,4	4,8	2,4	*	*	▲	▲
Hefe, Trocken-, 7 g	16	0,3	3,4	(0)	(0)	*	▲	▲
Hefeextrakt ohne Salz, *Vitam*, 10 g	22	+	3	2,3	0,6	0	▲	▲
Hefeflocken, honigsüße, *Vitam*	371	8	28,3	46,5	0,2	0	▲	▲▼

H

	kcal	F (g)	E (g)	KH (g)	BS (g)	Chol. (mg)	F ▲▼	KH ▲▼
Hefegebäck Feiner Stuten, *Harry*	297	7,2	6,4	51,7	*	(0)	▲	▼
Hefe-Obstkuchenteig, *Mondamin*	421	11	9	69	*	*	▲	▼
Hefeteig für Kuchen, *Wagner*	260	5,2	6,1	47,3	*	*	▲	▼
Hefeteig für Pizza, *Wagner*	235	3,9	6,3	43,6	*	*	▲	▼
Hefewürzflocken, *Dr. Ritter*	373	5	48	34	*	<1	▲	▲▼
Heidebrot 1688, Weizenmischbrot, *Harry*	229	2,9	7,3	43,3	*	(0)	▲	▲▼
Heidelbeeren	37	0,6	0,7	6,1	4,9	0	▲	▲
Heidelbeeren ohne Zucker, Dose	24	0,4	0,4	3,9	*	0	▲	▲
Heidelbeeren, Wald-, TK, *Eismann*	32	<1	<1	6	*	0	▲	▲
Heidelbeersaft, *Voelkel*	37	0,6	0,6	6,1	*	0	▲	▲
Heilbutt, schwarz, geräuchert	223	17,1	17,3	+	(0)	*	▲	▲
Heilbutt, weiß	96	1,7	20,1	+	(0)	24	▲	▲
Heiße Küche, *Vitaquell*	819	91	0	0	0	*	▲▼	▲
Heiße Schokolade, *Nestlé*, 1 Tasse	158	7	6	19	*	*	▲▼	▼
Heiße Tasse Extra, i. D.	65	1,3	1,9	11,1	*	*	▲	▲▼
Heiße Tasse Hot & Spicy, i. D.	43	1,1	1,1	7,6	*	*	▲	▲▼
Heiße Tasse Soup & Crunch, i. D.	88	3,6	1,5	13,8	*	*	▲	▲▼
Heiße Tasse Swing, i. D.	65	1,1	1,8	11,8	*	*	▲	▲▼
Heiße Tasse, i. D.	52	2,1	1	7,3	*	*	▲	▲▼
Heiße Zitrone, *Voelkel*	64	0,1	0,3	13,5	*	0	▲	▲▼
Heißer Becher, Huhn mit Nudeln, *Maggi*, 1 Beutel	34	0,8	1,2	5,5	*	*	▲	▲▼
Heißer Rabe, *Rabenhorst*, 0,2 l	100	0,4	0,4	23,8	0	0	▲	▲▼
Helle Soße, *Knorr*, 1/4 l	137	6	2	19	*	*	▲▼	▲▼
Hendl, gegart	189	9	26	0	*	*	▲▼	▲
Henri extraleicht, 0,3 % Fett, Frischkäsezubereitung, *Bongrain*	76	0,3	13,2	5	0	*	▲	▲
Henri extraleicht, Weichkäsezubereitung, 3 % Fett, *Bongrain*	128	3	23	2,2	0	*	▲	▲
Henri leicht und leicht Vital Kräuter, 32 % Fett i. Tr., *Bongrain*	191	12	19	1,7	0	*	▲▼	▲

H

	kcal	F (g)	E (g)	KH (g)	BS (g)	Chol. (mg)	F ▲▼	KH ▲▼
Henri, 60 % Fett i. Tr., *Bongrain*	323	28,7	14	2,3	0	*	▼	▲
Heringsbecher, *Nadler*	341	33	6	5	*	*	▲▼	▲
Heringsfilet in Dillsauce, *Nadler*	304	28	7	6	*	*	▲▼	▲
Heringsfilet in Remoulade, *Lysell*	413	41	9,2	2,1	*	*	▼	▲
Heringsfilet in Tomatensoße	204	15	14,8	2,4	(0)	42	▲	▲
Heringsmilch	109	2,8	20,9	+	(0)	*	▲	▲
Heringsrogen	131	3,1	26	+	(0)	*	▲	▲
Heringsröllchen, gegrillt, *Nadler*	139	11	8	2	*	*	▲	▲
Heringssalat mit roter Bete, *Nadler*	267	23	5	10	*	*	▲▼	▲
Heringsstip	239	21	10,3	2,7	0	80	▲▼	▲
Herrenbitterschokolade, schwarze, *Stollwerck*	524	36	7,3	42,3	*	*	▲	▲
Herzmuschelfleisch	77	1	11	6	(0)	*	▲	▲
Herzoginkartoffeln, TK, *Eismann*	175	7	2	26	*	*	▼	▼
Hickorynuss	692	72	9	4	*	*	▲	▲
Himbeer-Cassis Zisch, Bio, *Voelkel*	28	0,1	0,1	6	*	*	▲	▼
Himbeere	33	0,3	1,3	4,8	4,7	0	▲	▲
Himbeeren, TK, *Bofrost*	40	0,3	1,3	8,1	*	0	▲	▲
Himbeergeist, 40 %, 2 cl	48	0	0	0	0	0	▲	▲
Himbeergelee, 1 TL	24	+	+	6	+	0	▲	▲▼
Himbeer-Käse-Sahnetorte, *Eismann*	187	7	5	26	*	*	▼	▲▼
Himbeerkonfitüre, 1 TL	25	+	+	6,1	0,1	0	▲	▲▼
Himbeersirup, 1 EL	53	0	+	13,2	(0)	0	▲	▼
Himbeerwasser (2 EL Sirup), 0,2 l	106	0	+	26,4	(0)	0	▲	▼
Hippness crisp, *Hipp*, 1 Port., i. D.	203	5,7	4,5	33,3	3,5	*	▲▼	▲▼
Hirnwurst, 30 g, i. D.	84	8,1	2,9	+	(0)	*	▼	▲
Hirsch	112	3,3	20,6	+	(0)	110	▲	▲
Hirschbraten Gutsherrenart, TK, *Eismann*	96	4	11	4	*	*	▲	▲
Hirschgulasch, TK, *Bofrost*	107	3,1	12,9	6,8	*	*	▲	▲
Hirschhornsalz	155	0	1	38	*	*	▲	*
Hirse, 20 g	71	0,8	2,1	13,8	0,8	(0)	▲	▼
Hirse, Bio, *Hensel*	346	2	12	70	*	(0)	▲	▼

H

	kcal	F (g)	E (g)	KH (g)	BS (g)	Chol. (mg)	F ▲▼	KH ▲▼
Hirsebrot, Bio, *Schnitzer*, 1 Scheibe	134	3,4	3,7	22,3	*	*	▲	▼
Hirseflocken	354	4	10	69	*	(0)	▲	▼
Hirseflocken, Bio, *Naturata*	377	2,6	11,3	77	*	(0)	▲	▲▼
Hirtenvesper, *granoVita*	88	3,5	3,4	10,7	3,2	*	▲	▲▼
Hit, *Bahlsen*	504	24	6	66	*	*	▼	▼
H-Milch, 3,5 % Fett	64	3,5	3,3	4,8	0	11	▲	▲
H-Milch, fettarm, 1,5 % Fett	47	1,5	3,4	4,9	0	5	▲	▲
Hobbits, *Bahlsen*, i. D.	477	24	8	65	*	*	▼	▼
Hobelkäse, 50 % Fett i. Tr., 30 g	142	11,4	9,9	+	0	26,7	▼	▲
Hochzeitssuppe, FP, *Knorr-Unox*, 1 Port.	112	7	5	8	*	*	▲▼	▲▼
Hochzeitssuppe, *Sonnen Bassermann*, 1 Port.	70	3,4	3,4	6,4	*	*	▲▼	▲▼
Hohes C Frühstückssaft, Orange-Karotte, *Granini*	42	<0,5	<1	9,4	<0,5	0	▲	▲▼
Hohes C Multivitamin-Mehrfruchtsaft, *Granini*	46	<0,5	<1	10,4	<0,5	0	▲	▲
Hohes C Vital Traube, Kirsche, *Granini*	41	<0,5	<0,5	9,6	<0,5	0	▲	▲▼
Hohes C Vital, Birne, Mango, *Granini*	36	<0,5	<0,5	8,6	<0,5	0	▲	▲
Hohes C, Orangensaft mit Calcium, *Granini*	43	<0,5	<1	9	<0,5	0	▲	▲
Hokifilet Primavera, TK, *Eismann*	69	1	6	9	*	*	▲	▲
Hollandaise, Zitronen-, *Thomy*	174	16,5	0,7	5,8	*	*	▼	▲▼
Holländer-Scheibletten, *Kraft*	250	18	15	6,8	0	*	▲	▲
Holler, schwarz	54	1,7	2,6	6,5	6,5	0	▲	▲
Holstener Liesel, *granoVita*	837	90	0,8	5,9	1,3	(0)	▼	▲
Holunderbeeren, schwarz	54	1,7	2,6	6,5	6,5	0	▲	▲
Holunderbeerensaft, 0,2 l	76	*	4	13,6	*	0	▲	▲
Holunderblüte Zisch, Bio, *Voelkel*	34	0,1	0,1	8,7	*	*	▲	▼
Holunder-Kirschkonfitüre, *Schneekoppe*	173	0,6	0,9	40	*	(0)	▲	▲▼
Holundersaft, *Schoenenberger*	41	<0,1	2	7,5	0,5	0	▲	▲
Holundersaft, *Voelkel*	38	0	2	7,4	*	0	▲	▲

H	kcal	F (g)	E (g)	KH (g)	BS (g)	Chol. (mg)	F ▲▼	KH ▲▼
Holzfällerschinken, *Herta*	227	15	23	<1	*	*	▲	▲
Honey Flakes, Bio, *Martin Evers*	335	0,8	6,3	75,7	*	(0)	▲	▼
Honey Loops, *Kellogg's*, 1 Port. (30 g + 125 ml fettarme Milch)	169	3	7	30	2	*	▲	▼
Honig, 1 EL	82	0	0,1	20,3	(0)	(0)	▲	▲▼
Honig, 1 TL	33	0	+	8,1	(0)	(0)	▲	▲▼
Honig, 20 g	65	0	0,1	16,2	(0)	(0)	▲	▲▼
Honigmelone	54	0,1	0,9	12,4	0,7	0	▲	▲▼
Honig-Senf-Dill-Soße, *Knorr*	436	42,2	1,8	12,3	*	*	▼	▲▼
Honigtauhonig, 1 TL	31	0	+	7,5	*	*	▲	▲▼
Hörnchen	152	3	5	27	*	*	▲	▼
Hot Chili Sauce Gourmet, *Kühne*	90	<1	1,2	19,3	*	*	▲	▲▼
Hot Dog Chicken Trueman, *Meica*, 1 St.	89	7	6,3	0,3	*	*	▼	▲
Hot Dog Kentucky, mit Brötchen, *Zimbo*, 1 St.	319	19,8	12,1	23,1	*	*	▼	▲▼
Hot Dog Trueman, *Meica*, 1 St.	95	7,5	6,5	0,3	*	*	▼	▲
Hot Wings, *Wiesenhof*	187	12,8	16,9	1,2	*	*	▲▼	▲
Huhn Toscana Mediterran, FP, *Du darfst*, 1 Port.	328	8	24	40	*	*	▲	▲
Huhn, Brat-	166	9,6	19,9	+	(0)	99	▲▼	▲
Huhn, Leber	136	4,7	22,1	1,2	(0)	492	▼	▲
Huhn, Magen	113	4,2	18,2	0,6	0	130	▲▼	▲
Huhn, s. a. Hähnchen								
Huhn, Suppen-	257	20,3	18,5	+	(0)	75	▼	▲
Hühnchen Provencale, TK, *Knorr*, 1 Port.	475	11	30	68	*	*	▲	▲
Hühnerbouillon, klar, Instant, *Maggi*	11	0,5	0,3	1,3	*	*	▲	▲
Hühnerfett	900	100	0	0	0	107	▼	▲
Hühnerfrikassee, TK, *Eismann*	83	3	10	4	*	*	▲	▲
Hühnerfrikassee, FP, *Du darfst*, 1 Port.	320	9,3	20	40	*	*	▲	▲
Hühnerkraftbouillon, Klare Suppen, *Knorr*, 1 Port.	41	2	3	3	*	*	▲	▲
Hühner-Nudelsuppe mit Gemüse, Instant, *Du darfst*, 1 Port.	94	1	4,8	16,4	*	*	▲	▲▼

H

	kcal	F (g)	E (g)	KH (g)	BS (g)	Chol. (mg)	F ▲▼	KH ▲▼
Hühnernudelsuppe, Minuto, *Birkel*	62	2	2	9	*	*	▲	▲
Hühner-Nudeltopf, *Erasco*	49	2,1	2,9	4,7	*	*	▲	▲▼
Hühnersuppe mit Nudeln, Feel good, Instant, *Maggi*, 200 ml	93	0,6	3,6	18,4	*	*	▲	▲▼
Hühnersuppe mit Nudeln, *Knorr*, 1 Teller	72	1	3	13	*	*	▲	▲▼
Hühnersuppe, Guten Appetit, *Maggi*	220	2	9	41	*	*	▲	▲▼
Hühnersuppe, klar, *Maggi*, 1 Würfel, 1 l	60	4	2	4	*	*	▲	▲
Hühner-Suppentopf, *Meica*	62	3,5	3,5	4	*	*	▲	▲
Hülsenfrüchte, gekocht, i. D.	92	0,6	7,9	13,5	*	0	▲	▲
Hülsenfrüchte, roh, i. D.	284	2,1	22	42,3	18,5	*	▲	▲
Hülsenfrüchte, s. a. einzelne Sorten								
Hummer	81	1,9	15,9	+	(0)	89	▲	▲
Hüttenkäse	81	2,9	13,6	+	0	10	▲	▲
Hüttenschmaus, *Knorr*, 1 Pkg., i. D.	596	16	21	92	*	*	▲▼	▲▼

I

	kcal	F (g)	E (g)	KH (g)	BS (g)	Chol. (mg)	F ▲▼	KH ▲▼
I love Milka, Diät, Nuss-Nougat-Pralinen, *Milka*	525	35,5	7,3	38,7	*	*	▼	▲
I love Milka, Nuss-Nougat, *Milka*	550	33,7	6	55	*	*	▼	▼
India-Mix, *Hensel*	294	2,6	31	37	16	0	▲	▲
Indian	157	8,5	20,2	+	(0)	74	▲	▲
Indian, s. a. Pute								
Indianerkrapfen, 1 St.	99	2,5	0,8	18	*	*	▲	▼
Ingwer, 10 g	6	+	0,3	1,1	*	0	▲	▲
Ingwer, kandiert	260	0,4	0,5	62,8	*	0	▲	▼
Ingwer-Miso-Brotaufstrich, Bio, *Vitam*	198	6,9	3,4	30,6	*	0	▲	▲
Ingwerpulver, 1 TL	15	0,2	0,4	3	*	0	▲	▲
Innereien, s. einzelne Tierarten								
Instant Kakao-Trunk (mit Magermilch), 0,2 l	104	0,6	7	17,8	*	2	▲	▼
Intermezzo classic, TK, *Dr. Oetker*, 1 St., i. D.	405	20,2	11,3	44,3	*	*	▲▼	▲▼

I	kcal	F (g)	E (g)	KH (g)	BS (g)	Chol. (mg)	F ▲▼	KH ▲▼
Intermezzo quick, TK, *Dr. Oetker*, 1 St., i. D.	375	21,4	9,6	35,8	*	*	▲▼	▲▼
Ípsei, *Coca-Cola*	24	*	*	5,8	0	0	▲	▼
Italia-Mix, *Hensel*	293	2,2	31	37	16	0	▲	▲
Italia-Salat, *Kühne*	68	3,6	1	7,8	*	*	▲	▲▼

J	kcal	F (g)	E (g)	KH (g)	BS (g)	Chol. (mg)	F ▲▼	KH ▲▼
Jackfrucht	70	0,5	1,1	15,3	4,2	0	▲	▲
Jacobsmuschelfleisch	63	0,1	15,6	(0)	(0)	104	▲	▲
Jagdwurst, westfälisch, *Herta*, 30 g	87	8	4	<1	(0)	*	▼	▲
Jägerklößchen, TK, *Eismann*	106	6	7	6	*	*	▲▼	▲
Jägerplatte, *Bonduelle*	54	1,5	3	7	*	*	▲	▲
Jägersoße, Basis-Saucen, *Knorr*, 1/4 l	83	3	2	12	*	*	▲	▲▼
Jägersoße, *Maggi*, 1 Pkg.	120	3	12,3	6,5	*	*	▲	▲▼
Jägersoße, Meisterklasse, *Maggi*, 1/4 l	115	4,8	5,5	12,5	*	*	▲▼	▲▼
Jalapenos, TK, *McCain*	252	15,6	5,3	24,4	*	*	▼	▲▼
Jambuse	31	0,3	0,6	6,4	3,1	0	▲	▲
Japanische Mispel	40	0,2	0,6	8,6	2,1	0	▲	▲
Jausenschinken, *Herta*	267	15	33	<1	*	*	▲	▲
JoBu Joghurt-Buttermilch-Drink, *Meggle*	71	1,7	2,8	11	*	*	▲	▲▼
Joghurt Almighurt, 3,8 % Fett, *Ehrmann*, i. D.	110	2,8	3,1	16	*	*	▲	▲▼
Joghurt aus Vollmilch, Landliebe, *Campina*	69	4	3,4	4,9	0	*	▲	▲
Joghurt Bioghurt auf Frucht, Mertinger, *Zott*	97	2,9	2,6	15	*	*	▲	▲▼
Joghurt Crema, *Müller*, i. D.	135	6,2	3,2	15,9	*	*	▲▼	▲▼
Joghurt Cremiger Traumjoghurt, *Ehrmann*	143	7	3,1	17	*	*	▲▼	▲▼
Joghurt Cremighurt, *Ehrmann*, i. D.	139	6	2,9	17,8	*	*	▲▼	▲▼
Joghurt Der Cremige, 3,5 % Fett, *Campina*	71	3,5	3,1	6,8	0	*	▲	▲
Joghurt fettarm, Landliebe, 1,5 % Fett, *Campina*	60	1,5	5,2	6,4	0	*	▲	▲
Joghurt Fit & Lecker, 0,1 % Fett, *Danone*, i. D.	95	0,1	4,7	18,9	*	*	▲	▲▼

J

	kcal	F (g)	E (g)	KH (g)	BS (g)	Chol. (mg)	F ▲▼	KH ▲▼
Joghurt Frühlingsgenuss, *Campina*, i. D.	107	3,5	3,8	16	*	*	▲	▲▼
Joghurt Fruttis, *Campina*, i. D.	102	3,2	2,6	17	*	*	▲	▲▼
Joghurt für Kinder, *Danone*	105	2,9	3,9	15,2	*	*	▲	▲▼
Joghurt Jogolé, leicht gesüßt, *Zott*, 175 g	67	0,1	5,1	11,3	*	*	▲	▲▼
Joghurt Leichte Versuchung, 0,1 % Fett, *Emmi*, i. D.	53	0,1	5	8	*	*	▲	▲▼
Joghurt mild, Landliebe, *Campina*	67	3,9	3,2	4,6	0	*	▲	▲
Joghurt mit feinen Schokostücken, *Campina*	122	4,9	3,4	16	*	*	▲▼	▲▼
Joghurt mit Früchten, Landliebe, *Campina*	101	3	3,5	15	*	*	▲	▲▼
Joghurt mit Haselnüssen, Landliebe, *Campina*	121	4,6	4	16	*	*	▲	▲
Joghurt Optiwell, *Campina*, i. D.	44	0,1	4,3	5,2	*	*	▲	▲▼
Joghurt original, Landliebe, *Campina*	67	3,9	3,1	4,5	0	*	▲	▲
Joghurt Starfrucht light, *Zott*	57	1,2	3,6	8	*	*	▲	▲▼
Joghurt, 3,5 % Fett, 150 g	92	5,3	5	6	0	16,5	▲	▲
Joghurt, 3,5 % Fett, mit Früchten, 150 g	141	4,7	4,4	20,3	*	15	▲	▲▼
Joghurt, Allgäuer, fettarm, *Ehrmann*	47	1,5	3,4	5	0	*	▲	▲
Joghurt, fettarm, 1,5 % Fett	44	1,5	3,4	4,1	0	5	▲	▲
Joghurt, fettarm, 1,5 % Fett, mit Frucht	78	1,3	3	13,6	*	4	▲	▲▼
Joghurt, fettarm, *Campina*	48	1,5	3,6	5	0	*	▲	▲
Joghurt, Magerstufe, 150 g	48	0,2	5,3	6,3	0	+	▲	▲
Joghurt, Magerstufe, mit Früchten, 150 g	114	0,2	5,5	21,3	*	*	▲	▲▼
Joghurt, Sahne-, 10 % Fett, 150 g	177	15	4,7	5,6	0	60	▲	▲
Joghurt, Sahne-, 10 % Fett, mit Frucht, 150 g	216	13,1	4	19,9	*	50	▲	▲▼
Joghurt, Sahne-, mild, Frucht, *Zott*	141	7,9	2,4	15	*	*	▲▼	▲▼

J

	kcal	F (g)	E (g)	KH (g)	BS (g)	Chol. (mg)	F ▲▼	KH ▲▼
Joghurt, Schlemmer-, *Müller*, i. D.	109	3,5	4,1	14,4	*	*	▲▼	▲▼
Joghurt, Starfrucht, *Zott*	100	2,8	3,2	15,2	*	*	▲	▲▼
Joghurtaufstrich Paprika-Gurke, Bio, *Zwergenwiese*	95	4,6	2,5	10,8	*	*	▲	▲
Joghurtaufstrich Tomate-Basilikum, Bio, *Zwergenwiese*	176	14,1	2,3	10	*	*	▲▼	▲
Joghurtbutter, *Meggle*	630	69	1	1,3	0	*	▼	▲
Joghurtdrink Almighurt, *Ehrmann*	73	0,9	2,8	13,5	*	*	▲	▲▼
Joghurtdrink Pfirsich light, *Emmi*	47	0,8	3	7	*	*	▲	▲▼
Joghurtdrink, 0,1 % Fett, Erdbeer-Cassis, *Danone*	38	0,6	3,5	5,8	*	*	▲	▲▼
Joghurtdrink, *Emmi*, i. D.	78	1,4	2,6	13,8	*	*	▲	▲▼
Joghurtdrink, *Optiwell*, i. D.	38	0,1	3,4	6	*	*	▲	▲▼
Joghurterzeugnis mit Pflanzensterinzusatz, *Becel*, i. D.	87	0,6	5,1	15	*	*	▲	▲▼
Joghurt-Müsli, *Kölln*	392	11,9	12,7	58,5	7,2	*	▲▼	▲▼
Joghurt-Sahne mit Kräutern, *Südmilch*	228	22	3,2	4,3	*	*	▼	▲
Joghurtschnee Crema, *Müller*, i. D.	153	6,8	4,9	17,2	*	*	▲▼	▲▼
Jogotella-Kuchen, BM, *Dr. Oetker*, 1 St.	260	17,4	3,8	21,7	*	*	▼	▼
Johannisbeeren, rot	33	0,2	1,1	4,9	3,5	0	▲	▲
Johannisbeeren, schwarz	39	0,2	1,3	6,1	6,8	0	▲	▲
Johannisbeeren, weiß	30	+	0,9	6,7	3	0	▲	▲
Johannisbeergelee, 1 TL	25	+	+	6,1	(0)	0	▲	▲▼
Johannisbeerkonfitüre, 1 TL	26	+	0,1	6,2	0,2	0	▲	▲▼
Johannisbeerlikör (Cassis), 2 cl	65	0	*	*	0	*	▲	▼
Johannisbeernektar, rot, 0,2 l	122	+	0,8	24,8	*	0	▲	▼
Johannisbeernektar, schwarz, 0,2 l	128	+	0,8	26	*	0	▲	▼
Johannisbeersirup, schwarzer, Verdünnung 1 : 5	53	0,1	0,1	13	*	0	▲	▼
Johannisbeersüßmost, 0,2 l	120	0	*	*	*	*	▲	▼
Johannisbeerwein, 0,25 l	177	0	0	12,3	0	0	▲	▼

J

	kcal	F (g)	E (g)	KH (g)	BS (g)	Chol. (mg)	F ▲▼	KH ▲▼
Juliennegemüse Gärtnerin, TK, *Eismann*	26	<1	1	5	*	0	▲	▲
Jupiter Edelherb, *Bahlsen*	399	12	6	70	*	*	▼	▼
Jupiter Vollmilch, *Bahlsen*	393	13	7	61	*	*	▼	▼

K

	kcal	F (g)	E (g)	KH (g)	BS (g)	Chol. (mg)	F ▲▼	KH ▲▼
Kabeljau	76	0,6	17,7	+	(0)	34	▲	▲
Kabeljau-Rückenfilet, TK, *Eismann*	75	<1	18	<1	*	*	▲	▲
Kaffee	0	0	0	0	0	(0)	▲	▲
Kaffeeersatz-Mischung Linde's, *Nestlé*, 1 Tasse	4	0	0	1	*	*	▲	▲
Kaffeelikör, 26,5 %, 2 cl	36	0	0	0	0	0	▲	▼
Kaffeesahne, 10 % Fett, *Zott*	122	10,2	3,1	4,5	0	*	▲	▲
Kaffeesahne, 12 % Fett, *Campina*	137	12	3	4,2	0	*	▼	▲
Kaffeesahne, 15 %, 1 EL	24	2,3	0,5	0,6	0	*	▲	▲
Kaffeesahne, 15 %, 1 TL	8	0,8	0,2	0,2	0	*	▲	▲
Kaffeesahne-Alternative, Diät, *Becel*	153	7,9	8,6	11,8	*	*	▲	▲
Kaffeestunde, *Campina*, i. D.	111	3,3	3,3	17	*	*	▲	▲▼
Kaffeeweißer, *frischli*, 1 Port., 7,5 g	9	0,8	0,3	0,3	*	*	▲	▲
Kaiserjagdwurst, *Höhenrainer*	167	11	14	3	*	*	▲▼	▲
Kaiserjagdwurst, Konserve	218	16,8	16,8	0,2	0	60	▼	▲
Kaiserschmarrn, TK, *Eismann*	175	7	4	24	*	*	▼	▼
Kaiserschmarrn, TP, *Mondamin*, 1 Beutel	742	24	29	98	*	*	▼	▼
Kakao, schwach entölt, 20–22 % Fettanteil, Bio, *Naturata*	343	24,5	19,8	10,8	*	*	▲▼	▲
Kakaogetränk, Instant, Bio, *Naturata*	339	3,6	8,8	67,9	*	*	▲▼	▼
Kakaomilch Landliebe, 3,8 % Fett, *Campina*	87	4,1	3,4	9,1	*	*	▲▼	▼
Kakaomilch, Bio, laktosefrei, 0,2 % Fett, *Heirler*, 0,2 l	98	0,4	7	16,4	+	*	▲	▼

K

	kcal	F (g)	E (g)	KH (g)	BS (g)	Chol. (mg)	F ▲▼	KH ▲▼
Kakao-Milchmischgetränk, fettarm	118	2	3	21	*	*	▲	▼
Kakaopulver, 1 EL	51	3,7	3	1,6	0	*	▲▼	▼
Kakaopulver, *Sarotti*	360	21,8	22	19	*	*	▲▼	▼
Kakaotrunk, Magermilch, 0,2 l	104	0,6	7	17,8	*	2	▲	▼
Kaki (Persimone)	72	0,3	0,6	16,5	2,5	0	▲	▲
Kaki, mittelgroß, 250 g	180	0,8	1,5	41,3	6,3	0	▲	▲
Kaktusfeige, 1 St., 100 g	38	0,7	0,8	7,1	5	0	▲	▲
Kalb, Bauch, Flanke	209	16	16,6	0	0	70	▲	▲
Kalb, Brust	131	6,3	18,6	+	(0)	*	▲	▲
Kalb, Bug, Schulter	107	2,6	20,9	+	(0)	70	▲	▲
Kalb, Filet	95	1,4	20,6	+	(0)	70	▲	▲
Kalb, Hals, Halsgrat	109	2,7	21,2	+	(0)	70	▲	▲
Kalb, Keule, Schlegel	97	1,6	20,7	+	(0)	90	▲	▲
Kalbsbratwurst, i. D.	266	25	10,3	+	(0)	100	▼	▲
Kalbsbries	99	3,4	17,2	+	(0)	250	▼	▲
Kalbsfond, *Lacroix*	6	0	1,3	0,1	*	*	▲	▲
Kalbshaxe	98	1,6	20,9	+	(0)	90	▲	▲
Kalbsherz	114	5,1	15,9	1	(0)	140	▲▼	▲
Kalbshirn	111	7,6	10,1	0,5	(0)	2000	▼	▲
Kalbskäse	276	25	12,7	+	(0)	*	▼	▲
Kalbskotelett	112	3,1	21,1	+	(0)	70	▲	▲
Kalbsleber	130	4,1	19,2	4	(0)	360	▼	▲
Kalbsleberwurst	316	27	16,8	1,5	0	180	▼	▲
Kalbsleberwurst, *Du darfst*	253	21	14	2	*	*	▲▼	▲
Kalbslunge	90	2,2	17,5	+	(0)	370	▲▼	▲
Kalbsmilz	100	3	18,2	+	(0)	*	▲▼	▲
Kalbsniere	128	6,4	16,7	0,8	(0)	380	▼	▲
Kalbsplätzli, -eckstück	103	1,6	22,2	0	0	65	▲	▲
Kalbsschnitzel	99	1,8	20,7	+	(0)	*	▲	▲
Kalbssteak	105	2,6	20,2	2,6	0	70	▲	▲
Kalbszunge	128	6,2	17,1	0,9	*	140	▼	▲
Kaldaunen, gegart	98	3,7	16,1	0	0	90	▲▼	▲
Kalmar	83	1,1	16	2,3	0	150	▲	▲
Kalte Ente, 0,2 l	158	+	0,2	10	0	0	▲	▼
Kamtschatkakrabbe, TK oder Dose	92	2	18	+	0	100	▲	▲
Kandiszucker, 1 TL	26	0	0	6,5	0	(0)	▲	▼
Kandiszucker, 2 g, 1 kl. Würfel	8	0	0	2	0	(0)	▲	▼
Kaninchen	152	7,6	20,8	+	(0)	70	▲	▲
Kapern, *Hengstenberg*	21	0,1	2,6	2,8	*	0	▲	▲
Kapstachelbeere	72	1,1	2,3	13,3	*	0	▲	▲

K

	kcal	F (g)	E (g)	KH (g)	BS (g)	Chol. (mg)	F ▲▼	KH ▲▼
Karambole	24	0,5	1,2	3,5	1,9	0	▲	▲
Karamellen, Milch-, 1 St.	20	0,3	0,2	4,2	(0)	*	▲	▼
Karamellsnack, Bio, *Dr. Ritter*	415	18,1	9,1	54,1	*	19,6	▲▼	▼
Karfiol	22	0,3	2,4	2,3	2,9	0	▲	▲
Karotte-Mangosaft, *Voelkel*	40	0,2	0,6	8,4	*	0	▲	▲▼
Karotten	25	0,2	1,1	4,8	3,4	0	▲	▲
Karotten in Früchtesaft, *Hipp*	43	0,3	0,2	9,8	0,4	0	▲	▲▼
Karotten, Bio, *Frosta*	28	0,3	0,7	5,5	*	0	▲	▲▼
Karotten, Konserve	14	0,3	0,6	2	1,6	0	▲	▲▼
Karotten, Rahm-, *Iglo*	99	7,2	1,4	7,2	*	*	▲▼	▲▼
Karotten, TK, *Eismann*	24	<1	1	5	*	0	▲	▲▼
Karottencremesuppe, *Maggi*, 1 Teller	115	6,6	1,6	12,3	*	*	▲▼	▲▼
Karottensaft, rein, *Hipp*	27	0,1	0,4	6	0,5	0	▲	▲▼
Karottensalat, Danga, *Vitaquell*	214	17	1	14	*	*	▲	▲
Karottensalat, *Hengstenberg*	36	0,2	0,6	8,1	*	*	▲	▲
Karottensalat, *Kühne*	53	0,2	0,8	12	*	*	▲	▲
Karpfen	115	4,8	18	+	(0)	75	▲	▲
Kartoffel mal anders Käse, *Unox*, 1 Glas	812	80	14	10	*	*	▼	▲▼
Kartoffel mal anders Speck-Zwiebeln, *Unox*, 1 Glas	836	84	10	11	*	*	▼	▲▼
Kartoffel Provencale, TK, *Frosta*	64	3,2	1,5	7,4	*	*	▲▼	▼
Kartoffelbreisuppe, Guten Appetit, *Maggi*, 1 Teller	93	2,5	1,7	15,8	*	*	▲▼	▼
Kartoffelbrot Knolli, *Harry*	204	1,4	7	40,7	*	(0)	▲	▼
Kartoffelchips	539	39,4	5,5	40,5	4,2	0	▼	▼
Kartoffelchips, 50 g	270	19,7	2,8	20,3	2,1	0	▼	▼
Kartoffelcreme Steakhouse, *Nadler*	230	22	6	2	*	*	▼	▲
Kartoffel-Crème-fraîche-Suppe, *Knorr*, 1 Teller	180	13	3	12	*	*	▲▼	▼
Kartoffelcremesuppe, *Maggi*, 1 Teller	136	7,7	1,8	15	*	*	▲▼	▼
Kartoffelklöße, gekochte, FP, 1 St., i. D.	88	0,5	1	20	*	*	▲	▼
Kartoffelklöße, TK, *Eismann*	104	<1	2	24	*	*	▲	▼

K

	kcal	F (g)	E (g)	KH (g)	BS (g)	Chol. (mg)	F ▲▼	KH ▲▼
Kartoffelknödel halb & halb, Bio, zubereitet, *Bruno Fischer*	100	+	2	22,5	*	*	▲	▼
Kartoffelknödel im Kochbeutel, *Pfanni*, 1 Port.	214	<1	4	46	*	*	▲	▼
Kartoffelknödel, halb & halb, im Kochbeutel, *Pfanni*, 1 Port., 2 Knödel	219	2	5	46	*	*	▲	▼
Kartoffelknödelteig, halb & halb, *Pfanni*	158	<1	3	36	*	*	▲	▼
Kartoffelknödelteig, roh, *Pfanni*	165	<1	3	37	*	*	▲	▼
Kartoffel-Lauch-Suppe mit Knuspercroûtons, *Du darfst*, 1 Port.	98	3	2	15	*	*	▲▼	▲▼
Kartoffel-Mandelbällchen, TK, *Eismann*	258	14	3	30	*	*	▼	▼
Kartoffelmehl	336	0,1	0,6	83,1	+	(0)	▲	▼
Kartoffeln	70	0,1	2	14,8	2,1	0	▲	▲▼
Kartoffeln mit Erbsen und Möhrchen, *Bonduelle*	50	0,5	2,3	9,2	*	0	▲	▲▼
Kartoffeln mit grünen Bohnen, *Bonduelle*	32	0,2	1,3	6,3	*	0	▲	▲▼
Kartoffeln mit Möhrchen, *Bonduelle*	34	0,5	0,8	6,5	*	0	▲	▲▼
Kartoffeln, Rosmarin-, TK, *Eismann*	138	6	2	19	*	*	▼	▼
Kartoffelnudel-Bandnudeln, *Birkel*	350	2	12	71	*	*	▲	▲▼
Kartoffelpuffer, Bio, bratfertig, *Bruno Fischer*	82	0,1	1,1	19,3	*	*	▲	▼
Kartoffelpuffer, TK, *McCain*	109	2	2,5	18,5	*	*	▼	▼
Kartoffelpuffer, TK, *Pfanni*, 1 Pkg.	730	23	12	119	*	*	▼	▼
Kartoffelpüree & Kartoffelsnack, *Pfanni*, 1 Port., i. D.	169	6	4	25	*	*	▲	▼
Kartoffelpüree mit Crème fraîche, *Maggi*, 200 g	126	2,4	4,2	22,4	*	*	▲▼	▼
Kartoffelpüree mit Käse & Croûtons, Snack Bar, *Knorr*, 1 Port.	187	9	5	21	*	*	▲▼	▼
Kartoffelpüree, Bio, *Bruno Fischer*	71	1,5	2,6	11,5	*	*	▲	▼

K

	kcal	F (g)	E (g)	KH (g)	BS (g)	Chol. (mg)	F ▲▼	KH ▲▼
Kartoffelpüree, *Maggi*, 1 Port.	130	2	3,6	24,4	*	*	▲	▼
Kartoffelsaft, *Schoenenberger*	20	0,1	1	4	1,5	0	▲	▲
Kartoffelsalat Fit for Fun, *Homann*	117	5,6	2,8	13,5	*	*	▲	▲▼
Kartoffelsalat mit Crème fraîche & Schnittlauch, *Du darfst*	552	32	6	60	*	*	▲▼	▲▼
Kartoffelsalat mit Ei und Gurke, *Nadler*	186	14	2	12	*	*	▲▼	▲▼
Kartoffelsalat mit Essig und Öl, *Nadler*	110	6	1	13	*	(0)	▲	▲▼
Kartoffelsalat mit Joghurt, *Nadler*	123	7	2	13	*	*	▲	▲▼
Kartoffelsalat, Joghurt mit Bärlauch, *Homann*	147	9,7	1,7	12,9	*	*	▲	▲▼
Kartoffelscheiben, TK, *Eismann*	136	4	3	22	*	*	▲	▼
Kartoffelschnaps, 40 %, 2 cl	44	0	*	*	0	*	▲	▲
Kartoffel-Spinat-Gratinos, TK, *Eismann*	136	8	3	13	*	*	▲▼	▲▼
Kartoffelstärkemehl	336	0,1	0,6	83,1	+	(0)	▲	▼
Kartoffelstärkemehl, 1 EL	50	+	0,1	12,5	+	(0)	▲	▼
Kartoffelstärkemehl, 1 TL	17	+	+	1,2	+	(0)	▲	▼
Kartoffel-Steinpilz-Cremesuppe, *Knorr*, 1 Teller	164	11	3	14	*	*	▲▼	▲▼
Kartoffel-Steinpilz-Suppe & Kräutercroûtons, Suppenbar, *Maggi*, 1 Teller	162	9,8	3,2	15,2	*	*	▲▼	▲▼
Kartoffelsuppe, Würstchen-Lunch, *Meica*	105	7	4,5	6	*	*	▲▼	▲▼
Kartoffeltaschen, TK, *Pfanni*, 1 Pkg.	534	29	7	63	*	*	▼	▼
Kartoffeltopf mit Croûtons, Minuto, *Birkel*	70	2	2	11	*	*	▲	▲▼
Kartoffeltopf mit Röstzwiebeln, *Maggi*	289	7,9	7,5	47,1	*	*	▲▼	▲▼
Kartoffelwürfel, TK, *McCain*	137	5	2,5	20,5	*	*	▼	▼
Kaschu-Nüsse	569	42	17,2	30,5	2,9	*	▲	▲
Käse, s. einzelne Sorten								
Käseaufschnitt, 30 % Fett i. Tr., *Du darfst*	269	17	29	0	*	*	▲	▲

K

	kcal	F (g)	E (g)	KH (g)	BS (g)	Chol. (mg)	F ▲▼	KH ▲▼
Käsecreme-Suppe, Alpenländer, *Knorr*, 1 Teller	154	11	3	11	*	*	▲▼	▲▼
Käseecken, sortiert, 28 % Fett i. Tr., *Du darfst*	187	11	15,5	7	0	*	▲	▲
Käsefondue	253	19,7	17	1,8	0	70	▼	▲
Käse-Hörnli, Wirtshaus, *Maggi*	228	7,2	8,2	32,7	*	*	▲▼	▲▼
Käse-Kirschkuchen, TK, *Coppenrath & Wiese*	200	6,3	6	29,8	1,4	35	▼	▲▼
Käsekrainer, *Höhenrainer*	223	15	16	6	*	*	▲▼	▲
Käsekuchen für Diabetiker, TK, *Eismann*	278	14	7	31	*	*	▼	▲
Käsekuchen, BM, *Dr. Oetker*	362	0,4	3,4	86,1	*	*	▼	▲▼
Käsekuchenhilfe, *Dr. Oetker*	356	0,1	0,3	88,5	*	*	▲	▼
Käse-Nudeltopf mit geräuchertem Speck, Minuto, *Birkel*	113	5	2	15	*	*	▲▼	▲▼
Käseraspel, 30 % Fett i. Tr., *Du darfst*	269	17	28	1	0	*	▲	▲
Käse-Sahnetorte, BM, *Dr. Oetker*, 1 St.	366	21,6	9,9	32,8	*	*	▼	▲▼
Käse-Sahnetorte, *TK*, *Coppenrath* & *Wiese*	252	13,3	4,8	28,1	1	59	▼	▲▼
Käsesahne-Tortencreme, *Dr. Oetker*	394	0	7,4	90,4	*	*	▲	▼
Käsesoße Quattro Formaggi, Meisterklasse, *Maggi*, 1/4 l	418	35,5	9	16,8	*	*	▼	▲▼
Käsesoße Quattro Formaggi, Spaghetteria, *Knorr*, 1/4 l	263	19	6	16	*	*	▼	▲▼
Käsespätzlepfanne, TK, *Eismann*	211	7	9	28	*	*	▼	▲▼
Käsetoast mit Schinken und Ananas	257	14,8	11,4	19,4	*	*	▲	▲
Kasseler	151	7,5	20,9	+	(0)	70	▲	▲
Kasseler mit Sauerkraut, TK, *Bofrost*	71	3	8,8	2,2	*	*	▲▼	▲
Kasseler Schulterbraten, *Du darfst*, 1 Port.	268	8	22	27	(0)	*	▲▼	▲
Kastanie, s. Esskastanie								
Katenrauchwurst	365	32,1	20	0,2	0	80	▲▼	▲
Katenschinken, *Zimbo*	241	17	21	1	(0)	*	▲	▲

K

	kcal	F (g)	E (g)	KH (g)	BS (g)	Chol. (mg)	F ▲▼	KH ▲▼
Katfisch	81	2	15,8	+	(0)	33	▲	▲
Katfisch, geräuchert	124	3,6	23	+	(0)	*	▲	▲
Katjes, Jogger-Gums	331	<0,2	6	78	*	0	▲	▼
Katjes, Katzenpfötchen	342	<0,2	1,2	84	*	0	▲	▼
Katjes, Yoghurt-Gums	320	<0,4	2,1	77	*	0	▲	▼
Katzenzungen, Diät, *Stollwerck*	550	35,2	9,3	48,9	*	*	▼	▲
Katzenzungen, Vollmilch, *Waldbaur*	543	32,5	5,8	57	*	*	▼	▼
Kaugummi, 1 Streifen	10	0	0	2,6	(0)	*	▲	▼
Kaviar Creme, *Abba*	400	34	9,5	15	(0)	*	▲▼	▲
Kaviar, deutsch, 30 g	35	2	4,2	+	(0)	*	▲	▲
Kaviar, russisch, 30 g	73	4,7	7,8	+	(0)	90	▲	▲
Kefe	59	0,2	4	10	*	0	▲	▲
Kefir mit Sahne, 150 g	155	8,6	4,6	13,1	0	*	▲	▲
Kefir, 3,5 % Fett, *Campina*	64	3,5	3,3	4	0	*	▲	▲
Kefir, 3,5 %, 1 Becher	305	17,5	16,5	20	0	55	▲	▲
Kefir, fettarm, *Müller*	49	1,5	3,7	4,4	0	*	▲	▲
Kefir, teilentrahmt, 500 g	250	7,5	17	20,5	0	*	▲	▲
Kefir, *Voelkel*	18	0,1	0,1	4,2	*	*	▲	▲
Kefir, Vollmilch, 250 g	153	8,8	8,3	10	0	27,5	▲	▲
Keimöl	899	99,9	0	0	0	2	▲▼	▲
Keimöl, 1 EL	90	1	0	0	0	0,2	▲▼	▲
Keimöl, 1 TL	30	3,3	0	0	0	0,1	▲▼	▲
Keimöl, *Mazola*	820	91	0	0	0	*	▲▼	▲
Keks & Gut Butterbrezel, *Bahlsen*	468	17	8	72	*	*	▼	▼
Keks & Gut Café Gebäck, *Bahlsen*	489	21	6	70	*	*	▼	▼
Keks & Gut mit Schokostückchen, *Bahlsen*	496	22	7	68	*	*	▼	▼
Kekse Sesamstraße Ernie & Bert, *Allos*	388	23,8	6,9	49,8	*	0	▼	▼
Kekse Zoo, *Leibniz*	442	11	8	77	*	*	▼	▼
Kekse, s. einzelne Sorten								
Kekspause Choco & Haselnuss, *Bahlsen*	519	29	7	61	*	*	▼	▼
Kekspause Choco & Milch, *Bahlsen*	521	30	8	59	*	*	▼	▼
Kerbel, 1 EL	2	+	0,2	0,3	*	0	▲	▲
Kernbeißer Schokolade, *Waldbaur*, i. D.	550	35,7	7,7	49,4	*	*	▲▼	▲▼
Kernfett	900	100	0	0	0	1,6	▼	▲
Ketakaviar, 30 g	31	0,8	5,4	0,5	(0)	*	▲	▲

K

	kcal	F (g)	E (g)	KH (g)	BS (g)	Chol. (mg)	F ▲▼	KH ▲▼
Ketalachs	202	13,6	19,9	+	(0)	44	▲	▲
Ketchup	104	0,1	1	24,7	*	*	▲	▲▼
Ketchup & Mayonnaise Rot-Weiß, *Thomy*	432	39,8	0,8	17,1	*	*	▼	▲
Ketchup, 1 EL	21	+	0,2	4,9	*	*	▲	▲▼
Ketchup, s. a. einzelne Sorten								
Kichererbsen, 1 Port. (= 60 g roh)	184	3,5	11,4	26,8	9,3	*	▲	▲
Kichererbsenaufstrich, Bio, *Vitam*	249	17,9	5,5	16,4	3,1	0	▲	▲
Kidneybohnen, *Bonduelle*	105	0,6	9	16	*	0	▲	▲▼
Kidneybohnen, roh, 60 g	151	0,8	13,3	21,9	*	*	▲	▲
Kidneybohnen, Trendbox, *Bonduelle*	99	0,7	8,9	14,4	*	0	▲	▲▼
Kieler Sprotten	217	15,8	19,1	0	(0)	100	▲	▲
Kinder Maxi King, *Ferrero*, 1 St.	174	12,5	2,6	12,8	*	*	▼	▼
Kinder Prof. Rino, *Ferrero*, 1 St.	119	8,8	1,6	8,3	*	*	▼	▼
Kinder-bueno, *Ferrero*, 1 St.	121	8,1	2,1	10	*	*	▼	▼
Kinder-Country, *Ferrero*, 1 Riegel	127	7,7	2,3	12,2	*	*	▼	▼
Kinderketchup, Bio, *Zwergenwiese*	97	0,1	2	21,2	*	*	▲	▲▼
Kindermajo, rein pflanzlich, Bio, *Bruno Fischer*	422	41,1	1,2	13,6	*	*	▼	▲
Kindernudeln Huhn + Hahn, Bio, *Naturata*	326	1,5	12	75	*	*	▲	▲▼
Kinder-Pingui, *Ferrero*, 1 St.	136	9,2	2,2	11,2	*	*	▼	▼
Kinder-Riegel, *Ferrero*, 1 St.	117	7,1	2,1	11,1	*	*	▼	▼
Kinder-Schoko-Bons, *Ferrero*, 1 St.	32	2,1	0,5	2,8	*	*	▼	▼
Kinder-Schokolade, *Ferrero*, 1 Riegel	70	4,3	1,3	6,6	*	*	▼	▼
Kinder-Überraschung, *Ferrero*, 1 St.	112	7,1	1,9	10,2	*	*	▼	▼
King Crab (TK und Dose)	92	2	18	+	0	100	▲	▲
Kipferl, *Bahlsen*	554	33	9	55	*	*	▼	▼
Kir Royal, 0,1 l	86	0	*	*	*	*	▲	▼
Kirschback, *Schwartau*	535	0	0	0	0	0	▲	▲
Kirschen, sauer	53	0,5	0,9	9,9	1,1	0	▲	▲
Kirschen, sauer, Dose	83	0,2	0,7	19,6	1,5	0	▲	▲▼
Kirschen, süß	63	0,3	0,9	13,3	1,3	0	▲	▲
Kirschen, süß, Dose	56	0,2	0,7	12,5	*	0	▲	▲▼

K

	kcal	F (g)	E (g)	KH (g)	BS (g)	Chol. (mg)	F ▲▼	KH ▲▼
Kirschkonfitüre, 1 TL	25	+	0,1	6,1	0,1	0	▲	▲▼
Kirschkuchen, Alt-Böhmischer, TK, *Coppenrath & Wiese*	254	11,3	5,1	33,5	1	49	▼	▼
Kirschli-Kuchen, BM, *Dr. Oetker*, 1 St.	291	15,2	4,1	34,2	*	*	▼	▼
Kirschnektar	61	0,1	0,3	14	*	0	▲	▼
Kirschsaft, 0,2 l	110	0	0,6	23,6	*	0	▲	▲
Kirschsirup, Verdünnung 1 : 5	53	0,1	0,1	13	*	0	▲	▼
Kirschwasser, 40 %, 2 cl	48	0	0	0	0	0	▲	▲
KitKat Chunky White, *Nestlé*, 1 Riegel	252	14	4	28	*	*	▼	▼
KitKat Chunky, *Nestlé*, 1 Riegel	258	14	3	26	*	*	▼	▼
KitKat White Lemon, 4-Finger-Riegel, *Nestlé*	251	15	3	24	*	*	▼	▼
KitKat, 4-Finger-Riegel, *Nestlé*	229	12	3	28	*	*	▼	▼
KitKat, 2-Finger-Riegel, *Nestlé*	112	6	2	13	*	*	▼	▼
Kitz	110	2,5	21,9	+	(0)	110	▲	▲
Kiwi, 1 St., 80 g	40	0,5	0,7	7,3	1,7	0	▲	▲
Klare Gemüsebrühe, Instant, *Maggi*, 1,75 g	3	0,1	0,3	0,2	*	*	▲	▲
Klarer Schnaps, 32 %, 2 cl	36	0	0	0	0	0	▲	▲
Klarer Schnaps, 38 %, 2 cl	42	0	0	0	0	0	▲	▲
Kleiebrot	207	1,5	6,3	42,1	7,4	(0)	▲	▲
Kleiebrot, 1 Scheibe, 40 g	83	0,6	2,5	16,8	3	(0)	▲	▲
Kletzenbrot	289	8,6	6,7	46,3	14	*	▲	▲▼
Klippfisch	185	0,7	44,7	(0)	(0)	*	▲	▲
Klöße, gefüllt, *Wagner*	172	6,8	5,1	22,5	*	*	▲▼	▼
Klöße, s. Kartoffelklöße								
Kloßteig, gekochter, *Pfanni*	176	<1	2	40	*	*	▲	▼
Kluftsteak	222	14,1	16,4	7,6	*	*	▲	▲
Knabbersnack, Bio, *Dr. Ritter*, i. D.	401	23,6	38,4	8,8	*	0	▼	▼
Knäckebrot	318	1,5	10	66	14	(0)	▲	▼
Knäckebrot Skorpa Vollkorn, *Wasa*, 1 Scheibe	40	1	1,1	6,5	0,9	(0)	▲	▲▼
Knäckebrot, 1 Scheibe, 10 g, i. D.	32	0,2	1	6,6	1,4	(0)	▲	▼
Knäckebrot, Amaranth-, *Allos*	295	3,2	9,7	56,8	15,5	0	▲	▲▼

	kcal	F (g)	E (g)	KH (g)	BS (g)	Chol. (mg)	F ▲▼	KH ▲▼
Knacker, Echte, *Meica*, 1 St.	148	13	7,4	0,3	*	*	▼	▲
Knacki Original, *Herta*, 1 St., 33 g	102	10	4	<1	(0)	*	▼	▲
Knacki-Ball, *Herta*	289	26	13	<1	*	*	▼	▲
Knacki-Rein-Geflügel, *Herta*, 1 St., 33 g	87	7	5	<1	(0)	*	▲▼	▲
Knackwurst, i. D.	300	28	11,9	+	(0)	*	▼	▲
Knoblauch, 1 Zehe	4	+	0,2	0,9	*	0	▲	▲
Knoblauchöl, *Mazola*	828	92	0	0	(0)	*	▲▼	▲
Knoblauchsauce Gourmet, *Kühne*	205	18,1	1	8,1	*	*	▲▼	▲▼
Knoblauchwürfel, TK, *Eismann*	132	4	6	18	*	0	▲	▲
Knoblauchwurst, *Herta*, 30 g	136	13	5	<1	(0)	*	▼	▲
Knödel halb & halb (Pulver), *Maggi*, 1 Knödel	83	0,1	1,4	19,2	*	*	▲	▼
Knödel, Pilz-, im Kochbeutel, *Pfanni*, 1 Port., 2 Knödel	260	7	8	41	*	*	▲	▼
Knödel, s. a. Kartoffelknödel								
Knödel, Semmel-, selbstgemacht, 1 St.	139	6,5	4,8	15,5	0,8	70	▲	▲▼
Knödelbrot	250	1,7	7,9	50,5	2,7	(0)	▲	▼
Knoppers, 1 St.	132	8	2	13	*	*	▼	▼
Knusper-Backfilet Tomate-Mozzarella, TK, *Frosta*	177	8,6	11,1	13,7	*	*	▲▼	▲▼
Knusper-Backfilet Zwiebel-Sahne, TK, *Frosta*	195	10,5	10	15,1	*	*	▲▼	▲▼
Knusperbrot Leicht & Cross Roggen, *Griesson*	336	3	8,9	68,4	11	*	▲	▼
Knusperbrot Leicht & Cross Vital, *Griesson*	340	2,6	10,3	68,8	11	*	▲	▼
Knusperbrot Leicht & Cross Weizen, *Griesson*	361	3	11,6	71,9	5	(0)	▲	▼
Knusperfilet, TK, *Frosta*	192	8,4	13,8	15,4	*	*	▲▼	▲▼
Knusperfilets Kentucky Style, TK, *Bofrost*	164	3,9	17,7	14,4	*	*	▲▼	▲▼
Knusperfisch Aioli, TK, *Eismann*	216	12	11	16	*	*	▲▼	▲▼
Knusperflakes Müsli Honig, *Kölln*	431	13,5	6,9	70,4	4	*	▲	▼
Knusperflakes Müsli Schoko, *Kölln*	409	11,6	8,3	67,8	5,9	*	▲▼	▼

K

	kcal	F (g)	E (g)	KH (g)	BS (g)	Chol. (mg)	F ▲▼	KH ▲▼
Knusperflakes, *Dr. Ritter*	354	2	8	79	6	(0)	▲	▲▼
Knusperflakes, *Hipp*, i. D.	417	2,9	6,4	83,2	*	*	▲	▼
Knusper-Frühstück Unser Bestes, *granoVita*	411	15,9	12,5	54,5	9,8	*	▲▼	▲▼
Knusper-Haferkleie Plus, *Schneekoppe*	325	9	17	46	*	(0)	▲	▲
Knusperjoghurt, *Müller*, i. D.	148	5,5	4,9	19,8	*	*	▲▼	▲▼
Knusperkekse Familie, Bio, *Dr. Ritter*	442	24,8	6,6	48,1	*	(0)	▼	▼
Knusper-Müesli-Joghurt, *Emmi*, 150 g, i. D.	135	3,5	4,6	19,7	*	*	▲	▲▼
Knuspermüsli Ernie & Bert, Bio, *Dr. Ritter*	374	7,3	10	67,1	5,2	*	▲▼	▲▼
Knusper-Müsli, *Dr. Oetker*, 1 Port. (40 g + 60 ml Vollmilch)	208	8	6	28	*	*	▲▼	▲▼
Knusperriegel, *Veelmann*	561	37	7	50	*	*	▲▼	▲▼
Knusperröllchen, *Bahlsen*	494	21	4	71	*	*	▼	▼
Knusperscheiben Leicht & Cross Weizen, *Griesson*	410	8	10,3	74,3	3,4	*	▲	▼
Knusperschokolade, *Bahlsen*	540	30	6	61	*	*	▼	▼
Knusperwellen Leicht & Cross Rosmarin, *Griesson*	398	8,7	8,5	71,5	6	*	▲	▼
Kochkäse, 40 % Fett i. Tr.	187	13,9	12	3,4	0	32	▲▼	▲
Kochkäse, Magerstufe, 10 % Fett i. Tr.	101	3	14,7	3,8	0	7	▲	▲
Kochschinken Pommernspieß mit Kruste, *Rügenwalder*	157	7	21	1	*	*	▲	▲
Kochschinken Pommernspieß ohne Kruste, *Rügenwalder*	120	3	21	1	*	*	▲	▲
Kochschinken, 20 g	25	0,7	4,5	+	*	17	▲	▲
Kochschokolade	480	32	*	*	*	*	▲▼	▲▼
Koch-Set Indisches Curry-Hühnchen-Madras, *Knorr*, 1 Port.	472	3,5	11	100	*	*	▲	▲▼
Koch-Set Japanisches Hühnchen-Teriyaki, *Knorr*, 1 Port.	412	2	8,5	90,5	*	*	▲	▲▼
Koch-Set Lasagne Toskana, *Knorr*, 1 Port.	425	7	12	79	*	*	▲▼	▲▼

	kcal	F (g)	E (g)	KH (g)	BS (g)	Chol. (mg)	F ▲▼	KH ▲▼
Koch-Set Spanische Paella, *Knorr*, 1 Port.	418	3,5	10	86,5	*	*	▲	▲▼
Kohl (Wirsing)	25	0,4	3	2,4	2,5	0	▲	▲
Köhler (Seelachs)	81	0,9	18,3	+	(0)	39	▲	▲
Kohlkönig-Kasslerwürste, *Meica*, 1 St.	87	4,5	11,3	0,3	*	*	▲▼	▲
Kohlkönig-Kochmettwürste, *Meica*, 1 St.	136	11	9	0,3	*	*	▼	▲
Kohlrabi	24	0,1	2	3,7	1,4	0	▲	▲
Kohlrabi, Rahm-, TK, *Iglo*	93	6,8	2,1	6	*	*	▲▼	▲
Kohlrouladen, TK, *Eismann*	98	6	6	5	*	*	▲▼	▲
Kohlrüben	34	0,2	1,1	7	2,7	0	▲	▲
Kohlsprossen	36	0,3	4,5	3,3	4,4	0	▲	▲
Kohlsuppe Asia, *Maggi*, 1 Dose	115	2,9	4,9	16,8	*	*	▲	▲▼
Kohlsuppe Classic, *Maggi*, 1 Dose	98	2,1	4,9	15,2	*	*	▲	▲▼
Kohlsuppe Mediterran, *Maggi*, 1 Dose	98	1,6	4,5	16,8	*	*	▲	▲▼
Kokoschips, Bio, *Naturata*	617	62	6,7	8,1	*	*	▲▼	▲
Kokosfett	894	99	0,8	+	0	1	▲▼	▲
Kokosfett, 1 EL	89	9,9	0,1	+	0	0,1	▲▼	▲
Kokosmakronen	439	26,5	5,4	44,6	*	*	▲▼	▲▼
Kokosmilch, 0,2 l	18	0,4	0,6	2,8	*	*	▲	▲
Kokosnuss	363	36,5	3,9	4,8	9	*	▲	▲
Kokosraspel	606	62	5,6	6,4	24	*	▲▼	▲
Kokos-Zwieback, *Brandt*	420	12	7	71	3,3	*	▲▼	▲▼
Kölln Cakes	489	25,3	6,4	58,9	3,7	*	▲▼	▲▼
Kölln Cakes Müsli, i. D.	492	25,2	6,7	59,6	3,5	48	▲▼	▲▼
Kölln Zauberfleks, i. D.	387	4,6	6,8	79,6	3,3	*	▲▼	▼
Kombucha-Traube Zisch, Bio, *Voelkel*	43	0,1	1	9	*	*	▲	▼
Kommissbrot	210	0,8	5,7	44,4	*	(0)	▲	▼
Kommissbrot 1688, *Harry*	206	0,9	6,2	42,3	*	(0)	▲	▲▼
Kommissbrot, 1 Scheibe, 40 g	84	0,3	2,3	17,8	*	(0)	▲	▼
Kompott, *Natreen*, i. D.	48	0,1	0,8	9,9	*	0	▲	▲
Kondensmilch, 10 %	123	10,5	3,1	4,1	0	34	▲	▲
Kondensmilch, 10 %, 1 Tassenpkg., 7,5 g	9	0,8	0,2	0,3	0	2,6	▲	▲
Kondensmilch, 10 %, 1 TL	6	0,5	0,2	0,2	0	1,7	▲	▲
Kondensmilch, 15 %	265	15,1	12,9	19	0	60	▲	▲
Kondensmilch, 15 %, 1 TL	13	0,8	0,6	1	0	3	▲	▲
Kondensmilch, 4 %	111	4	7,5	10,8	0	20	▲	▲

	kcal	F (g)	E (g)	KH (g)	BS (g)	Chol. (mg)	F ▲▼	KH ▲▼
Kondensmilch, 4 %, 1 TL	6	0,2	0,4	0,5	0	1	▲	▲
Kondensmilch, 7,5 %	132	7,6	6,4	9,3	0	25	▲	▲
Kondensmilch, 7,5 %, 1 TL	7	0,4	0,3	0,5	0	1,3	▲	▲
Kondensmilch, gezuckert	320	8,8	8,1	51,9	0	29	▲	▲▼
Kondensmilch, gezuckert, 1 TL	16	0,4	0,4	2,6	0	1,5	▲	▲▼
Konfekt, s. a. einzelne Sorten, Diät-Pralinen								
Konfitüren, s. a. einzelne Sorten								
Konfitüre Extra, Belfrutta Auslese, *Zentis*, 1 TL, i. D.	25	+	+	6,1	*	0	▲	▲▼
Konfitüre Extra, *Zentis*, 1 TL, i. D.	25	+	+	6,1	*	0	▲	▲▼
Konfitüre Landliebe, *Campina*, i. D.	243	0,2	0,5	59	*	0	▲	▲▼
Konfitüre Scottish Orange Coarse Cut, *Schwartau*	265	<1	<1	63	*	0	▲	▼
Konfitüre Tropische Früchte, *Du darfst*	132	0	0	33	*	0	▲	▲▼
Konfitüre/Gelee Extra, *Natreen*, i. D.	108	0,2	0,6	24,9	*	0	▲	▲
Königsberger Klopse, 1 Port., *Du darfst*	358	14	14	44	*	*	▲▼	▲
Königsberger Klopse, TK, *Eismann*	151	11	7	6	*	*	▲▼	▲
Königsgemüse, Rahm-, *Iglo*	124	9,3	2,6	7,5	*	*	▲▼	▲
Kopfsalat	12	0,2	1,3	1,1	1,4	0	▲	▲
Korbkäse	126	0,7	30	+	0	3	▲	▲
Korinthen	259	*	1,7	63,1	7	0	▲	▲▼
Korinthen, 10 g	26	*	0,2	6,3	0,7	0	▲	▲▼
Korinthen, Bio, *Naturata*	291	0,6	2,5	68	*	0	▲	▲▼
Korn, 32 %, 2 cl	36	0	0	0	0	0	▲	▲
Korneck, *Kamps*, 1 St.	315	15	13	32	*	*	▲	▲▼
Kornfranck Landkaffee, *Tartex*	4	0	0	1	*	(0)	▲	▲
Krabben, ausgelöst	87	1,4	18,6	+	(0)	138	▲	▲
Krabbensalat in Cocktailsauce, *Nadler*	299	27	7	7	*	*	▲▼	▲
Krabbensalat, *Du darfst*	237	18	9	10	*	*	▲	▲
Krabbensuppe, skandinavisch, *Maggi*, 1 Teller	112	6,5	2,8	10,5	*	*	▲▼	▲▼
Kracher, *Maoam*	406	5	0,7	90	*	*	▲	▼

K

	kcal	F (g)	E (g)	KH (g)	BS (g)	Chol. (mg)	F ▲▼	KH ▲▼
Kräcker, Käse-Kräuter, *Ültje*, 25 g	119	6,3	3,6	1,2	*	*	▼	▲▼
Krakauer, i. D.	299	26,5	15,6	0,3	*	60	▼	▲
Krapfen, 1 St., ca. 65 g	206	7,7	5,7	28,6	0,8	81	▼	▼
Kräuter, 1 EL	2	+	0,2	0,2	0,3	0	▲	▲
Kräuterbutter Klassik, *Meggle*	579	62	1,4	3,8	(0)	*	▼	▲
Kräuter-Butter-Soße (zub. mit Butter), Meisterklasse, *Maggi*, 1/4 l	1490	134,5	18,7	51,2	*	*	▼	▲▼
Kräutercremesuppe, *Knorr*, 1 Teller	130	8	2	12	*	*	▲▼	▲▼
Kräuterdinkel Aufstrich, Bio, *Bruno Fischer*	169	9,8	6,4	14	*	*	▲▼	▲
Kräuter-Frischkäse Der Sahnige, *Exquisa*	241	23	6	2,5	0	69	▼	▲
Kräuterhappen in Tomatendressing, *Lysell*	207	10,2	6,8	22	*	*	▲	▲
Kräuter-Käse-Soße, *Knorr*, 1/4 l	20	13	4	16	*	*	▲▼	▲▼
Kräuterlikör, i. D., 2 cl	50	0	0	2	0	0	▲	▼
Kräuterlinge, *Knorr*, i. D.	209	8	13	21	(0)	*	▲▼	▲▼
Kräutermischung mit Bärlauch, TK, *Eismann*	73	5	3	4	*	*	▲	▲
Kräuterpastete, vegetabile, *Tartex*, 25 g	50	3,8	1,8	2,1	*	+	▲▼	▲
Kräuterquark, Gervais, *Danone*	115	7,2	7,9	4,6	0	*	▲	▲
Kräuterquark, leicht, Gervais, *Danone*	77	2,2	9,3	4,8	0	*	▲	▲
Kräuterschinken, *Höhenrainer*	125	5	17	3	*	*	▲	▲
Kräutersoße mit Dillnote, Meisterklasse, *Maggi*, 1/4 l	323	16,5	3,5	15,3	*	*	▲▼	▲▼
Kräutersoße, Delikatess, *Maggi*, 1/4 l	128	6,6	2,6	14,6	*	*	▲▼	▲▼
Kräutertee	0	0	0	0	0	0	▲	▲
Krautsalat, Fit for Fun, *Homann*	96	5,6	1,9	9	*	*	▲	▲
Krebse, ausgelöst	65	0,5	15	+	(0)	158	▲	▲
Krebsfleisch, Dose	87	1,7	18	+	(0)	*	▲	▲
Kren	63	0,3	2,8	11,7	3,6	0	▲	▲
Kren, gerieben, 1 TL	6	+	0,3	1,2	0,4	0	▲	▲
Kreppel, 1 St.	225	5,5	4	39,8	*	*	▼	▼

K

	kcal	F (g)	E (g)	KH (g)	BS (g)	Chol. (mg)	F ▲▼	KH ▲▼
Kresse	33	0,7	4,2	2,5	3,5	0	▲	▲
Kresse, 1 Kästchen, 25 g	8	0,2	1,1	0,6	0,9	0	▲	▲
Krimsekt, halbtrocken, 0,1 l	83	0	*	*	*	*	▲	▲▼
Krimsekt, süß, 0,1 l	95	0	*	*	*	*	▲	▼
Krokant, i. D.	451	12,3	2,4	82	*	*	▲▼	▼
Kroketten knusprig & locker, TK, *Pfanni*, 1 Pkg.	880	38	15	121	*	*	▼	▼
Kroketten, TK, *McCain*, 150 g	281	10,5	4,5	42	*	*	▼	▼
Kronsbeeren	35	0,5	0,3	6,2	2,9	0	▲	▲
Kronsild	116	3,9	16,9	10	*	*	▲	▲
Krümelmonster-Kekse, Bio, *Dr. Ritter*	434	18,7	6,8	59,7	*	*	▼	▼
Krustenbrot, zum Aufbacken, *Lieken Urkorn*	229	1	7	48	*	(0)	▲	▲▼
Kuchenglasur, *Schwartau*, i. D.	612	44,5	2,9	49,9	*	*	▼	▲▼
Kuchenplatte, bunte, *Eismann*	288	14	3	38	*	*	*	*
Kukuruz	86	1,2	3	15,8	4	0	▲	▲▼
Kullerpfirsich, 0,2 l	200	0	*	*	*	*	▲	▼
Kulturheidelbeeren	37	0,6	0,7	6,1	4,9	0	▲	▲
Kümmellikör, 2 cl	50	0	0	2	0	0	▲	▼
Kümmelschnaps, 32 %, 2 cl	40	0	*	*	0	0	▲	▲
Kümmelstange	465	23,9	9,4	53,1	*	*	▲▼	▼
Kumquat	64	0,3	0,6	14,6	*	0	▲	▲
Kumquat, 1 St., 10 g	6	+	0,1	1,5	*	0	▲	▲
Kumquat, eingelegt	94	0,3	0,5	21,2	*	0	▲	▲▼
Kunsthonig, 20 g	66	0	+	16,5	*	(0)	▲	▼
Kürbis	26	0,1	1	5	2,2	0	▲	▼
Kürbis, *Hengstenberg*	79	0,1	0,3	19,4	*	0	▲	▼
Kürbiscremesuppe & Kürbiskerne, *Maggi*, 1 Teller	121	4,4	3	17,3	*	*	▲▼	▲▼
Kürbiskernbrot, TK, *Bofrost*	230	6	9,6	34,4	*	(0)	▲	▲
Kürbiskernbrötchen, *Kamps*, 1 St.	265	10,2	11,1	32,3	*	*	▲	▲▼
Kürbiskerne, 20 g	112	9,1	4,9	2,8	1,8	0	▲	▲
Kürbiskerne, Bio, *Naturata*	565	45,6	24,4	14,2	*	0	▲	▲
Kürbiskerngranulat, *Schneekoppe*	512	32	24	32	*	*	▲	▲
Kürbiskernöl, Bio, *Naturata*	900	100	0	0	0	+	▲	▲
Kürbiskernöl, *Vitaquell*, 1 EL	82	9	0	0	0	+	▲	▲

K

	kcal	F (g)	E (g)	KH (g)	BS (g)	Chol. (mg)	F ▲▼	KH ▲▼
Kutteln, gegart	98	3,7	16,1	0	0	90	▲▼	▲
Kutteln, Kalbs-	134	8,3	14,8	0	0	*	▲▼	▲
Kuvertüre, Edel-, *Schwartau*	554	46,3	6,6	27,6	*	*	▲▼	▲▼
Kuvertüre, Halbbitter, *Schwartau*	540	33,9	6,5	51,8	*	*	▼	▲▼
Kuvertüre, Vollmilch, *Schwartau*	560	34,5	5	56,3	*	*	▼	▼
Kuvertüre, weiß, *Schwartau*	572	36,5	6,5	54	*	*	▼	▼

L

	kcal	F (g)	E (g)	KH (g)	BS (g)	Chol. (mg)	F ▲▼	KH ▲▼
La Viva Frucht & Milch, *Bahlsen*	498	24	8	63	*	*	▼	▼
Lachs (Salm)	202	13,6	19,9	+	(0)	44	▲	▲
Lachs in Blätterteig, TK, *Eismann*	273	17	11	19	*	*	▼	▼
Lachs in Öl	271	22,8	16,4	+	(0)	*	▲	▲
Lachs, geräuchert	289	19,4	28,5	+	(0)	42	▲	▲
Lachsersatz (Seelachs) in Öl	150	8	19,5	+	(0)	*	▲	▲
Lachsfilet-Portionen, TK, *Eismann*	197	<1	20	13	(0)	*	▲	▲
Lachsschinken, 3 % Fett, *Zimbo*	127	3	24	1	(0)	*	▲	▲
Lachsschinken, *Herta*, 30 g	37	1	8	<1	(0)	*	▲	▲
Lakritz, *Haribo*, i. D.	305	0	1	76,9	*	*	▲	▼
Lakritz Batzen, *Katjes*	329	<0,1	6	76	*	0	▲	▼
Lammfilet	112	3,4	20,4	+	(0)	70	▲	▲
Lammfleisch, Brust	381	37	12	+	(0)	*	▲▼	▲
Lammfleisch, Keule, Schlegel	234	18	18	+	(0)	70	▲▼	▲
Lammfleisch, Lende	194	13,2	18,7	+	(0)	65	▲▼	▲
Lammgigot	173	10,5	19,6	0	0	84	▲▼	▲
Lammherz	158	10	16,8	0,2	(0)	140	▲▼	▲
Lammhirn	128	9,1	10,9	0,6	(0)	2200	▼	▲
Lammkotelett	251	16,7	25,4	0	(0)	80	▼	▲
Lammleber	133	4	21,2	+	3	300	▼	▲
Lammlunge	95	2,3	18,4	0,2	(0)	215	▲▼	▲
Lammmilz	104	3,9	17,2	0	0	250	▲▼	▲
Lammnieren	96	3	16,5	0,8	0	340	▼	▲
Lammschnitzel	131	6,1	19,1	+	(0)	*	▲	▲
Lammzunge	194	14,8	13,5	1,7	(0)	*	▲▼	▲

L

	kcal	F (g)	E (g)	KH (g)	BS (g)	Chol. (mg)	F ▲▼	KH ▲▼
Landbratwurst, grobe, *granoVita*	265	22,1	8,5	8,1	2,3	(0)	▲▼	▲
Landhauspfanne, *Frosta*	117	6,6	3,9	10,5	*	*	▲▼	▲▼
Landjäger, 30 g	141	12,8	6,4	+	(0)	*	▲▼	▲
Landkäse Landliebe, *Campina*	399	33,9	23,6	0	0	*	▲▼	▲
Landleberwurst, *Du darfst*	280	24	14	2	*	*	▲▼	▲
Landleberwurst, *Höhenrainer*	275	23	14	3	*	*	▲▼	▲
Langostinos	84	1,1	17,2	1,3	(0)	140	▲	▲
Lasagne Bolognese, TK, *Eismann*	165	9	7	14	*	*	▲▼	▲▼
Lasagne Verdi, TK, *Eismann*	116	4	4	16	*	*	▲▼	▲▼
Lasagne, *Hilcona*	151	6	7	17	*	*	▲▼	▲▼
Lätta Brotaufstrich extra leicht, 28 % Fett	290	28	3	6	0	*	▲	▲
Lätta Halbfettmargarine, 39 % Fett	374	39	<1	6	0	*	▲▼	▲
Latté Milch & Kaffee, *Danone*	73	1,4	3,3	11,7	*	*	▲	▲▼
Latte-Macchiato-Torte, TK, *Coppenrath & Wiese*	283	18,1	4,5	25,6	2,7	20	▼	▼
Lattich	13	0,3	1,2	1,3	1,5	0	▲	▲
Lauch	25	0,3	2,2	3,2	2,3	0	▲	▲
Lauchcremesuppe mit Croûtons, *Knorr*, 1 Port.	80	3	1	11	*	*	▲▼	▲▼
Lauchcremesuppe mit Knuspercroûtons, *Du darfst*, 1 Port.	104	5	1,7	12,8	*	*	▲▼	▲▼
Lauchcremesuppe, Meisterklasse, *Maggi*, 1 Teller	164	7,4	4,4	20	*	*	▲▼	▲▼
Laugenbrezel, 1 St., 50 g	113	0,9	3,6	22,7	1	+	▲	▼
Laugenstangen, TK, *Bofrost*	181	3,5	7,3	30,1	*	+	▲	▼
Le Kir, 0,2 l	136	0	*	*	*	*	▲	▼
Le Tartare Bistro, *Bongrain*	327	31	9	3	0	*	▼	▲
Le Tartare Feine Kräuter, *Bongrain*	99	5	10,5	3	0	*	▲	▲
Le Tartare Marché, *Bongrain*, i. D.	280	26,8	7	2,6	(0)	*	▼	▲
Le Tartare Provence, *Bongrain*, i. D.	210	18,3	8	3,3	(0)	*	▼	▲

L

	kcal	F (g)	E (g)	KH (g)	BS (g)	Chol. (mg)	F ▲▼	KH ▲▼
Le Truffier, 48 % Fett i. Tr., *Bongrain*	361	29	23	2	0	*	▼	▲
Leberkäse, 30 g	89	8,3	3,7	+	(0)	25,5	▼	▲
Leberkäse, bunter, *granoVita*	207	15,3	15,6	1,8	0,8	*	▲	▲
Leberkäse, i. D.	297	27,5	12,4	+	(0)	85	▼	▲
Leberkäse, original bayerischer, in Scheiben, *Zimbo*	334	30	15	1	(0)	*	▼	▲
Leberkäse, Stuttgarter Art, *Höhenrainer*	195	15	12	3	*	*	▲▼	▲
Leberknödel, 2 St., 200 g	118	10,9	9,4	20,5	*	50	▼	▲
Leberpastete, 30 g	94	8,6	1,3	+	(0)	45	▼	▲
Leberpresssack, 30 g	105	9,8	4,4	0,3	*	50	▼	▲
Leberspätzle	195	6	10,6	24,4	*	150	▼	▲
Leberwurst, Apfel-Zwiebel-, *Du darfst*	269	21	13	7	*	*	▲▼	▲
Leberwurst, Delikatess-, *Herta*, 30 g	110	11	4	<1	(0)	*	▼	▲
Leberwurst, Geflügel-	275	23	14	3	(0)	*	▲▼	▲
Leberwurst, grob, 30 g	98	8,8	4,8	+	(0)	25,5	▼	▲
Leberwurst, Kalbs-, 30 g	103	9,6	4,2	+	(0)	*	▼	▲
Leberwurst, mager, 30 g	77	6,3	5,1	+	*	25,5	▲▼	▲
Leberwurst, Pommersche, grob, *Rügenwalder*	257	20	16	1	(0)	*	▼	▲
Leberwurst, Schnittlauch-, *Du darfst*	255	21	14	2,5	*	*	▲	▲
Lebkuchen, i. D.	402	12,9	7,5	63,2	*	*	▲▼	▲▼
Lebkuchenherzen und -sterne, *Bahlsen*	391	9	8	72	*	*	▼	▼
Lebkuchenteig, Frischteig, gebacken, *Nestlé*	370	4	8	76	*	*	▲▼	▲▼
Lecithin-Cocktail Hansa, *Vitaquell*	336	8	0	40	(0)	0	▲	▼
Lecithin-Tabletten Hansa, *Vitaquell*	510	26,2	1,3	65	*	0	▲	▲▼
Leckermäulchen-Drink, *Frischli*, i. D.	75	0,9	3,2	13,4	*	*	▲	▲▼
Leckermäulchen-Fruchtpudding, *Frischli*, 1 Becher, i. D.	80	3,1	1,5	11,7	*	*	▲▼	▲▼
Leckermäulchen-Quark, *Frischli*, 1 Becher, i. D.	223	8,8	10,7	25,2	*	*	▲	▲▼

L

	kcal	F (g)	E (g)	KH (g)	BS (g)	Chol. (mg)	F ▲▼	KH ▲▼
Leckermäulchen-Quark, 0,2 % Fett, *Frischli*, 1 Becher, i. D.	150	0,3	12,1	24,5	*	*	▲	▲▼
Leerdammer light, 28 % Fett i. Tr.	288	17,3	32,4	0	0	*	▲	▲
Leerdammer, 45 % Fett i. Tr.	352	27,6	25,9	+	0	64	▲▼	▲
Leibniz Milch & Honig, *Bahlsen*	457	16	11	68	*	*	▼	▼
Leibniz Milchsnack, *Bahlsen*	518	27	9	61	*	*	▼	▼
Leibniz Waffel & Nougat, *Bahlsen*	508	25	7	64	*	*	▼	▼
Leibniz Zoo, *Bahlsen*	442	11	8	77	*	*	▼	▼
Leicht & Cremig Pudding, *Dr. Oetker*, 1 Becher, i. D.	140	1,3	5,6	26,4	*	*	▲	▲▼
Leicht & Cross Typ Italia, *Griesson*	365	3	11,5	73	5,5	*	▲	▼
Leichtbier, 0,5 l, i. D.	135	0	2	10	0	0	▲	▼
Leichtgenuss Kräuter, Frischkäse *Bresso*	132	8	10,5	4,6	0	*	▲	▲
Leichtgenuss mit feinen Kräutern, Weichkäse, 20 % Fett i. Tr., *Bresso*	183	10	21	2,2	0	*	▲	▲
Leichtgenuss Natur, Weichkäse, 20 % Fett i. Tr., *Bresso*	183	10	21	2,2	0	*	▲	▲
Leinöl, Bio, *Naturata*	896	99,5	0	0	0	+	▲	▲
Leinöl, *Vitaquell*, 1 EL	82	9	0	0	0	(0)	▲	▲
Leinsamen Plus, *Schneekoppe*	370	22	14	28	*	*	▲	▲
Leinsamen, braun, Bio, *Naturata*	376	30,9	24,4	38,6	*	*	▲	▲
Leinsamen, ungeschält, 1 EL	59	4,6	4,3	*	5,8	*	▲	▲
Leinsamenbrot	226	2,2	7,9	42,9	*	(0)	▲	▲▼
Leinsamenbrot, 1 Scheibe, 40 g	90	0,9	3,2	17,2	*	(0)	▲	▲▼
Leinsamenschrot, 1 EL	38	3,2	2,5	0	*	(0)	▲	▲
Leinsamenschrot, 1 TL	13	1,1	0,8	0	*	(0)	▲	▲
Leipziger Allerlei, *Bonduelle*	47	0,4	2,8	8	*	*	▲	▲
Leipziger Allerlei, Butter-, *Iglo*	118	7,2	3,2	10	*	*	▲▼	▲
Lengfisch	82	0,6	19	+	(0)	*	▲	▲
Likör, 2 cl, i. D.	33	*	*	6	0	*	▲	▼

L	kcal	F (g)	E (g)	KH (g)	BS (g)	Chol. (mg)	F ▲▼	KH ▲▼
Likör, s. a. einzelne Sorten								
Lila Pause Nuss, *Milka*	550	35	6,7	52,5	*	*	▼	▼
Limabohnen, roh	275	1,4	20,6	45	14,2	*	▲	▲
Limburger Käse, 20 % Fett i. Tr., 20 g	37	1,7	5,3	+	0	4,2	▲	▲
Limburger Käse, 40 % Fett i. Tr., 20 g	53	3,9	4,5	+	0	18	▲▼	▲
Limette, 1 St., 60 g	22	1,4	0,3	1,1	*	0	▲	▲
Limettensaft, 1 EL	14	0,3	0,1	2,3	*	0	▲	▲
Limettensaft, 1 TL	5	+	+	0,8	*	0	▲	▲
Limonade mit Süßstoff, 0,33 l, i. D.	5	+	+	+	0	0	▲	▲
Limonade mit Zucker, 0,33 l, i. D.	162	*	*	39,6	*	*	▲	▼
Limonade, kalorienarm, 0,33 l, i. D.	18	<0,3	<0,3	3,5	0	0	▲	▼
Limone, 1 St., 60 g	22	1,4	0,3	1,1	*	0	▲	▲
Linde's Kaffeeersatzmischung, *Nestlé*, 1 Tasse	4	0	0	1	*	*	▲	▲
Lindenberger leicht, mind. 30 % Fett i. Tr., *Kraft*	280	17,5	31	0	0	*	▲	▲
Lindenberger, 45 % Fett i. Tr., *Kraft*	370	28	28,5	0	0	*	▲▼	▲
Linsen Oriental, Feel good, *Maggi*, 1 Dose	378	17,9	16,2	37,8	*	*	▲▼	▲▼
Linsen, *Bonduelle*	106	1,3	6,5	17	*	0	▲	▲
Linseneintopf mit Speck, *Maggi*	419	7,6	25,6	62,1	*	*	▲▼	▲
Linseneintopf, Bio, *Martin Evers*	50	1,6	2,5	6,4	*	*	▲	▲
Linsen-Kartoffeltopf, andalusischer, *Erasco*	45	0,5	3	7,2	*	*	▲	▲
Linsenpastete, *grano Vita*	204	16,4	7	7	2,9	(0)	▲	▲
Linsen-Spätzletopf, Wirtshaus, *Maggi*	93	1,5	4,5	15,5	*	*	▲	▲▼
Linsen-Suppentopf, *Meica*	93	4,5	4	9	*	*	▲	▲
Linsentopf mit Speck, *Knorr*, 1 Teller	197	3	14	29	*	*	▲▼	▲
Linzer Torte	417	23,6	7,5	43,7	3,7	97	▼	▲▼
Lion Kingsize, *Nestlé*, 1 Riegel	351	18	3	43	*	*	▼	▼
Lion Mini, *Nestlé*, 1 Riegel	84	4	1	10	*	*	▼	▼
Lion, *Nestlé*, 1 Riegel	229	12	2	28	*	*	▼	▼
Litschi (Lychee)	75	0,3	0,9	17	1,6	0	▲	▲
Litschi, 1 St., 30 g	23	0,1	0,3	5,1	0,5	0	▲	▲

L

	kcal	F (g)	E (g)	KH (g)	BS (g)	Chol. (mg)	F ▲▼	KH ▲▼
Löffelbiskuit, 1 St.	20	0,4	0,6	3,6	*	*	▲	▼
Longane (Drachenauge)	70	0,8	1	14,8	1,1	0	▲	▲
Lopino, Danga, *Vitaquell*	156	8	20	1	*	0	▲	▲
Loquat (japanische Mispel)	40	0,2	0,6	8,6	2,1	0	▲	▲
Loquat, 1 St., 25 g	10	0,1	0,1	2,2	0,5	0	▲	▲
Löskaffee, 150 ml	2	+	+	+	0	0	▲	▲
Lotte (Seeteufel)	66	0,7	14,9	+	(0)	25	▲	▲
Löwensenf, bayerisch-süß	248	5,9	5,3	42,3	*	*	▲▼	▼
Löwensenf, extra	180	11,3	8,5	9,2	*	*	▲	▲
Löwensenf, medium	152	8,3	7,2	10,5	*	*	▲	▲
Löwenzahnblätter	27	0,6	2,9	2,4	3	0	▲	▲
Luflée, *Milka*	530	31	6,4	56,5	*	*	▼	▼
Luncheon Meat	294	25,4	14,7	1,6	(0)	85	▼	▲
Lüneburger Kräuterschmalz, *granoVita*	851	93,2	0,8	2,2	2	(0)	▼	▲
Lüneburger Räucherwürstchen, *granoVita*	383	37,3	9,1	2,6	1	*	▲▼	▲
Lust auf Fisch, TK, *Iglo*, 1 Pkg., i. D.	399	13,8	30,8	37,6	*	*	▲▼	▲▼
Lyoner, i. D.	290	27,1	11,5	+	(0)	*	▼	▲
Lyoner, Truthahn-, mit Paprika u. Ei, *Höhenrainer*, 30 g	56	4,5	3	0,9	(0)	*	▲	▲

M

	kcal	F (g)	E (g)	KH (g)	BS (g)	Chol. (mg)	F ▲▼	KH ▲▼
M&M's Choco, *Masterfoods*	479	21	5,2	67,5	*	*	▼	▼
M&M's Peanut, *Masterfoods*	506	26,5	9,7	57,3	*	*	▼	▼
Maasdamer Scheiben, 30 % Fett i. Tr., *Du darfst*	273	17	30	0	0	*	▲	▲
Maasdamer, 45 % Fett i. Tr., *Hochland*	347	27	26	0	0	*	▲▼	▲
Macadamianuss-Creme, Bio, *Vitaquell*	599	43	6	44	*	*	▲▼	▲▼
Macadamianüsse, 10 g	69	7,3	0,8	*	1,6	*	▲	▲
Macadamianusskerne, Bio, *Naturata*	703	73	7,5	4	*	*	▲	▲
Macadamianussöl, *Vitaquell*	819	91	0	0	0	*	▲	▲
Madeira, 5 cl	84	0	0	5	0	0	▲	▼
Madeleine	413	20,4	7,3	49,9	1,4	89	▼	▼
Magenbitter, 2 cl	50	0	0	2	0	0	▲	▼

M

	kcal	F (g)	E (g)	KH (g)	BS (g)	Chol. (mg)	F ▲▼	KH ▲▼
Magermilch, 0,25 l	88	0,3	8,8	12,3	0	+	▲	▲
Magermilchjoghurt mit Früchten, 0,3 % Fett, 150 g	114	0,2	5,5	21,3	*	+	▲	▲▼
Magermilchjoghurt, 0,3 % Fett, 150 g	48	0,2	5,3	6,3	0	+	▲	▲
Magerquark	72	0,3	13,5	3,2	0	1	▲	▲
Mai Tai, 0,3 l	249	0	5	14,5	*	*	▲	▼
Mainzer Handkäse	126	0,7	30	+	0	3	▲	▲
Mais mit Kidneybohnen, *Bonduelle*	106	1,1	3,7	20,7	*	0	▲	▲▼
Mais, ganzes Korn	331	3,8	9,2	65	9,7	(0)	▲	▲▼
Mais, TK, *Bofrost*	101	1,2	3,3	19,2	*	0	▲	▲▼
Maisgrieß	339	1,1	8,8	73,5	*	(0)	▲	▲▼
Maiskeimöl, *Vitaquell*	819	91	0	0	0	*	▲	▲
Maiskeimöl, *Vitaquell*, 1 EL	82	9	0	0	0	(0)	▲	▲
Maiskölbchen, *Kühne*	47	0,5	1,6	9	*	0	▲	▲▼
Maiskolben, *Bonduelle*	116	1,5	3	22,5	*	0	▲	▲▼
Maismehl	326	2,8	9	66,3	9,4	(0)	▲	▲▼
Maismehl, Bio, *Naturata*	324	2,8	9	66,3	*	(0)	▲	▲▼
Mais-Mix mit Paprika, *Bonduelle*	113	1,4	3	22	*	0	▲	▲
Maisstärke	346	0,1	0,4	85,9	+	(0)	▲	▼
Maisstärke, 1 EL	52	+	0,1	12,9	+	(0)	▲	▼
Maisstärke, 1 TL	17	+	+	4,3	+	(0)	▲	▼
Maître Mathis, *Bonvita*	560	43,1	8,9	33,2	*	*	▲▼	▲▼
Majo, rein pflanzlich, Bio, *Bruno Fischer*	384	38	2,3	8,1	*	*	▼	▲
Majo Kräutersauce, rein pflanzlich, Bio, *Bruno Fischer*	401	38,9	2,6	10,1	*	*	▼	▲
Makkaroni, gekocht (= 30 g roh)	106	0,8	4	21	1	25,8	▲	▲
Makkaroni, roh (= 350 g gekocht)	354	2,8	13,3	69,9	3,4	86	▲	▲
Makkaronigratin, TK, *Eismann*	179	7	7	22	*	*	▲▼	▲▼
Makrele	180	11,6	18,8	+	(0)	70	▲	▲
Makrele, geräuchert	222	15,5	20,7	+	(0)	83	▲	▲
Makrone, 1 St.	45	2,4	1	4,7	*	*	▲▼	▲▼
Makronen	450	24,4	10,3	47	*	*	▲▼	▲▼
Malaga, 5 cl	80	0	*	*	*	*	▲	▼
Malfabrot 1688, Roggenmischbrot, *Harry*	212	0,9	6,2	43,8	*	(0)	▲	▲▼
Malossolkaviar, frisch	259	15,5	16,1	4	(0)	300	▲▼	▲

M

	kcal	F (g)	E (g)	KH (g)	BS (g)	Chol. (mg)	F ▲▼	KH ▲▼
Malteserkreuz Aquavit, 43 %, 2 cl	39	0	*	*	0	0	▲	▲
Maltesers, *Masterfoods*	483	22,9	7,8	61,5	*	*	▼	▼
Malzbier, 0,33 l	158	0	1,3	*	0	0	▲	▼
Malzkaffee, 1 Tasse	7	0	+	2	*	0	▲	▲
Mamey-Apfel	57	0,4	0,5	12,4	*	0	▲	▲
Mandarine	46	0,3	0,6	10,2	2	0	▲	▲
Mandarine, 1 St., 40 g	18	0,1	0,2	4,1	0,8	0	▲	▲
Mandarinenlikör, *Marie Brizard*, 30 %, 2 cl	61	0	0	6,5	0	0	▲	▼
Mandarinensaft, 0,2 l	92	0,6	1,8	19,2	*	0	▲	▲
Mandarinorangen, Dose	83	0,3	0,6	18,5	*	0	▲	▲▼
Mandelbällchen, Chef-, TK, *McCain*	207	9	4,5	27	*	*	▼	▼
Mandel-Bienenstich, *Eismann*, 1 St.	262	13,3	5	30,7	*	*	▼	▼
Mandel-Bienenstich-Torte, TK, *Coppenrath & Wiese*	309	19,5	6,7	26,8	2,2	95	▼	▼
Mandella-Pudding, *Dr. Oetker*, 1 Port., i. D.	112	3,5	3,3	16,9	*	*	▲▼	▲▼
Mandelmus, 20 g	133	11,8	3	3,9	*	*	▲	▲
Mandelmus, *grano Vita*	639	57,8	25,3	4,3	7,6	*	▲	▲
Mandeln	577	54	19	3,7	15,2	*	▲	▲
Mandeln, Europa, Bio, *Naturata*	583	54,1	18,7	5,4	*	*	▲	▲
Mandeln, geröstet	586	53,7	20,4	7	*	*	▲	▲
Mandeln, süß, *Schwartau*	671	59	20	15	*	*	▲	▲
Mandelöl, *Vitaquell*	819	91	0	0	0	*	▲	▲
Mandelpaprika Aufstrich, Bio, *Bruno Fischer*	140	9,5	4,2	9,4	*	*	▲▼	▲
Mandelschmelz, Bio, *Zwergenwiese*	777	78,3	4,9	13,1	*	*	▼	▲
Mandelsplitter, 1 TL	58	5,4	1,9	0,4	1,5	*	▲	▲
Mango	59	0,5	0,5	12,8	1,7	0	▲	▲
Mango, 1 St., 250 g	148	1,3	1,3	32	4,3	0	▲	▲
Mango, getr., Bio, *Naturata*	261	2	2,7	56,3	*	0	▲	▲▼
Mango-Chutney, Bio, *Naturata*	117	0,2	1,6	27,2	*	*	▲	▲▼
Mangold	14	0,3	2,1	0,7	2	0	▲	▲
Mango-Multisaft, *Voelkel*	55	0,1	0,3	13	*	0	▲	▲
Manhattan, 6 cl	145	0	*	*	*	0	▲	▼
Mao Mix, *Haribo*	385	6	1,1	82	*	*	▲▼	▼
Maracuja-Nektar, *Granini*	53	<0,2	<0,5	12,1	<0,5	0	▲	▼
Maracujasaft	57	0,4	0,8	10	*	0	▲	▲

	kcal	F (g)	E (g)	KH (g)	BS (g)	Chol. (mg)	F ▲▼	KH ▲▼
Margarine	722	80	0,2	0,4	0	7	▼	▲
Margarine, 60 % Fett, *Homa*	540	60	0,2	0,4	0	*	▲▼	▲
Margarine, leicht, Halbmischfett, 40 % Fett, *Homa*	360	39	1,9	0	0	*	▲▼	▲
Margarine, 1 EL	108	12	+	0,1	0	1,1	▼	▲
Margarine, 1 TL	36	48	+	+	0	0,4	▼	▲
Margarine, halbfett	368	40	1,6	0,4	0	4	▲▼	▲
Margarine, halbfett, 1 TL	18	2	0,1	+	0	0,2	▲▼	▲
Marillen	43	0,1	1	8,5	1,5	0	▲	▲
Marillen, 1 St., 50 g	22	0,1	0,5	4,3	0,8	0	▲	▲
Marillen, Dose	71	0,1	0,6	17	2	0	▲	▲▼
Marillen, getr.	240	0,5	5	47,9	17,3	0	▲	▲
Marillenkonfitüre, 1 TL	25	+	+	6,1	0,1	0	▲	▲▼
Marillenschnaps, 2 cl	65	*	*	*	0	0	▲	▲
Marmelade, 1 TL, i. D.	27	+	0,1	6,6	0,3	(0)	▲	▲▼
Marmelade, s. a. einzelne Sorten, Konfitüre								
Marmorkuchen, *Bahlsen*	465	26	5	54	*	*	▼	▼
Marmorkuchen, BM, *Dr. Oetker*, 1 St.	230	12,1	3,6	26,6	*	*	▼	▼
Marone	196	1,9	3,4	41,2	8,4	*	▲	▲▼
Maronen, 8 St., 45 g	88	0,9	1,5	18,5	3,8	*	▲	▲▼
Mars Mandel, *Masterfoods*, 1 Riegel	248	13,4	3,2	28,7	*	*	▼	▼
Mars Miniatures, *Masterfoods*, 1 St.	36	1,4	0,3	5,5	*	*	▼	▼
Mars, *Masterfoods*, 1 Riegel	242	9,5	2,1	37,3	*	*	▼	▼
Marsala, 5 cl	56	0	*	*	0	0	▲	▼
Marshmallows	333	0	2	80	*	*	▲	▼
Martini-Cocktail, 6 cl	150	0	*	*	0	0	▲	▼
Marzipan	493	25	8	59	1	(0)	▲▼	▼
Marzipan-Dominosteine, *Bahlsen*	407	13	4	69	*	*	▼	▼
Marzipankartoffel, 1 St., 5 g	21	0,8	0,3	3,4	*	*	▲▼	▼
Marzipan-Rohmasse, *Zentis*	458	30	10	37	*	*	▲▼	▼
Marzipanrübli, *Schwartau*	432	14,5	4,5	70	*	(0)	▲▼	▼
Marzipanstollen, Edel-, *Bahlsen*	434	23	6	51	*	*	▼	▼
Mascarpone, 70 % Fett i. Tr.	460	47,5	4,6	3,6	0	138	▼	▲
Mascarpone, *Exquisa*	387	39	5	4	0	117	▼	▲
Mascarpone, *Galbani*	434	44	4,9	4,5	0	*	▼	▲
Matjes mit Räucherspeck, *Lysell*	272	21,6	17,9	1,7	*	*	▲	▲

M

	kcal	F (g)	E (g)	KH (g)	BS (g)	Chol. (mg)	F ▲▼	KH ▲▼
Matjesfilet, 1 St., 80 g	214	18,1	12,8	+	(0)	48	▲	▲
Matjesmahlzeit nach Hausfrauenart, *Lysell*	293	21	7	19	*	*	▲	▲
Maulbeeren	38	*	1,3	8,1	2	0	▲	▲
Maultaschen, *Bürger*	215	8,7	8	26,1	*	*	▲▼	▲▼
Maultaschen-Gemüse-Pfanne, TK, *Bofrost*	163	8,6	6,1	15,4	*	*	▲▼	▲▼
Maultaschenpfanne, TK, *Eismann*	114	6	4	11	*	*	▲▼	▲▼
Maulwurf-Kuchen, *Dr. Oetker*, 1 St.	374	24,2	4,9	34,1	*	*	▼	▼
Mayonnaise ohne Ei, Bio, *Vitam*	484	50,7	1	5,9	0,7	0	▼	▲
Mayonnaise, 50 % Fett	490	52	0,5	5	0	52	▼	▲
Mayonnaise, 50 % Fett, 1 EL	147	15,6	0,2	1,5	0	15,6	▼	▲
Mayonnaise, 80 % Fett	727	78,9	1,1	3	0	142	▼	▲
Mayonnaise, 80 % Fett, 1 EL	218	23,7	0,3	0,9	0	42,6	▼	▲
Mayonnaise, Delikatess-, Bio, *Naturata*	748	82,5	1,5	*	(0)	*	▼	▲
Mayonnaise, Delikatess-, Tube, *Thomy*	717	79,1	1,3	0	0	*	▼	▲
Mayonnaise, Salat-, 50 % Ölgehalt, *Livio-Knorr*	491	51	0,8	7,4	0	*	▼	▲
Mayonnaise, Salat-, *Kraft*	490	50	0,2	8,7	0	*	▼	▲
Mayo-Senf-Creme, *Thomy*	633	67,3	2,2	4,3	0	*	▼	▲
Meeräsche	120	4,3	20,4	+	(0)	81	▲	▲
Meerbarbe, TK, *Eismann*	98	2	20	<1	(0)	*	▲	▲
Meerrettich	63	0,3	2,8	11,7	3,6	0	▲	▲
Meerrettich Merettina, tafelfertig, *Hengstenberg*	190	15,8	2,3	10	*	0	▲▼	▲
Meerrettich, Gemüse-, *Kühne*	106	4	3,3	14,4	*	0	▲	▲
Meerrettich, gerieben, 1 TL	6	+	0,3	1,2	0,4	0	▲	▲
Meerrettich, Sahne-, Gourmet, *Thomy*	356	33,1	2,2	11,5	*	*	▼	▲
Meerrettich, Sahne-, *Hengstenberg*	283	25,3	3,1	10,9	*	*	▼	▲
Meerrettich, tafelfertig, *Kühne*	150	9,8	2,2	12	*	0	▲▼	▲
Meerrettich, *Thomy*	202	15,2	2,2	13	*	*	▼	▲
Meerrettich-Creme, *granoVita*	317	31,2	6,5	2,6	3,4	*	▲▼	▲

M

	kcal	F (g)	E (g)	KH (g)	BS (g)	Chol. (mg)	F ▲▼	KH ▲▼
Meerrettichquark, 40 % Fett i. Tr., *Campina*	138	10	9	3	*	*	▲▼	▲
Meerrettichsahne, 1 EL	61	5,5	0,4	2,3	*	*	▼	▲
Meerrettich-Spread, *Vitam*	127	6,6	2,3	14,6	2,6	0	▲▼	▲
Mehl, s. a. einzelne Sorten								
Mehl, Type 405	335	1	10,6	71	4	(0)	▲	▼
Mehl, Type 405, 1 EL	50	0,2	1,6	10,7	0,6	(0)	▲	▼
Mehl, Type 405, 1 TL	17	0,1	0,5	3,6	0,2	(0)	▲	▼
Mehlschwitze, braun, *Mondamin*	561	39	6	45	*	*	▲	▼
Mehlschwitze, hell, *Mondamin*	573	40	6	46	*	0	▲	▼
Mehrfruchttrunk rote Früchte, schwarze Johannisbeere, *Natreen*, 0,2 l	36	<0,2	0,2	7,8	<0,2	0	▲	▲
Mehrkornbrot 1688 Weltmeister, *Harry*	250	6,4	8,6	39,6	*	(0)	▲	▲▼
Mehrkornbrot, *Lieken Urkorn*, 1 Scheibe, 40 g	88	1,8	2,8	15,2	*	(0)	▲	▲▼
Mehrkornbrötchen, TK, *Coppenrath & Wiese*, 1 St.	135	2,5	4,6	23,4	3,3	<5	▲	▲▼
Mehrkornbrötchen, *Kamps*, 1 St.	212	4	7,2	36,8	*	*	▲	▲▼
Mehrkornbrötchen, zum Fertigbacken, *Harry*	262	3,4	8,6	48	*	(0)	▲	▼
Melone, s. einzelne Sorten								
Mentos, 1 St.	10	+	0	2,5	0	0	▲	▼
Merci, 1 Riegel	56	3,7	0,8	4,9	*	*	▼	▼
Meringue	396	0,5	5	94	0	0	▲	▼
Messino, *Bahlsen*, i. D.	411	12,5	4	70	*	*	▼	▼
Mett	279	22,5	19	+	(0)	70	▼	▲
Mettbällchen in Kohlrabigemüse, TK, *Bofrost*	125	7,3	4,3	10,6	*	*	▲▼	▲
Mettwurst, Braunschweiger, i. D.	390	37,2	13,9	+	*	85	▼	▲
Mettwurst, grob, i. D.	296	24,3	19,3	+	*	*	▼	▲
Mettwurst, luftgetrocknet, *Herta*, 30 g	136	13	5	<1	(0)	*	▼	▲
Mexicana Brotaufstrich, Bio, *Bruno Fischer*	201	13,8	7,5	11,6	*	*	▲▼	▲
Mexicana-Sauce, *Develey*	82	0,9	1,4	16,7	*	*	▲	▲▼
Mexico-Mix, *Bonduelle*	53	0,8	2,4	9,1	*	0	▲	▲▼
Mexico-Sauce Gourmet, *Kühne*	94	<1	2,2	20,3	*	*	▲	▲▼

M

	kcal	F (g)	E (g)	KH (g)	BS (g)	Chol. (mg)	F ▲▼	KH ▲▼
Mexikanisches Salsa, Snack Bar, *Knorr*, 1 Port.	157	4	5	24	*	*	▲	▲▼
Mexiko-Salat, *Kühne*	57	0,5	2,2	10,8	*	*	▲	▲▼
Mezzo Mix Orange, *Coca-Cola*, 0,2 l	86	0	0	21,2	*	0	▲	▼
Miesmuschel	57	2	9,8	+	(0)	126	▲	▲
Mikado zartherb, *DeBeukelaer*	478	18	7	72	*	*	▼	▼
Milch Landliebe, mind. 3,8 % Fett, *Campina*	70	4,2	3,3	4,7	0	*	▲▼	▲
Milch Shake, *Campina*, i. D.	66	1,2	2,3	11,1	*	*	▲	▲▼
Milch, fettarm, 1,5 % Fett, 0,2 l	94	3	6,8	9,8	0	10	▲	▲
Milch, fettarm, 1,8 % Fett, *Bärenmarke*	50	1,8	3,5	4,9	0	*	▲	▲
Milch-Drink Apfel-Birne, Pfirsich, *Emmi*	33	0,1	3	5	*	*	▲	▲▼
Milch-Drink Classic, *Emmi*	82	1,3	2,9	14,7	*	*	▲	▲▼
Milch-Drink Erdbeer, *Emmi*	67	0,1	2,5	14	*	*	▲	▲▼
Milchfrisch Dessert Schoko-Sahne, *Ehrmann*, 125 g	124	2,9	1,9	22,5	*	*	▲▼	▲▼
Milchkakao, 0,25 l	295	5,2	8,6	52,4	*	*	▲▼	▼
Milchnudeln mit Vanillegeschmack, Süße Terrine, *Maggi*	143	4,8	3,8	21,3	*	*	▲▼	▼
Milch-Mousse Schokolade, *Mondamin*, 1 Port.	141	6,5	4	16,3	*	*	▲▼	▲▼
Milchpudding, *Campina*, i. D.	99	2,2	2,5	17	*	*	▲▼	▲▼
Milchpulver, mager, 25 g	89	0,2	8,7	12,6	0	0,8	▲	▲
Milchreis Diät, *Müller*, 1 Becher, i. D.	174	2,4	4,7	26,6	*	*	▲	▲
Milchreis Vanille, *Mondamin*, 1 Port.	387	9,5	10,5	64,5	*	*	▲▼	▼
Milchreis Vanille, Süße Terrinen, *Maggi*	131	3	3	23	*	*	▲	▼
Milchreis, 0,1 % Fett, *Müller*, 1 Becher, i. D.	186	0,2	6,5	39,5	*	*	▲	▼
Milchreis, Bio, *Naturata*	344	0,6	6,8	77,7	*	(0)	▲	▼
Milchreis, *Dr. Oetker*, 1 Port., i. D.	382	9,2	10,8	64	*	*	▲▼	▲▼
Milchreis, *Emmi*, i. D.	126	2,2	3,1	23,3	*	*	▲▼	▲▼

M

	kcal	F (g)	E (g)	KH (g)	BS (g)	Chol. (mg)	F ▲▼	KH ▲▼
Milchreis, *Müller*, 1 Becher, i. D.	220	4,7	5,9	38,7	*	*	▲▼	▼
Milchreisauflauf Apfel, TK, *Eismann*	124	4	3	19	*	*	▲▼	▼
Milchschnitte, *Ferrero*, 1 St.	117	7,4	2,5	10,1	*	*	▼	▼
Milch-Schoko-Creme Schokomac, *Schwartau*	563	35	3,1	59	*	*	▼	▼
Milchschokolade, i. D.	531	30	9,2	56	+	2	▼	▼
Milchstrudel, *Campina*, i. D.	142	7,5	3,1	15,5	*	*	▲▼	▲▼
Milchzucker, *Schneekoppe*	348	0	0	87	0	0	▲	▲
Mildamer, Bio, 45 % Fett i. Tr., *Heirler*	368	28	29	1	0	*	▲▼	▲
Milka Diät Alpenmilch	485	30,5	6,4	43	*	*	▼	▲
Milka Tender	425	20	5,8	56,5	*	*	▼	▼
Milken	99	3,4	17,2	+	(0)	250	▲▼	▲
Milky Way, *Masterfoods*	450	16,6	3,5	71,6	*	*	▼	▼
Milky Way Brotaufstrich, *Masterfoods*	541	33,6	3,2	56,3	*	*	▼	▼
Milky Way Crispy Rolls, *Masterfoods*	512	27,4	6,9	59,6	*	*	▼	▼
Mineralwasser	0	0	0	0	0	0	▲	▲
Minestrone mit 5 Gemüsesorten, Minuto, *Birkel*	83	3	2	12	*	*	▲▼	▲▼
Minestrone, italienisch, TK, *Knorr*, 1 Teller	144	8	5	14	*	*	▲▼	▲▼
Mini-Panelino, zum Fertigbacken, *Harry*	238	0,8	7,1	50,5	*	(0)	▲	▼
Mini-Wini-Geflügelkette, *Meica*	185	14,5	13	0,5	*	*	▲▼	▲
Minute Maid Apfelsaft	47	+	+	11,5	*	0	▲	▲
Minute Maid Orangensaft	46	+	+	10,8	*	0	▲	▲
Minute Maid roter Traubensaft	76	+	+	18,6	*	0	▲	▲▼
Mirabelle	67	0,2	0,7	15	0,9	0	▲	▲
Mirabelle, 1 St., 10 g	7	+	0,1	1,5	0,1	0	▲	▲
Mirabo, 60 % Fett i. Tr., *Champignon*	350	32	15	<0,5	<1	100	▼	▲
Miracel Whip Balance, *Kraft*	185	15,5	0,4	10	*	*	▲▼	▲
Miracel Whip Joghurt, *Kraft*	157	11	1,6	12	*	*	▲▼	▲
Miracel Whip Salatcreme, *Kraft*	330	31	0,3	11,5	*	*	▲▼	▲

M

	kcal	F (g)	E (g)	KH (g)	BS (g)	Chol. (mg)	F ▲▼	KH ▲▼
Miracoli Bolognese + 30 g Butter, 2–3 Port., *Kraft*, 1 Port.	700	22,3	22,8	101,5	5,5	*	▲▼	▲▼
Miracoli Pastasoße, *Kraft*, i. D.	68	2,8	1,4	8,6	*	*	▲▼	▲▼
Miracoli Spaghetti mit Tomatensauce + 30 g Butter, 2–3 Port., *Kraft*, 1 Port.	660	16,8	21,8	104,5	5,8	*	▲▼	▲▼
Miracoli Spaghetti mit Tomatensauce + 30 g Butter, 4–5 Port., *Kraft*, 1 Port.	494	9,6	17,1	84,3	4,6	*	▲▼	▲▼
Miracoli, Spaghetti Carbonara, *Kraft*	159	5,5	4,9	22,5	*	*	▲▼	▲▼
Miracoli, Tortellini, *Kraft*	158	6,9	4,9	19	*	*	▲▼	▲▼
Miree Kräuter	256	24,5	6,5	2,3	*	*	▼	▲
Miree Meerrettich	250	23,5	6	3,5	*	*	▼	▲
Miree Vital Kräuter	167	13	9	3,6	*	*	▲	▲
Mischbrot, Roggen-	212	1,1	6,9	43,7	6,2	(0)	▲	▲▼
Mischbrot, Roggen-, 1 Scheibe, 40 g	85	0,4	2,8	17,5	2,5	(0)	▲	▲▼
Mischbrot, Weizen-	226	1,1	6,7	47,7	4,6	(0)	▲	▲▼
Mischbrot, Weizen-, 1 Scheibe, 40 g	90	0,4	2,7	19,1	1,8	(0)	▲	▲▼
Mischobst extra, getr., Bio, *Naturata*	245	0,7	3,4	52,1	*	0	▲	▲▼
Mispel (Loquat)	44	*	0,5	10,6	2,1	0	▲	▲
Mispel, 1 St., 25 g	11	*	0,1	2,7	0,5	0	▲	▲
Mix it, *Campina*, i. D.	133	4,3	4,1	17,8	*	*	▲	▲▼
Mixed Pickles, *Kühne*	36	0,3	1,5	6,9	*	0	▲	▲▼
Mjölk-Bröd, *Wasa*, 1 Scheibe	26	0,1	1	5,1	1,3	(0)	▲	▼
M-joy Alpenmilch, *Milka*	530	30	6,6	58	*	*	▼	▼
M-joy Ganze Mandeln, *Milka*	550	35	9,1	48	*	*	▲▼	▲▼
Moccajoghurt, *Zott*	107	3,1	3,7	16	*	*	▲	▲▼
Mockturtle, echte, *Meica*	136	8	9	7	*	*	▲▼	▲▼
Mohnback, *Schwartau*	292	13,5	6,5	36	*	*	*	*
Mohnbrötchen, TK, *Eismann*	255	3	9	48	*	(0)	▲	▼
Mohnsamen	492	42,2	23,8	4,2	20,5	*	▲	▲
Mohnstollen, *Bahlsen*	448	25	7	49	*	*	▼	▼
Möhrchen, extra fein, *Bonduelle*	25	0,7	0,5	4,2	*	0	▲	▲▼

M

	kcal	F (g)	E (g)	KH (g)	BS (g)	Chol. (mg)	F ▲▼	KH ▲▼
Möhren	25	0,2	1,1	4,8	3,4	0	▲	▲
Mohrenkopf, 1 St.	99	2,5	0,8	18	*	*	▲	▼
Möhrenmix Duett, TK, *Eismann*	32	<1	2	6	*	0	▲	▲▼
Möhrensaft, *Schneekoppe*	33	0	1	7	*	0	▲	▲▼
Möhren-Sanddorn-Saft, *Voelkel*	25	0,2	0,6	4,8	*	0	▲	▲▼
Mojito, 0,3 l	215	0	0	18,1	*	*	▲	▼
Mokkabohnen, Zartbitter-schokolade, *Schwartau*	468	26,8	5,6	51	*	*	▲▼	▲▼
Mokka-Flip, 7 cl	246	10,9	4,4	44,6	0	255	▲	▼
Molke mit Fruchtge-schmack, i. D.	65	0,2	0,7	14,8	*	*	▲	▼
Molke, 0,25 l	60	0,5	2	11,8	0	*	▲	▲
Molke, Frucht-, Bio, *Heirler*, 0,25 l	121	0,1	1,8	28,1	0,8	*	▲	▼
Molke, Frucht-, Vitality, *Milram*	52	0,3	1,2	10,7	0	*	▲	▼
Molkedrink Jogolé, *Zott*, 330 g	59	0,1	1,9	12,7	*	*	▲	▼
Molkedrink, *Strothmann*, 500 g, i. D.	98	0,5	2	20,8	*	*	▲	▼
Molke-Fruchtdrink, *Meggle*	24	0,1	0,7	5	*	*	▲	▼
Molkenkur Ananas, Bio, *Dr. Ritter*	339	1	11,3	71,1	*	20	▲	▼
Molkenkur pur, Bio, *Dr. Ritter*	344	1	11,8	72	*	21	▲	▲
Molkenpulver	353	1,1	10,9	68	0	*	▲	▲
Mon Chéri, *Ferrero*, 1 St.	45	2,1	0,3	6,1	*	*	▼	▼
Montagnolo, 70 % Fett i. Tr., *Champignon*	430	42	15	<0,5	0	130	▼	▲
Monte, *Zott*, i. D.	190	13,2	2,7	15,2	*	*	▲▼	▲▼
Montelino, *Milka*	554	34,5	5	55,5	*	*	▼	▼
Moosbeeren	35	0,7	0,4	3,9	3,9	0	▲	▲
Morchel	15	0,3	2,5	0,5	7	0	▲	▲
Morchel, getr.	98	2,8	14,6	4,4	*	0	▲	▲
Mortadella, 30 g, i. D.	104	9,8	3,7	+	*	25,5	▼	▲
Most, 0,2 l, i. D.	86	0	0	2	*	*	▲	▲▼
Mostbröckli	164	3,3	33	0,6	0	*	▲	▲
Mounties Schoko-Flakes, *Alpia*	475	20,7	7,6	64,7	*	*	▼	▼
Mounties Schokoladen-bonbons, *Alpia*	550	34	7,9	53,1	*	*	▼	▼

M

	kcal	F (g)	E (g)	KH (g)	BS (g)	Chol. (mg)	F ▲▼	KH ▲▼
Mousse au Chocolat, *Natreen*, 1 Port.	65	2,9	4,7	4,9	*	*	▲▼	▲
Mousse Chocolat, *Dr. Oetker*, 1 Becher	188	9,4	4,5	21,3	(0)	*	▲▼	▲▼
Mousse, *Dr. Oetker*, mit Milch zubereitet, 1 Port., i. D.	113	3,6	3,6	16,2	(0)	*	▲▼	▲▼
Mövenpick Gourmet-Frühstück, *Schwartau*, i. D.	196	<1	<1	49	*	0	▲	▲▼
Mozartkugeln	502	26,3	4,8	61,5	1,6	10	▼	▼
Mozzarella	255	19,8	18,6	+	0	46	▲	▲
Mozzarella Santa Lucia, *Galbani*	274	20,5	20,5	1,8	0	*	▲	▲
Mozzarella Zottarella leicht, *Zott*	165	8,5	21	1	0	*	▲	▲
Mozzarella, *Emmi*	258	20	19	1	0	*	▲	▲
Mozzarella-Sticks, TK, *Eismann*	310	18	16	21	*	*	▼	▲▼
Müllermilch Leicht und Fit, *Müller*, 500 ml, i. D.	267	7,5	17,5	32,2	*	*	▲	▲▼
Müllermilch, *Müller*, 500 ml, i. D.	386	7,3	17,6	60,5	*	*	▲	▲▼
Multikornflocken, *Kölln*, i. D.	333	4,7	10,2	62,6	10,6	0	▲	▲
Multisaft Natur, *Voelkel*	46	0,1	0,5	10	*	0	▲	▲
Multivitamin-Mehrfruchtnektar mit Süßstoff, *Granini*	27	<0,5	<0,5	6	<0,5	0	▲	▲
Multivitaminsaft, Dr. Koch's Trink 10, *Granini*	55	<0,5	<1	12,5	<0,5	0	▲	▲
Mungobohnenkeime, *Bonduelle*	14	0,1	1,5	1,8	*	0	▲	▲
Münsterkäse, 45 % Fett i. Tr., 30 g	87	6,8	6,5	*	0	28,8	▲▼	▲
Münsterkäse, 50 % Fett i. Tr., 30 g	96	7,9	6,2	*	0	28,8	▼	▲
Mürbeteig, Frischteig, gebacken, *Nestlé*	519	29	7	58	*	*	▼	▼
Muschelfleisch	68	2	10,5	2,4	0	126	▲	▲
Muscheln in Kräuterbouillon, TK, *Bofrost*	92	6,3	5,5	3,2	*	*	▲	▲
Muscheln, natur, Dose	66	1,3	9,7	3,6	(0)	*	▲	▲
Muskateller, 5 cl, i. D.	80	0	*	*	0	*	▲	▲▼
Müsli 10 Früchte 10 Vitamine, *Schneekoppe*	321	3,8	8,1	63	*	*	▲	▲

	kcal	F (g)	E (g)	KH (g)	BS (g)	Chol. (mg)	F ▲▼	KH ▲▼
M								
Müsli Basis Kern & Korn, Bio, *Naturata*	384	14,3	11,5	52,2	*	(0)	▲	▲
Müsli Das Kornige, Bio, *granoVita*	370	10,5	11,8	57,1	8,2	*	▲	▲
Müsli Exotic, *Hensel*	378	10,7	10	61	6	*	▲	▲
Müsli Fit & Vital, *Hensel*	335	4,3	11	63	10	*	▲	▲
Müsli Fit for Fun, *Kölln*, i. D.	369	6,4	10	67,7	9,8	*	▲	▲
Müsli Knusper-Power, *Hensel*	400	10,5	12	64	9	*	▲	▲
Müsli mit Cranberries und Kürbiskernen, *Kölln*	357	6,9	10,1	63,6	7,1	*	▲	▲
Müsli Null-Getreide, *Hensel*	391	14,2	17	50	10	0	▲	▲
Müsli Schokotraum, *Hensel*	400	13,2	12	58	8	*	▲▼	▼
Müsli Unser Bestes, *granoVita*	355	11,7	13	49,3	12,4	*	▲	▲
Müsli, 8-Früchte-, *granoVita*	347	9,8	10	54,7	8,6	*	▲	▲
Müsli, Basis-, Bio, *Dr. Ritter*	354	8,3	12,8	56,9	9,3	(0)	▲	▲
Müsli, Früchte-, ohne Zucker, 40 g, i. D.	145	3,5	4,3	24,1	3,1	(0)	▲	▲
Müsli, Karibik, *Kölln*	369	8,3	9,2	64,3	6,9	*	▲	▲
Müsli, Schoko-, 40 g, i. D.	160	4,6	4	25,5	2,8	(0)	▲▼	▼
Müslimischung, 40 g, i. D.	158	4	3,6	26,8	2,2	(0)	▲	▲
Müslipause Cranberry, *Schneekoppe*	387	8,8	6	71	*	*	▲	▲
Müslipause Mandel-Nuss, *Schneekoppe*	421	15	8,2	63	*	*	▲	▲
Müslipause Schokolade, *Schneekoppe*	437	16	7,3	66	*	*	▲▼	▼
Müsliriegel Apfel-Zimt, *granoVita*	389	10	6,8	67,9	5	*	▲▼	▲▼
Müsliriegel Corny Milch-sandwich Milch, *Schwartau*	467	21	7	62	*	*	▼	▼
Müsliriegel Corny Milch-sandwich Schoko-Nuss, *Schwartau*	466	19,8	7,4	64,6	*	*	▼	▼
Müsliriegel Corny Schoko-Orange + Vitamin C, *Schwartau*	436	13,5	6,5	72	*	*	▼	▼
Müsliriegel Vollkorn-Haselnuss, *granoVita*	467	22,5	9,9	56,2	3,8	*	▲▼	▲

M

	kcal	F (g)	E (g)	KH (g)	BS (g)	Chol. (mg)	F ▲▼	KH ▲▼
Müslix, *Kellogg's*, 1 Riegel, i. D.	108	4,3	1,8	16	1,3	*	▲▼	▼
Mütschli, Semmeli	255	0,9	9,1	52,7	3,6	0	▲	▼

N

	kcal	F (g)	E (g)	KH (g)	BS (g)	Chol. (mg)	F ▲▼	KH ▲▼
Nacktgerste, Bio, *Naturata*	304	3,2	12,4	56,4	*	(0)	▲	▲
Nackthafer, Bio, *Naturata*	346	7,4	13,3	56,6	*	(0)	▲	▲
Nährbier, 0,33 l	178	0	1,8	36	0	0	▲	▼
Nasi Goreng, *Hilcona*	92	4	4	40	*	*	▲▼	▲▼
Nasi Goreng, TK, *Frosta*	104	1,9	6,6	15,2	*	*	▲	▲▼
Naturreis, Mittelkorn, Bio, *Naturata*	345	2,2	7,2	74,1	*	(0)	▲	▲
Naturreis, Rundkorn, Bio, *Naturata*	345	2,2	7,2	74,1	*	(0)	▲	▲
Nektarine	53	*	0,9	12,4	2	0	▲	▲
Nektarine, 1 St., 125 g	66	*	1,1	15,5	2,5	0	▲	▲
Nescafé Café au lait, *Nestlé*, 1 Tasse	52	3	2	5	*	*	▲▼	▼
Nescafé Cappuccino, cremig zart, *Nestlé*, 1 Tasse	62	2	2	8	*	*	▲▼	▼
Nescafé Cappuccino, ungesüßt, *Nestlé*, 1 Tasse	58	3	2	6	*	*	▲▼	▲
Nescafé frappé Typ Eiskaffee, mit Milch 3,5 % Fett zubereitet, *Nestlé*, 200 ml	181	7	7	22	*	*	▼	▼
Nescafé Latte Macchiato, *Nestlé*, 1 Glas	91	6	3	8	*	*	▲▼	▼
Nescafé Wiener Melange, *Nestlé*, 1 Tasse	75	2	2	12	*	*	▲▼	▼
Nescafé Xpress black, *Nestlé*, 1 Dose	65	0	1	16	*	*	▲	▼
Nescafé Xpress white, *Nestlé*, 1 Dose	120	3	4	19	*	*	▲▼	▼
Nescafé, ohne Milch und Zucker, *Nestlé*	2	+	+	+	(0)	(0)	▲	▲
Nesquik Junior, mit Milch 1,5 % Fett zubereitet, *Nestlé*, 1 Glas	194	5	8	29	*	*	▲▼	▼
Nesquik Schokosirup, *Nestlé*, 4 TL	33	+	+	8	*	*	▲	▼
Nesquik Snack, *Nestlé*, 1 St.	99	5	2	12	*	*	▲▼	▼

N

	kcal	F (g)	E (g)	KH (g)	BS (g)	Chol. (mg)	F ▲▼	KH ▲▼
Nesquik trinkfertig, *Nestlé*, 0,33 l	268	6	12	43	*	*	▲▼	▼
Nesquik zuckerreduziert, mit Milch 1,5 % Fett zubereitet, *Nestlé*, 1 Glas	168	4	8	25	*	*	▲▼	▲▼
Nestea, i. D.	31	+	+	7,6	0	0	▲	▼
Netzmelone	26	0	1	5	*	0	▲	▲▼
NicNac's, *Lorenz*	555	39	16	35	*	*	▲▼	▲▼
Nikolaschka (4 cl Weinbrand, 1 TL Zucker)	116	0	0	5,8	0	0	▲	▼
Nimm 2 Lachgummi, *Storck*	323	<0,2	8	72,6	*	*	▲	▼
Nimm 2 Minis, zuckerfrei, *Storck*	230	<0,1	<0,1	93,6	<0,1	*	▲	▲
Nimm 2, *Storck*	368	<0,1	<0,2	92	<0,1	0	▲	▼
Nisslsalat	14	0,4	1,8	0,7	1,5	0	▲	▲
Nockerlgrieß	328	1	10,8	69	7,1	(0)	▲	▼
Noni-Saft, *Voelkel*	49	0,2	0,5	10,5	*	*	▲	▲
Nougat	500	24	5	66	+	(0)	▼	▼
Nougavita, *granoVita*	596	46	6,5	39,1	*	*	▲▼	▲▼
Nudel Up Tomatensauce mit Frühlingsgemüse, *Birkel*	50	1,6	1,6	7	*	(0)	▲	▲▼
Nudel Up, Bolognese mit Rindfleisch, *Birkel*	95	5	5	7,5	*	*	▲▼	▲▼
Nudel-Hühnchenpfanne, TK, *Eismann*	120	4	6	15	*	*	▲	▲▼
Nudeln in Broccoli-Creme-Soße, Ein Teller, *Maggi*	113	2,8	4,6	17,2	*	*	▲▼	▲▼
Nudeln in Champignon-Creme-Soße, Ein Teller, *Maggi*	114	2,3	4,8	18,4	*	*	▲▼	▲▼
Nudeln in Gulaschsoße, Snack Bar, *Knorr*, 1 Port.	213	2	8	41	*	*	▲	▲▼
Nudeln in Tomate-Mozzarella, Ein Teller, *Maggi*	102	2,3	2,7	17,7	*	*	▲	▲▼
Nudeln, bunte Spiralen, *granoVita*	338	2,1	12,3	67,4	6,8	0	▲	▲
Nudeln, eifrei, gekocht (= 30 g roh)	109	0,4	3,8	22,6	*	(0)	▲	▲
Nudeln, eifrei, roh (= 350 g gekocht)	362	1,2	12,5	75,2	*	(0)	▲	▲
Nudeln, Spaghetti, Bio, *granoVita*	354	1,4	11,7	73,7	2,3	0	▲	▲
Nudeln, Vollkorn-, roh	343	3	15	64	8	(0)	▲	▲

N

	kcal	F (g)	E (g)	KH (g)	BS (g)	Chol. (mg)	F ▲▼	KH ▲▼
Nudelpfanne Försterinnen, Wirtshaus, *Maggi*	118	1,9	5,1	20	*	*	▲▼	▲▼
Nudelpfanne, italienisch, TK, *Eismann*	119	3	7	16	*	*	▲	▲▼
Nudelsalat Fit for Fun, *Homann*	118	5,7	3,5	13,7	*	*	▲	▲
Nudelsauce Basilico, *Oro di Parma*	55	2,2	1,8	7,1	*	*	▲	▲▼
Nudelsauce Bolognesa, *granoVita*	86	3,8	4,9	8,1	4,9	*	▲	▲
Nudelsauce Cipollo e Aglio, *Oro di Parma*	67	3	1,9	8,1	*	*	▲	▲
Nudelsauce Deliciosa, *granoVita*	50	1,7	2,2	6,5	3,3	(0)	▲	▲▼
Nudelsauce Piccanta, *granoVita*	52	1,7	1,9	7,3	1,9	(0)	▲	▲▼
Nudelsuppe mit Klößchen, *Maggi*	312	9,4	13,2	43,8	*	*	▲▼	▲▼
Nudelsuppe, Würstchen-Lunch, *Meica*	69	3	4,5	6	*	*	▲▼	▲▼
Nudeltopf mit Fleischklößchen, *Maggi*, 1 Dose	179	8,5	8,8	17,2	*	*	▲▼	▲▼
Nudeltopf mit Klößchen, *Knorr*, 1 Teller	156	5	7	22	*	*	▲▼	▲▼
Nürnberger Lebkuchen	399	14	6	62	*	*	▲▼	▲▼
Nürnberger Lebkuchen, 1 St., ca. 50 g	200	6,9	3,2	30,8	*	*	▲▼	▲▼
Nürnberger Rostbratwurst	329	29,5	16,5	0,3	(0)	*	▼	▲
Nussbrot	255	8	7,6	38,2	5,2	0	▲	▲▼
Nuss-Crunch, *Ritter Sport*	521	30	7	55	*	*	▼	▼
Nussdessert, *Bahlsen*	559	34	7	57	*	*	▼	▼
Nussgipfel aus Blätterteig	442	25,5	6,5	46,6	2,7	21	▼	▼
Nussgipfel aus Hefeteig	368	11,7	7,1	58,8	2,7	42	▲▼	▼
Nussini, *Milka*	575	39,5	5,6	51	*	*	▼	▼
Nusskernmischung, Bio, *Naturata*	619	56,3	15,4	12,5	*	*	▲	▲
Nusskuchen, BM, Bio, *Naturata*	398	11,8	8,5	64,6	*	*	▲▼	▲▼
Nusskuchen, BM, *Dr. Oetker*, 1 St.	285	14,5	3,9	34,8	*	*	▼	▼
Nusskuchen, fertiger Teig, gebacken, *Nestlé*	417	21	6	51	*	*	▲▼	▲▼
Nüsslisalat	14	0,4	1,8	0,7	1,5	0	▲	▲
Nuss-Mandel-Mix in Honig, *granoVita*	504	32	5	49	3	*	▲	▲▼

N

	kcal	F (g)	E (g)	KH (g)	BS (g)	Chol. (mg)	F ▲▼	KH ▲▼
Nussmischung Mix-Nuss, *Ültje*	538	56,7	15,7	18,2	2,9	*	▲	▲
Nussmix-Riegel, Bio, *Schnitzer*, 1 St.	200	12	6	15	*	*	▲	▲
Nussnougat, *Schwartau*	503	27	8	57	*	*	▼	▲▼
Nuss-Nougat-Creme Salabim, Bio, *Bruno Fischer*	596	46	6,5	39,1	*	*	▲▼	▲▼
Nuss-Nougat-Creme, 1 TL, i. D.	53	3,1	4,3	5,8	*	*	▲▼	▲▼
Nusspaprika Brotaufstrich, Bio, *Bruno Fischer*	177	11,4	5,1	13,6	*	*	▲▼	▲
Nussplätzchen, 1 St.	23	1,4	0,3	2,4	*	*	▲▼	▲▼
Nusspli Nuss-Nougat-Creme, *Zentis*, 20 g	104	6	0,8	11,8	*	*	▲▼	▲▼
Nuss-Sahnetorte, TK, *Coppenrath & Wiese*	307	21,4	5,1	23,5	2,3	55	▼	▼
Nussschnitte Haselnuss, *granoVita*	491	33,7	11,3	35,5	7,5	*	▲▼	▲▼
Nussschnitte Haselnuss-Mandel, *granoVita*	525	39,1	13,2	30,1	7	*	▲▼	▲▼
Nutella, *Ferrero*, 1 Port., 25 g	129	7,5	1,8	13,5	*	*	▼	▼
Nuts, Kingsize, *Nestlé*, 1 Riegel	347	17	4	44	*	*	▼	▼
Nuts, *Nestlé*, 1 Riegel	250	13	3	31	*	*	▼	▼

O

	kcal	F (g)	E (g)	KH (g)	BS (g)	Chol. (mg)	F ▲▼	KH ▲▼
Obers, 30 % Fett	309	31,7	2,4	3,4	0	109	▼	▲
Obers, 30 %, 1 TL	15	1,6	0,1	0,2	0	5,5	▼	▲
Oberskren, 1 EL	61	5,5	0,4	2,3	*	*	▼	▲
Obstbranntwein, 38 %, 2 cl	50	*	*	*	*	*	▲	▲
Obstessig, 1 EL	3	0	<0,1	0,1	0	0	▲	▲
Obstgarten der Große Diät, 0,4 % Fett, *Danone*, i. D.	69	0,4	6,1	10,1	*	*	▲	▲
Obstgarten der Große, *Danone*, i. D.	122	4	4,8	16,6	*	*	▲	▲▼
Obstgarten Diät, 0,4 % Fett, *Danone*, i. D.	68	0,4	6,1	10	*	*	▲	▲
Obstgarten Fruchtissimo, *Danone*, i. D.	130	4,6	3,3	18,8	*	*	▲	▲▼
Obstgarten Schlemmer-, *Danone*, i. D.	173	7,3	4,1	22,9	*	*	▲▼	▲▼

O

	kcal	F (g)	E (g)	KH (g)	BS (g)	Chol. (mg)	F ▲▼	KH ▲▼
Obstgarten Standard, *Danone*, i. D.	122	4	4,8	16,4	*	*	▲	▲▼
Obstkonserven, *Natreen*, i. D.	34	0,2	0,4	7,3	*	0	▲	▲
Obstkonserven, s. einzelne Sorten								
Obstkuchenteig, BM, *Dr. Oetker*	348	0,8	6,8	78,5	*	*	▼	▼
Obstler, 2 cl	48	0	0	0	0	0	▲	▲
Obstmischung, tropisch, TK, *Eismann*	40	<1	1	9	*	0	▲	▲
Obstsalat	87	0	1	19	*	0	▲	▲
Ochsenmaulsalat, *Nadler*	45	1	8	1	*	*	▲	▲
Ochsenschwanz	184	11,5	20,1	+	(0)	*	▼	▲
Ochsenschwanzsuppe mit Madeira, *Sonnen Bassermann*, 1 Port.	124	5,6	9,8	8,8	*	*	▲▼	▲
Ochsenzunge, gekocht	189	12,7	15,4	3,6	0	*	▲▼	▲
Ogenmelone	26	0	1	5	*	0	▲	▲▼
Ohne Gleichen Vollmilch oder Edelherb, *Bahlsen*	571	36,5	7,5	52,5	*	*	▼	▼
Okra	19	0,2	2,1	2,2	4,9	0	▲	▲
Öl, s. einzelne Sorten								
Old Fashioned, 4 cl	132	0	0	5,5	*	0	▲	▼
Oliven, grün, 10 St.	60	6	0,6	0,8	1,1	0	▲	▲
Oliven, grün, mariniert	133	13,3	1,4	1,8	2,4	0	▲	▲
Oliven, mit Mandeln, 1 St.	20	1,8	0,2	0,8	*	*	▲	▲
Oliven, schwarz	351	35,8	2,2	4,9	*	0	▲	▲
Olivenöl aus Kalamata, nativ extra, Bio, *Naturata*	897	99,6	0	0,2	0	+	▲	▲
Olivenöl, 1 EL	89	9,9	(0)	(0)	0	(0)	▲	▲
Olivenöl, nativ extra, Bio, *Naturata*	897	99,6	0	0,2	0	+	▲	▲
Olivenöl, natives, extra, *Mazola*	820	91	0	0	0	*	▲	▲
Olivenöl, *Bertolli*, i. D.	819	91	0	0	0	*	▲	▲
Ölsardine, abgetropft, 1 St., i. D.	56	3,5	6	+	(0)	35	▲	▲
Ölsardinen, abgetropft	222	13,9	24,1	+	(0)	140	▲	▲
Omega-3-Müsli, *Dr. Ritter*	333	7,5	11,7	54,4	*	0	▲	▲
Omega-3-Snack, Bio, *Dr. Ritter*	371	21,9	18,1	25,4	*	*	▲▼	▲▼
Omega-3-Vollöl, Bio, *Dr. Ritter*	900	100	0	0	*	0	▲	▲

O

	kcal	F (g)	E (g)	KH (g)	BS (g)	Chol. (mg)	F ▲▼	KH ▲▼
One-Two-Bake Schokokuchen, *Dr. Oetker*, 1 St.	134	7,2	2,4	14,9	*	*	▼	▼
One-Two-Bake Zitronenkuchen, *Dr. Oetker*, 1 St.	138	6,5	2,3	17,7	*	*	▼	▼
Onion Rings, TK, *McCain*	235	11	4,4	29,6	*	*	▼	▲▼
Orange	42	0,2	1	8,3	1,6	0	▲	▲
Orange, 1 St., 150 g	63	0,3	1,5	12,5	2,4	0	▲	▲
Orangeat	309	0,3	0,4	74,3	*	0	▲	▼
Orangeat, *Schwartau*	292	<1	<1	72	*	0	▲	▼
Orangen-Bananen-Mix plus Acerola, *Voelkel*	56	0,7	0,6	12,5	*	0	▲	▲▼
Orangenmarmelade, 1 TL	26	0	+	6,4	0,1	0	▲	▲▼
Orangensaft, frisch gepresst	46	0,2	0,7	9,4	*	0	▲	▲
Orangensaft, Hohes C, *Granini*	43	<0,5	<1	9	<0,5	0	▲	▲
Orangensaft, ungesüßt	44	0,2	0,7	9	*	0	▲	▲
Orangensaft, *Voelkel*	39	0,2	0,7	9	*	0	▲	▲
Orangenschale Orangeback, *Schwartau*	302	0	0	76	(0)	0	▲	*
Orangen-Senf-Dressing, *Lacroix*	213	18,3	1,1	11	*	*	▲	▲
Orvita-Dreikorn-Kräcker, *granoVita*	406	13,8	14,2	56,3	10,5	*	▲▼	▲
Osterei, Nougat, 1 St., ca. 20 g	110	6,7	1,2	11	*	*	▼	▼
Osterei, Vollmilch, 4 kleine, je ca. 5 g	106	6	1,3	11,6	*	*	▼	▼
Ouzo, 38 %, 2 cl	41	0	0	0	0	0	▲	▲
Ovomaltine	360	2,6	14,3	69,9	*	*	▲▼	▼
Ovomaltine line (zum Anrühren mit Wasser)	385	7,3	14,5	65,3	4,3	*	▲	▼
Ovomaltine mit Magermilch, 0,25 l	142	0,6	10,9	22,7	*	*	▲	▼
Ovomaltine mit Vollmilch, 0,25 l	214	9,1	10,4	22,5	*	*	▲▼	▼

P

	kcal	F (g)	E (g)	KH (g)	BS (g)	Chol. (mg)	F ▲▼	KH ▲▼
Paella, TK, *Bofrost*	142	5,2	6,4	17,5	*	*	▲▼	▲▼
Palmherz, Dose	30	0,1	2,3	4,7	*	0	▲	▲▼
Palmin, Pflanzenfett	900	100	0	0	0	*	▼	▲
Palmitos, Dose	30	0,1	2,3	4,7	*	0	▲	▲▼
Pampelmuse	45	0,2	0,6	7,5	1,6	0	▲	▲

P

	kcal	F (g)	E (g)	KH (g)	BS (g)	Chol. (mg)	F ▲▼	KH ▲▼
Pampelmuse, 1 St., 250 g	113	0,5	1,5	18,8	4	0	▲	▲
Pancetta	467	43	19,5	0,4	0	80	▼	▲
Pane italiano Feta-Olive, *Meggle*, 1 St., 175 g	515	22,8	11	66,5	*	*	▲▼	▲▼
Pane italiano Mediterrane Kräuter, *Meggle*, 1 St., 175 g	518	22,8	11,9	66,5	*	*	▲▼	▲▼
Pane italiano Tomate-Mozzarella, *Meggle*, 1 St., 175 g	476	17,5	11,4	68,3	*	*	▲	▲▼
Panelino mit Kräutern, zum Fertigbacken, *Harry*	258	1,5	8,1	53,1	*	(0)	▲	▼
Panelino, Weizenbrot, zum Fertigbacken, *Harry*	242	0,8	7,1	50,5	*	(0)	▲	▼
Panettone	337	10,7	6,4	53,7	2,8	112	▲▼	▼
Pangani, *Bahlsen*	524	29	7	59	*	*	▼	▼
Paniermehl	349	1	13	72	*	*	▲	▼
Paniermehl, 1 EL	70	0,2	2,6	14,4	*	*	▲	▼
Papaya	13	0,1	0,6	2,4	1,9	0	▲	▲
Papaya, 1 St., 400 g	52	0,4	2,4	9,6	7,6	0	▲	▲
Papayasaft	17	0,1	0,5	3,5	*	0	▲	▲
Paprika in Streifen, *Kühne*	33	0,3	0,8	6,8	*	0	▲	▲▼
Paprikacreme, *granoVita*	266	25,8	7,5	0,9	4,5	*	▲	▲
Paprikafleischwurst, *Höhenrainer*	163	11	13	3	*	*	▲▼	▲
Paprika-Hähnchen mit Spätzle, TK, *Knorr*, 1 Port.	344	8,3	22	54	*	*	▲	▲▼
Paprikamark, *Kühne*	193	9,9	3,1	22,9	*	*	▲	▲
Paprika-Nuss-Aufstrich, Bio, *Vitam*, 10 g	15	0,8	0,3	1,6	0,3	0	▲	▲
Paprikapastete, Vegetabile, *Tartex*, 25 g	57	4,7	1,4	2,3	*	+	▲▼	▲
Paprikasalami	366	32,1	19,8	0,3	0	*	▼	▲
Paprikaschote	20	0,3	1,2	2,9	3,6	0	▲	▲
Paprikaschote, 1 St., 150 g	30	0,5	1,8	4,4	5,4	0	▲	▲
Paprika-Spread, Bio, *Vitam*, 10 g	17	1,1	0,3	1,7	0,2	0	▲	▲
Paprikastreifen, TK, *Eismann*	24	<1	1	5	*	0	▲	▲
Paradeiser	17	0,2	1	2,6	1	0	▲	▲
Paradeiser, 1 St., 150 g	26	0,3	1,5	3,9	1,5	0	▲	▲
Paradeisermark, 1 EL	10	0,1	0,6	1,4	0,1	0	▲	▲

P

	kcal	F (g)	E (g)	KH (g)	BS (g)	Chol. (mg)	F ▲▼	KH ▲▼
Paradiescreme, ohne Kochen, Vanille, *Dr. Oetker*, 1 Port., i. D.	112	4	2,8	16	*	*	▲▼	▲▼
Paranuss	673	67	14	3,6	6,7	*	▲	▲
Paranüsse, 3 Kerne	121	12,1	2,5	0,6	1,2	*	▲	▲
Paranusskerne, Bio, *Naturata*	670	66,8	13,6	3,6	*	*	▲	▲
Pariserbrot, Baguette	255	0,9	9,1	52,7	3,6	0	▲	▼
Parisergipfel, Blätterteig, 1 St.	314	14,5	6,7	93,1	*	*	▼	▼
Parmaschinken, ohne sichtbares Fett	138	3,5	20	+	*	70	▲	▲
Parmesan	375	25,8	35,6	0,1	0	68	▲▼	▲
Parmesan, gerieben, 37 % Fett i. Tr., 1 EL	56	3,9	5,3	+	0	10,2	▲▼	▲
Parmesan-Streukäse, 1 EL	56	3,9	5,3	+	0	10,2	▲▼	▲
Parmesan-Streukäse, 1 TL	19	1,3	1,8	+	0	3,4	▲▼	▲
Party Clubs, *Lorenz*	492	22,9	9	62,4	*	*	▼	▼
Partyfrikadellen, TK, *Bofrost*	244	16,7	13,3	10,2	*	*	▼	▲
Passionsfrucht	63	0,4	2,4	9,5	1,5	0	▲	▲
Passionsfrucht, 1 St., 40 g	25	0,2	1	3,8	0,6	0	▲	▲
Passionsfruchtsaft	57	0,4	0,8	10	*	0	▲	▲
Pasta Classica, alle Sorten, *Buitoni*, i. D.	352	2	11	73	*	*	▲	▲
Pasta in Pilzsauce Funghi, Spaghetteria, *Knorr*, 1 Pkg.	588	17	18	93	*	*	▲▼	▲▼
Pasta Pesto Rosso, TK, *Frosta*	81	4	2,4	8,8	*	*	▲▼	▲▼
Pasta Primavera, TK, *Knorr*, 1 Port.	487	17	12	69	*	*	▲	▲▼
Pasta Sauce Basilico, *Buitoni*	67	4	2	7	*	*	▲	▲▼
Pasta Spinaci, Spaghetteria, *Knorr*, 1 Pkg.	673	20	23	102	*	*	▲▼	▲▼
Pasta, frisch, *Buitoni*, i. D.	278	1	10	58	*	*	▲	▲
Pasta-Fix Classico, *Oro di Parma*	35	1,3	1,4	4,4	*	0	▲	▲▼
Pastalini in Tomaten-Rahmsauce, TK, *Iglo*	156	5,5	5	22	*	*	▲	▲▼
Pasta-Pizza-Sauce, Bio, *Bruno Fischer*	43	0,3	1,5	8,6	*	*	▲	▲▼
Pastaria, *Maggi*, i. D.	109	2,6	3,7	17,7	*	*	▲▼	▲▼
Pastariegel, TK, *Eismann*	239	13	9	26	*	*	▲▼	▲▼

P

	kcal	F (g)	E (g)	KH (g)	BS (g)	Chol. (mg)	F ▲▼	KH ▲▼
Pastasoße Arrabbiata, *Buitoni*	53	2	1	6	*	*	▲	▲▼
Pastasoße Classica, *Buitoni*	74	4	2	7	*	*	▲	▲▼
Pastasoße Creme-Vegetale, TK, *Knorr*, 1 Port.	149	11	4	9	*	*	▲▼	▲▼
Pastasoße Napoli-Mozzarella, TK, *Knorr*, 1 Port.	106	5	4	11	*	*	▲	▲▼
Pastasoße Toscana, *Buitoni*	99	8	2	6	*	*	▲▼	▲▼
Pastasoße, *Bertolli*, 1 Glas, i. D.	386	29	8,5	24	*	*	▲▼	▲▼
Pastete, *Schneekoppe*, i. D.	219	16,8	6,9	9,7	*	(0)	▲	▲
Pastinake	58	0,4	1,3	12,1	2,1	0	▲	▲
Patros aufs Brot leicht, 25 % Fett i. Tr., *Hochland*	113	5	11	6	0	*	▲	▲
Patros aufs Brot, 70 % Fett i. Tr., *Hochland*, i. D.	276	26	7,5	3	0	*	▼	▲
Pausenbrot, *Herta*, i. D.	278	15	11	25	*	*	▲▼	▲▼
Pazifische Kliesche, TK, *Eismann*	77	1	17	<1	(0)	*	▲	▲
Pekannuss	703	72	9,3	4,4	9,5	*	▲	▲
Pekannusskerne, *Ültje*	696	72,3	8,8	11,2	3	*	▲	▲
Pekingkohl	12	0,3	1,2	1,2	1,9	0	▲	▲
Pellkartoffeln	70	0,1	2	14,8	1,7	0	▲	▲▼
Penne 4 Formaggi, TK, *Frosta*	159	6,2	6,9	19	*	*	▲▼	▲▼
Penne all'arrabbiata, *Hilcona*	110	3,6	3,5	16	*	*	▲	▲▼
Penne Bolognese, FP, *Sonnen Bassermann*, 1 Port.	360	10,8	22,8	42,4	*	*	▲▼	▲▼
Penne Formaggio, TK, *Eismann*	151	7	6	16	*	*	▲▼	▲▼
Penne Gorgonzola, TK, *Knorr*, 1 Port.	623	23	21	85	*	*	▼	▲▼
Penne ital. Gemüse, TK, *Knorr*, 1 Port.	533	28	14	61	*	*	▲▼	▲▼
Penne Tomate-Mozzarella, TK, *Eismann*	149	5	5	21	*	*	▲	▲
Penne Tomate-Mozzarella, *Maggi*, 1 Dose	518	13,8	22,7	76,1	*	*	▲▼	▲▼
Peperoni	28	0,3	1,2	2,9	3,6	0	▲	▲
Peperoni, *Hengstenberg*	31	0,2	1,3	6,4	*	(0)	▲	▲

P

	kcal	F (g)	E (g)	KH (g)	BS (g)	Chol. (mg)	F	KH
Peperoni-Rohwurst, feurig scharf, *Herta*, 30 g	131	12	5	<1	(0)	*	▼	▲
Peperoni-Salami, *Herta*, 30 g	110	10	6	<1	(0)	*	▼	▲
Peperoni-Snack Gaucho, *Herta*, 50 g	210	18	11	<1	*	*	▲▼	▲
Pepperami, *granoVita*	233	12,9	23,5	5,7	2,5	*	▲▼	▲
Peppies, *Lorenz*	499	25	5,6	63	*	*	▼	▼
Perlzwiebel, eingelegt, 1 St.	2	0	+	0,4	*	0	▲	▲▼
Pernod, 40 %, 2 cl	40	0	0	2	0	0	▲	▼
Persimone (Kaki)	72	0,3	0,6	16,5	2,5	0	▲	▲
Pesto alla Genovese, gekühlt, *Buitoni*	349	33	5	8	*	*	▲▼	▲
Pesto alla genovese, TK, *Eismann*	545	56	6	4	*	*	▲	▲
Pesto Arrabbiata, *Kattus*	124	12,4	1	7	*	*	▲	▲
Pesto Basilico, *Buitoni*	517	49	7	13	*	*	▲	▲
Pesto Rosso, *Buitoni*	511	47	6	15	*	*	▲	▲
Petersfisch	85	1,4	18,2	+	(0)	*	▲	▲
Petersilie, gehackt, 1 EL	3	+	0,3	0,4	0,3	0	▲	▲
Petersilie, TK, *Eismann*	73	5	3	4	*	0	▲	▲
Petersilienwurzel	40	0,5	2,9	6	4	0	▲	▲
Pfälzer Saumagen	158	6,8	16,9	6,9	*	*	▲▼	▲
Pfälzer, 1 St., 70 g	232	21,6	9,6	0,2	*	*	▼	▲
Pfannengemüse Bauernart, TK, *Iglo*	117	7,3	2,7	10,2	*	*	▲▼	▲
Pfannengemüse, chinesisch, *Iglo*	111	6,7	2,9	9,8	*	*	▲▼	▲
Pfannengemüse, italienisch, TK, *Iglo*	66	3,9	1,5	6,1	*	*	▲▼	▲
Pfannen-Sahne-Sauce, *Thomy*	261	26,1	1,3	5,3	*	*	▼	▲
Pfannensoße Pfeffer, *Maggi*, 1 Glas	406	32,2	4,9	24,5	*	*	▼	▲▼
Pfannkuchen-Teig-Mix in der Shakerflasche, *Mondamin*, 1 Pkg.	744	6	20	152	*	*	▲▼	▼
Pfeffer	0	0	0	0	0	0	▲	▲
Pfeffer, grüner, *Hengstenberg*	26	0,8	1,6	3,4	*	0	▲	▲
Pfefferbraten, *Höhenrainer*	133	5	19	3	*	*	▲▼	▲
Pfefferkuchen	380	9,4	6,6	66,4	*	*	▲▼	▲▼
Pfefferminzdrops, 1 St.	20	+	+	4,9	*	0	▲	▼
Pfefferminzlikör, 30 %, 2 cl	50	0	0	2	0	0	▲	▼

	kcal	F (g)	E (g)	KH (g)	BS (g)	Chol. (mg)	F ▲▼	KH ▲▼
Pfeffer-Rahmsoße, Meisterklasse, *Maggi*, 1/4 l	280	23,3	3,8	14	*	*	▼	▲▼
Pfeffersäckchen, *Rügenwalder*	422	40	11	1	*	*	▼	▲
Pfeffer-Sahne-Sauce, *Thomy*	98	7,5	1,4	6,3	*	*	▼	▲
Pfefferschote, 10 g	3	+	0,2	0,4	*	0	▲	▲
Pfeffersoße, *Maggi*, 1 Pkg.	118	6	3,8	11,8	*	*	▲▼	▲▼
Pfeilwurzelmehl, 1 TL	17	<0,1	0,9	3,2	*	0	▲	▼
Pferdefleisch, i. D.	107	2,7	20,6	+	(0)	60	▲	▲
Pfifferlingcremesuppe, *Knorr*, 1 Teller	151	10	3	13	*	*	▲▼	▲▼
Pfifferlingcremesuppe, *Maggi*, 1 Teller	125	7,8	1,8	11,9	*	*	▲▼	▲▼
Pfifferlinge	15	0,5	2,4	0,2	4,7	0	▲	▲
Pfifferlinge, Dose	15	0,7	2,1	0,2	4,7	0	▲	▲
Pfifferlingrahmsuppe, *Erasco*	52	3,9	1,3	3,1	*	*	▲▼	▲▼
Pfirsich	43	0,1	0,7	9,4	1,9	0	▲	▲
Pfirsich, 1 St., 125 g	54	0,1	0,9	11,8	2,4	0	▲	▲
Pfirsich, Dose	69	0,1	0,4	16,5	1,1	0	▲	▲▼
Pfirsich, getr.	244	0,6	3,1	53,9	11,7	0	▲	▲
Pfirsichbowle, 0,2 l	216	0,1	0,5	33,5	*	0	▲	▼
Pfirsich-Melba-Torte, TK, *Coppenrath & Wiese*	277	15,8	4,1	29,6	1,4	64	▼	▲▼
Pfirsichsaft, Trinkgenuss, *Granini*	54	<0,2	<0,5	12,9	<1	0	▲	▲▼
Pflanzencreme Culinesse, *Rama*	740	82	0	0	0	*	▲▼	▲
Pflanzencreme mit Olivenöl, *Bertolli*	740	82	0	0	0	*	▲▼	▲
Pflanzencreme Spezial, *Biskin*	740	82	0,5	0,3	0	*	▲▼	▲
Pflanzenfett Vitagen, bio, *Vitaquell*	900	100	0	0	0	<2	▲▼	▲
Pflanzenfleisch aus Soja, Hackfleischart, *Hensel*	285	1	50	19	16	0	▲	▲
Pflanzenmargarine Extra, *Vitaquell*	533	60	0	0	0	<2	▲▼	▲
Pflanzenmargarine Gold, 80 % Fett, *Homa*	721	80	+	+	0	*	▼	▲
Pflanzenmargarine Omega 3, *Vitaquell*	720	80	0	0	0	<2	▲▼	▲
Pflanzenmargarine, Bio, *Vitaquell*	720	80	0	0	0	<2	▼	▲

P	kcal	F (g)	E (g)	KH (g)	BS (g)	Chol. (mg)	F ▲▼	KH ▲▼
Pflanzlicher Aufstrich wie feine Leberwurst, *Tartex*	225	19,8	7	4,8	*	(0)	▲▼	▲
Pflanzlicher Aufstrich wie Pfälzer Leberwurst, *Tartex*	233	20	7,2	6	*	(0)	▲▼	▲
Pflanzlicher Aufstrich wie Teewurst, *Tartex*	235	20,6	7,8	4,6	*	(0)	▲▼	▲
Pflanzliches Schmalz, *Vitaquell*, i. D.	820	86	0,6	5,4	0	<2	▼	▲
Pflaume	49	0,2	0,6	10,2	1,6	0	▲	▲
Pflaume, 1 St., 10 g	5	+	0,1	1	0,2	0	▲	▲
Pflaume, Dose	75	0,1	0,5	17,2	1,5	0	▲	▲▼
Pflaume, getr., mit Kern, 1 St., 6 g	13	+	0,1	2,8	1,1	0	▲	▲
Pflaume, getr., ohne Kerne	222	0,6	2,3	47,4	18,8	0	▲	▲
Pflaumenmus, 1 TL	24	+	+	6	0,1	0	▲	▲▼
Pflaumenmus, *Schwartau*	219	0,1	0,5	54	*	0	▲	▲▼
Pflaumensaft Californische Pflaume, *Voelkel*	56	0,1	0,5	16,8	*	0	▲	▲
Pflaumensaft, 0,2 l	98	0,3	1,1	21,4	*	0	▲	▲
Pflaumen-Streuselkuchen, TK, *Coppenrath & Wiese*	298	14,6	4,3	37,4	2,2	56	▼	▼
Pflümlis, *Bahlsen*	395	11	6	67	*	*	▼	▼
Physalis	72	1,1	2,3	13,3	*	0	▲	▲
Picanterie Bolognese Pastalinos, *Dr. Oetker*, 1 St.	210	10	6,7	21,5	*	*	▲▼	▲▼
Picanterie herzhafte Muffins, *Dr. Oetker*, 1 St.	150	8	5,5	14	*	*	▲▼	▲▼
Picanterie Mini-Pizzen, *Dr. Oetker*, 1 St.	254	15,5	9,6	18,5	*	*	▲▼	▲▼
Piccadilly, *Bahlsen*	527	29	7	60	*	*	▼	▼
Piccini Salami, TK, *Eismann*, 1 St.	88	4	4	9,2	*	*	▲▼	▲▼
Piccolinis, *Wagner*, i. D.	238	11,6	10,1	23,4	*	*	▲▼	▲▼
Pick Up, *Bahlsen*	517	26	7	64	*	*	▼	▼
Pick Up, Choco & Milch, *Bahlsen*	525	28	7	62	*	*	▼	▼
Pilgermuschelfleisch	63	0,1	15,6	(0)	(0)	104	▲	▲
Pils, 0,33 l, i. D.	142	0	1,7	10,2	0	0	▲	▼
Pilze, getr., 10 g, i. D.	11	0,3	2,7	0,3	5,1	0	▲	▲
Pilze, i. D.	18	0,5	3	0,3	5,5	0	▲	▲
Pilze, s. a. einzelne Sorten								
Pilzmischung, TK, *Eismann*	13	<1	2	<1	*	0	▲	▲

P

	kcal	F (g)	E (g)	KH (g)	BS (g)	Chol. (mg)	F ▲▼	KH ▲▼
Pilzragout, *Du darfst*, 1 Port.	230	6	9	35	*	*	▲	▲
Pilzrisotto, TK, *Frosta*	86	2,6	2,2	13,5	*	*	▲▼	▲▼
Pims Orange, *Griesson*	380	10,5	3,5	68	3,5	*	▼	▼
Piña Colada, 0,2 l	185	1,1	0,3	11,6	*	*	▲	▼
Pinienkerne	674	60	13	20,5	1	*	▲	▲
Pinienkerne, 1 EL, 20 g	135	12	2,6	4,1	0,2	*	▲	▲
Pistazien, Bio, *Naturata*	581	51,6	17,6	11,6	*	*	▲	▲
Pistazien, gehackt, *Schwartau*	666	58	21	15	*	*	▲	▲
Pistazien, *Lorenz*	585	49	25	11	*	*	▲	▲
Pizza Bellisima Tonno, TK, *Bofrost*	192	5,7	12,8	22,4	*	*	▲▼	▲▼
Pizza Big Americans, *Dr. Oetker*, 1 Pizza, i. D.	1182	52,2	46,7	131,2	*	*	▲▼	▲▼
Pizza Bolognese, TK, *Eismann*	225	9	11	25	*	*	▲▼	▲▼
Pizza Family Prosciutto Funghi, *Hilcona*	207	5	11	29	*	*	▲▼	▲▼
Pizza Fix Origano, *Oro di Parma*	53	0,3	2,1	10,6	*	0	▲	▲▼
Pizza Fix Peperoncini, *Oro di Parma*	47	0,2	2,2	9,3	*	0	▲	▲▼
Pizza Green Forest, TK, *Eismann*, 1 St.	1055	47,5	47,5	109,3	*	*	▲▼	▲▼
Pizza La Pizza, *Wagner*, i. D.	219	8,3	10,4	25,6	*	*	▲▼	▲▼
Pizza Margherita, Mini, *Eismann*, 1 St.	197	4,8	8	30,4	*	*	▲▼	▲▼
Pizza Margherita, TK, *Eismann*, 1 St.	657	21	24	93	*	*	▲▼	▲▼
Pizza Peppino, TK, *Eismann*, 1 St.	756	36	30	78	*	*	▲▼	▲▼
Pizza Ristorante Mozzarella, *Dr. Oetker*, 1 Pizza	912	48,2	38,6	80,4	*	*	▲▼	▲▼
Pizza Ristorante Piccola, Mozzarella, TK, *Dr. Oetker*, 1 Pizza	386	19,9	16,7	34,8	*	*	▲▼	▲▼
Pizza Ristorante, Salame, -50 % Fett, TK, *Dr. Oetker*, 1 Pizza	595	17,4	29,3	79,9	*	*	▲	▲▼
Pizza Ristorante, Salame, TK, *Dr. Oetker*, 1 Pizza	871	44,2	33,9	83,8	*	*	▲▼	▲▼
Pizza Ristorante, Speciale -50 % Fett, TK, *Dr. Oetker*, 1 St.	621	17,9	33,8	80,4	*	*	▲	▲▼

P

	kcal	F (g)	E (g)	KH (g)	BS (g)	Chol. (mg)	F ▲▼	KH ▲▼
Pizza Rustica, TK, *Eismann*	235	11	9	25	*	*	▲▼	▲▼
Pizza Salame Speciale, TK, *Eismann*, 1 St.	868	36	40	96	*	*	▲▼	▲▼
Pizza Steinofen-Pizzies, TK, *Wagner*, i. D.	210	9,6	9,8	21	*	*	▲▼	▲▼
Pizza, Big, *Wagner*, i. D.	226	10,3	8,9	24,6	*	*	▲▼	▲▼
Pizza, Ofenfrische, *Dr. Oetker*, 1 Pizza, i. D.	821	28,5	34,7	105,7	*	*	▲▼	▲▼
Pizza, Steinofen-, Bio, Unsere Natur, *Wagner*, i. D.	201	8	9,5	22,6	*	*	▲▼	▲▼
Pizza, Steinofen-, TK, *Wagner*, i. D.	203	9,3	9,1	20,6	*	*	▲▼	▲▼
Pizza-Leberkäse, *Höhenrainer*	199	15	13	3	*	*	▼	▲
Pizzata Prosciutto e Funghi, TK, *Eismann*, 1 St.	222	6	9,6	32,4	*	*	▲▼	▲▼
Pizzateig italienische Art, BM, *Dr. Oetker*	322	1,2	10	66,9	*	*	▲	▼
Pizzateig, Frischteig, *Buitoni*, 1 Pkg.	726	18	18	123	*	*	▲	▼
Pizzateig, Frischteig, Nestlé, 1 Pkg.	944	48	14	114	*	*	▲	▼
Pizzateig, *Mondamin*, 1 Beutel	1030	40	18	146	*	*	▲	▼
Pizzetta Funghi, *Buitoni*	368	16	20	36	*	*	▲▼	▲▼
Pizzetta Salame, gekühlt, *Buitoni*	492	20	22	56	*	*	▲▼	▲▼
Pizzettis Käse, *Bofrost*, 1 St.	96	5,3	3,1	9	*	*	▲▼	▲▼
Pizzies, Steinofen-, Bio, Unsere Natur, *Wagner*, i. D.	209	8,5	10,2	23	*	*	▲▼	▲▼
Plavac, feinherb, 0,25l	176	0	*	*	0	*	▲	▲
Plavac, mild, 0,25 l	187	0	*	*	0	*	▲	▲▼
Plockwurst, i. D.	319	26,3	20,5	+	(0)	*	▼	▲
Pocket Coffee, *Ferrero*, 1 St.	51	2,3	0,6	6,9	*	*	▼	▼
Pökelfleisch, i. D.	136	7,2	17	0,9	(0)	*	▲▼	▲
Pökelzunge	182	12,3	15,2	2,9	(0)	*	▲▼	▲
Polenta, gebackener Maisbrei, 50 g	101	6,5	1,2	9,5	*	*	▲	▲▼
Polenta, Maisgrieß, Bio, *Naturata*	339	1,1	8,8	73,5	*	(0)	▲	▲▼
Polentamehl	339	1,1	8,8	73,5	*	(0)	▲	▲▼
Polentamehl, 1 EL	68	0,2	1,8	14,7	*	(0)	▲	▲▼
Pomelo	72	0,1	1,4	18,3	1,9	0	▲	▲
Pomelo, 1 St., 250 g	180	0,3	3,5	15,8	4,8	0	▲	▲

P

	kcal	F (g)	E (g)	KH (g)	BS (g)	Chol. (mg)	F ▲▼	KH ▲▼
Pommels, *Lorenz*	506	29	3,3	58	*	*	▼	▼
Pommes frites Backofen-Fritten, TK, *Eismann*	128	4	3	20	*	*	▼	▼
Pommes frites Golden Americans, TK, *McCain*	156	4	2,5	27,5	*	*	▼	▼
Pommes frites, frittiert, 150 g, i. D.	435	21,8	6,3	53,6	6	0	▼	▼
Pommes-Soße, 35 % Ölgehalt, *Livio-Knorr*	360	35	0,7	10,5	*	*	▼	▲▼
Pomps Kindergrieß	340	<1	10	74	*	*	▲	▼
Pomps Kindergrieß, 1 Port. zubereitet	189	3	9	30	*	*	▲	▼
Pomsticks, *Lorenz*	522	32,5	5,4	52	*	*	▼	▼
Popcorn für die Mikrowelle, *Ültje*, 1 Beutel	540	34	7,5	51	14	*	▲	▲▼
Popcorn, gepoppt, 25 g	92	1,3	3,2	16,8	*	*	▲	▲▼
Popcornmais	368	5	12,7	68	10	(0)	▲	▲▼
Pops, *Kellogg's*, 1 Port. (30 g + 125 ml fettarme Milch)	174	2,5	6	33	0,3	*	▲	▼
Porree	25	0,3	2,2	3,2	2,3	0	▲	▲
Porree, Rahm-, Minis, TK, *Iglo*	64	4	1,9	5,2	*	*	▲▼	▲
Portulak	11	0,3	1,5	0,6	2	0	▲	▲
Portwein, 5 cl	77	0	0,1	6	0	0	▲	▼
Poularde mit Haut	240	18,4	19	0	(0)	70	▼	▲
Poularde, s. a. Hähnchen								
Poulet mit Haut	240	18,4	19	0	(0)	70	▼	▲
Poulet, s. a. Hähnchen								
Power Snack, *Nestlé*, 1 St.	108	6	12	2	*	*	▲▼	▲▼
Powerade, i. D.	34	*	*	8,2	*	0	▲	▼
Powerriegel mit Dextrose und Guarana, Dextro Energy, 1 Riegel, i. D.	133	5	2	21	*	*	▲▼	▼
Powidl	195	0,2	0,9	41	*	0	▲	▲▼
Powidl, 1 TL	23	+	0,1	4,1	*	0	▲	▲▼
Prairie Oyster, 1 Glas	93	6,1	3,4	6,3	*	239	▲	▲▼
Praline, 1 St., i. D.	60	4	6	5,5	*	*	▼	▼
Pralinen Chocoa, *Sarotti*	552	36,5	8,5	46,7	*	*	▼	▼
Pralinenauslese, *Schneekoppe*	500	31	8	47	*	*	▼	▲▼
Prebiotisches Hafer-Knusper, *Dr. Ritter*	321	9,3	10,2	45,3	*	(0)	▲▼	▲▼
Prebiotisches Megafrucht-Müsli, *Dr. Ritter*	294	3,9	6,9	57,8	13	(0)	▲	▲

P

	kcal	F (g)	E (g)	KH (g)	BS (g)	Chol. (mg)	F ▲▼	KH ▲▼
Preiselbeeren	35	0,5	0,3	6,2	2,9	0	▲	▲
Preiselbeeren, gesüßt, Glas	182	0,3	0,5	44,4	2,1	0	▲	▼
Preiselbeeren, ungesüßt, Glas	34	0,6	0,7	6,5	2,5	0	▲	▲▼
Preiselbeersaft, *Voelkel*	35	0,5	0,3	6,2	*	0	▲	▲
Preiselbeersoße	71	0,3	0,2	16,2	*	0	▲	▲▼
Presssack, i. D.	281	24,7	14,7	+	(0)	*	▼	▲
Pringles, 25 g, i. D.	139	9,1	1,1	12	0,7	*	▼	▼
Prinzen Choco Prinz, *Griesson*	498	22	6	69	3	*	▼	▼
Prinzen Start, *Griesson*, i. D.	443	15,7	7,9	67,5	3,9	*	▼	▼
Prinzenrolle Mehrkorn, *Griesson*, i. D.	472	22,3	6,1	61,8	6,8	*	▼	▲▼
Prinzenrolle *Griesson*, i. D.	474	20,5	5,9	67,3	3,8	*	▼	▼
Prinzentaler, *DeBeukelaer*	518	26	8	65	*	*	▼	▼
Prinzessbohnen, TK, *Frosta*	28	0,3	2	4,3	*	0	▲	▲
Pro Cult Drink, *Müller*, i. D.	38	0,1	3,2	5,3	*	*	▲	▲▼
Pro Cult extra leicht, *Müller*, i. D.	58	0,1	4,3	9,1	*	*	▲	▲▼
Probiotischer Drink Aktifit Classic, *Emmi*	82	1,3	2,9	14,7	*	*	▲	▲▼
Probiotischer Drink Aktifit Erdbeer, *Emmi*	67	0,1	2,5	14	*	*	▲	▲▼
Prosciutto cotto, 80 g	100	3	18	+	*	68	▲	▲
Prosecco	83	*	0,1	5	0	*	▲	▲
Provolone, 20 g	73	5,8	5,3	+	0	*	▲▼	▲
Provolone, 50 % Fett i. Tr.	365	28,9	26,3	+	0	*	▲▼	▲
Pudding Bourbon-Vanille, *Mondamin*, 1 Port.	378	9	8,5	65,5	*	*	▲▼	▲▼
Pudding mit Soße, *Dr. Oetker*, 1 Becher, i. D.	245	12,8	4,3	28,3	*	*	▲▼	▲▼
Pudding Optiwell, *Campina*, i. D.	54	0,1	3,3	10	*	*	▲	▲▼
Pudding Schokolade, *Mondamin*, 1 Port.	415	11	9,5	69,5	*	*	▲▼	▲▼
Pudding Schokolade, *Natreen*	68	2	4,6	10,1	*	*	▲▼	▲▼
Pudding Vanille, *Natreen*, 1 Port.	86	1,9	4,3	12,9	*	*	▲▼	▲
Pudding, s. a. einzelne Sorten								
Puddingcreme Crema, *Müller*, i. D.	133	6,1	2,7	16,8	*	*	▲▼	▲▼

P

	kcal	F (g)	E (g)	KH (g)	BS (g)	Chol. (mg)	F ▲▼	KH ▲▼
Puddingpulver, zubereitet, *Dr. Oetker*, 1 Port.	118	4,2	2,9	16,9	*	*	▲▼	▲▼
Puddingtraum, *Ehrmann*	133	5	2,9	19,2	*	*	▲▼	▲▼
Puddingzauber Schokolade, *Mondamin*, 1 Port.	186	2	3	38	*	*	▲▼	▲▼
Puddingzauber Vanille, *Mondamin*, 1 Port.	164	3	3	31	*	*	▲▼	▲▼
Puderzucker	400	0	0	100	0	(0)	▲	▼
Puderzucker aus Roh-Rohrzucker, Syramena, Bio, *Naturata*	390	*	*	97,4	*	*	▲	▼
Puderzucker, 1 TL	20	0	0	5	0	(0)	▲	▼
Puffreis	390	2,3	7,5	83,5	*	(0)	▲	▼
Puffreis, 1 EL	8	+	0,2	1,7	*	(0)	▲	▼
Pulverkaffee, 1 Tasse	2	+	+	+	0	0	▲	▲
Pumpernickel	185	1	7,4	36,5	9,3	(0)	▲	▲
Pumpernickel, 1 runde Scheibe, 20 g	37	0,2	1,5	7,3	1,9	(0)	▲	▲
Pumpernickel, 1 Scheibe, 40 g	74	0,4	3	14,6	3,7	(0)	▲	▲
Puszta-Salat, *Kühne*	36	0,2	0,8	7,7	*	*	▲	▲▼
Pute	157	8,5	20,2	+	(0)	74	▲	▲
Pute, s. a. Truthahn								
Puten-Backrauchschinken, *Gutfried*	120	4	20	1	*	*	▲	▲
Puten-Bierschinken, *Gutfried*	149	9	16	1	*	*	▲▼	▲
Puten-Bratwurst, *Gutfried*	203	15	16	1	*	*	▲▼	▲
Putenbrust mit Honig, *Herta*	110	2	22	<1	(0)	*	▲	▲
Putenbrust, gegrillt, *Herta*, 30 g	32	1	6	<1	(0)	*	▲	▲
Putenbrust, geräuchert, *Du darfst*	106	1,5	22	1	(0)	*	▲	▲
Putenbrust, mild geräuchert, Finesse, *Herta*, 30 g	32	1	6	<1	(0)	*	▲	▲
Putenbrust, ohne Haut	105	1	24,1	+	(0)	60	▲	▲
Putenbrustpastete, *Wiesenhof*	94	2	17	2	*	*	▲	▲
Puten-Brustschnitzel, *Gutfried*	200	8	17	15	*	*	▲	▲
Puten-Cevapcici, *Gutfried*	274	22	17	2	*	*	▲▼	▲
Putencurry Mandarin, TK, *Eismann*	138	6	11	10	*	*	▲	▲

	kcal	F (g)	E (g)	KH (g)	BS (g)	Chol. (mg)	F ▲▼	KH ▲▼
P								
Putenfleisch in Aspik, *Meica*	125	3	24	0,5	*	*	▲	▲
Putenfleisch, FP, *Du darfst*, 1 Port.	343	11	23	38	(0)	*	▲	▲
Putengeschnetzeltes, *Erasco*	91	2,3	5,9	11,7	*	*	▲	▲
Puten-Grillschnecke, *Gutfried*	190	10	20	5	*	*	▲▼	▲
Puten-Grillschnecke, *Wiesenhof*	148	6,6	20,3	1,8	(0)	*	▲▼	▲
Putengyros, TK, *Eismann*	189	9	23	4	*	*	▲	▲
Putenherzen	125	5,8	17,3	0,7	(0)	*	▲▼	▲
Puten-Kaiserjagdwurst, *Gutfried*	199	15	15	1	*	*	▲▼	▲
Putenkeule, ohne Haut	114	3,6	20,5	+	(0)	75	▲	▲
Puten-Krakauer, *Gutfried*	240	20	14	1	*	*	▲▼	▲
Puten-Kräuterpastete, *Gutfried*	175	11	18	1	*	*	▲▼	▲
Puten-Lachsschinken, *Gutfried*	143	3	28	1	*	*	▲	▲
Putenleber	136	4,7	22,1	1,2	(0)	*	▲▼	▲
Putenleberwurst mit Ballaststoffen, *Du darfst*	222	18	14	1	*	*	▲	▲
Putenmedaillons, *Gutfried*, 1 St.	47	0,8	9,6	0,4	*	*	▲	▲
Putenmedaillons, *Wiesenhof*	107	1	24,5	0	(0)	*	▲	▲
Putenmortadella, *Gutfried*	240	20	14	1	*	*	▲▼	▲
Puten-Nuggets, *Gutfried*	219	11	14	16	*	*	▲▼	▲
Putenrollbraten, *Wiesenhof*	186	12,3	18,1	1	*	*	▲▼	▲
Putenroulade, *Gutfried*, 1 St.	328	16	44	2	*	*	▲▼	▲
Putensalami Classico, *Gutfried*	358	30	21	1	*	*	▼	▲
Putensalami, *Du darfst*	308	24	22	1	*	*	▲	▲
Putensalat, *Du darfst*	294	17	16	18	*	*	▲	▲
Puten-Schinkenwurst mit Lauch, *Gutfried*	236	20	13	1	*	*	▲▼	▲
Putenschnitzel Provencale, *Gutfried*, 1 St.	143	2,5	30	+	*	*	▲	▲
Putenschnitzel, paniert, TK, *Eismann*	170	6	16	13	*	*	▲▼	▲▼
Putenschnitzel, unpaniert, TK, *Eismann*	95	<1	23	<1	*	*	▲	▲

P

	kcal	F (g)	E (g)	KH (g)	BS (g)	Chol. (mg)	F ▲▼	KH ▲▼
Putenschnitzel, *Wiesenhof*	107	1	24,5	0	(0)	*	▲	▲
Putenwiener, *Gutfried*, 1 St.	107	9,2	5,6	0,4	*	*	▲▼	▲

Q

	kcal	F (g)	E (g)	KH (g)	BS (g)	Chol. (mg)	F ▲▼	KH ▲▼
Quargel, Olmützer, Bio, *Heirler*, 1 Rolle, 125 g	141	0,6	33,8	0	0	*	▲	▲
Quark, 20 % Fett i. Tr.	109	5,1	12,5	2,7	0	17	▲	▲
Quark, 20 % Fett i. Tr., 1 EL	27	1,3	3,1	0,7	0	4,3	▲	▲
Quark, 40 % Fett i. Tr.	160	11,4	11,1	2,6	0	37	▲▼	▲
Quark, 40 % Fett i. Tr., 1 EL	40	2,9	2,8	0,7	0	9,3	▲▼	▲
Quark, Frucht-, 20 % Fett i. Tr.	124	3,7	10	12,7	*	13	▲	▲▼
Quark, mager	72	0,3	13,5	3,2	0	1	▲	▲
Quark, mager, 1 EL	18	0,1	3,4	0,8	0	0,3	▲	▲
Quark, Oliven-, *Milram*	146	10,2	8,7	4,4	*	*	▲	▲
Quarkstrudel, *Campina*, i. D.	139	4,2	6,3	19	*	*	▲	▲▼
Quarkstrudel, TK, *Coppenrath & Wiese*	267	14,5	6,6	27,5	3,3	<10	▼	▲▼
Quiche Lorraine, TK, *Eismann*	242	14	9	20	*	*	▲▼	▲
Quinoa-Bratling, *granoVita*	195	8	7,5	23,3	5,3	(0)	▲	▲
Quitte	38	0,5	0,4	7,3	6	0	▲	▲
Quitte, 1 St., 150 g	57	0,8	0,6	11	9	0	▲	▲
Quittengelee, 1 TL	25	+	+	6,2	*	0	▲	▲▼
Quittenkompott	38	0,2	0,2	8,3	*	0	▲	▲▼
Quittenkonfiture, 1 TL	24	+	+	5,8	0,3	0	▲	▲▼
Quittensaft	42	0,4	0,4	8,4	*	0	▲	▲

R

	kcal	F (g)	E (g)	KH (g)	BS (g)	Chol. (mg)	F ▲▼	KH ▲▼
Raclettekäse, 45 % Fett i. Tr.	330	26	24	+	0	*	▲▼	▲
Raclettekäse, 48 % Fett i. Tr., 20 g	69	5,6	4,5	+	0	13	▲▼	▲
Radi	14	0,2	1	1,9	2,5	0	▲	▲
Radicchio	13	0,2	1,2	1,5	1,5	0	▲	▲
Radieschen, 1 Bund, 80 g	11	0,1	0,9	1,6	1,3	0	▲	▲
Radlermaß, 1 l	420	+	3,5	22,2	0	0	▲	▼
Raffaello, *Ferrero*, 1 St.	60	4,7	1	3,5	*	*	▼	▼
Ragout Fin Dörffler, *Herta*	130	8	12	2	*	*	▲▼	▲

R

	kcal	F (g)	E (g)	KH (g)	BS (g)	Chol. (mg)	F ▲▼	KH ▲▼
Ragout, ungarisch, vegetarisch, *Tartex*, 200 g	212	10	15,6	15	*	*	▲▼	▲
Raguletto al Funghi	60	1,7	1,5	9,6	*	*	▲	▲▼
Raguletto Fix für Bolognese	40	0,2	1,6	8	*	*	▲	▲▼
Raguletto Klassische Art	56	2,4	2	6,6	*	*	▲	▲▼
Raguletto Parmesan & Kräuter	58	1,2	2,5	9,4	*	*	▲	▲▼
Raguletto Zwiebel & Knoblauch	47	0,5	1,8	8,7	*	*	▲	▲▼
Rahm, 10 % Fett	123	10,5	3,1	4,1	0	34	▲	▲
Rahm, 10 % Fett, 1 EL	12	1,1	0,3	0,4	0	3,4	▲	▲
Rahm, 30 % Fett	309	31,7	2,4	3,4	0	109	▼	▲
Rahm, 30 % Fett, 1 EL	31	3,2	0,2	0,3	0	10,9	▼	▲
Rahm, 30 % Fett, 1 TL	15	1,6	0,1	0,2	0	5,5	▼	▲
Rahm, s. a. Sahne								
Rahmbratensoße, flüssig, *Knorr-Unox*, 1 Port.	588	58	6	11	*	*	▼	▲▼
Rahm-Camembert, 55 % Fett i. Tr., *Champignon*	330	28	20	<0,5	0	70	▼	▲
Rahmgemüse Baronesse, TK, *Eismann*	73	5	3	4	*	*	▲▼	▲
Rahmkäse Landliebe, Doppelrahmstufe, *Campina*	380	34	16	0	0	*	▼	▲
Rahmrolle, Bio, 50 % Fett i. Tr., *Heirler*	354	29,2	20,4	2,4	0	*	▼	▲
Rahmsoße für Fleischgerichte, *Knorr*, 1/4 l	168	8	2	21	*	*	▲▼	▲▼
Rahmsoße zu Braten, Delikatess, Päckchen, *Maggi*, 1/4 l	193	15	2,8	11,5	*	*	▲▼	▲▼
Rahmspinat-Hähnchen, TK, *Iglo*, 1 Pkg.	355	3,6	31,2	28,8	*	*	▲▼	▲
Rahmtorte, Allgäuer, 65 % Fett i. Tr., *Champignon*	400	37	16	<0,5	<1	120	▼	▲
Raki, 45 %, 2 cl	68	0	*	*	0	0	▲	▲
Rama Streichfett, 65 % Fett	590	65	<1	1	0	*	▼	▲
Rama Pflanzencreme, 80 % Fett	721	80	>1	>1	0	*	▼	▲
Rama, fein gesalzen, 39 % Fett	374	39	<1	5	0	*	▲▼	▲
Rambol Crémeux, 65 % Fett i. Tr., *Bongrain*	300	28,5	8	2,5	0	*	▼	▲
Rambol Nuss, 55 % Fett i. Tr., *Bongrain*	312	27,5	13	3	(0)	*	▼	▲

	kcal	F (g)	E (g)	KH (g)	BS (g)	Chol. (mg)	F ▲▼	KH ▲▼
Rambol Pfeffer, 65 % Fett i. Tr., *Bongrain*	290	28	7	2,5	0	*	▼	▲
Rambutan	65	0,1	1	15	1,5	0	▲	▲
Ramee, 55 % Fett i. Tr., *Edelweiß*	347	30	19	0,3	0	*	▼	▲
Randen	41	0,1	1,5	8,4	2,5	0	▲	▲
Rapsöl	900	100	0	0	0	2	▲	▲
Rapsöl, 1 EL	90	10	0	0	0	0,2	▲	▲
Rapsöl, *Vitaquell*	819	91	0	0	0	*	▲	▲
Rapunzel	14	0,4	1,8	0,7	1,5	0	▲	▲
Raspelschokolade Vollmilch, *Schwartau*	493	25,4	8,8	57,3	*	*	▼	▼
Raspelschokolade Zartbitter, *Schwartau*	454	27,2	5,7	46,6	*	*	▲▼	▲▼
Ratatouille, Bio, *Bruno Fischer*	68	4,2	1,7	5,8	*	*	▲	▲▼
Ratatouille, *Bonduelle*	39	0,8	1	6,9	*	*	▲	▲
Ratatouilletopf, französischer, *Erasco*	39	0,5	1,7	7	*	*	▲	▲
Ratsherrentopf, Minuto, *Birkel*	88	4	2	11	*	*	▲▼	▲▼
Räucherschinken, roh	152	7,7	20,7	+	*	70	▲	▲
Räucher-Snackies, *granoVita*	383	37,3	9,1	2,6	1	*	▲▼	▲
Räuchertofu Yamato, mild, Bio, *Heirler*	150	8	18	1,5	*	(0)	▲	▲
Räuchertofu, Bio, *granoVita*	147	8,5	15,5	2	0,6	0	▲	▲
Rauchfleisch	129	6,4	16,9	0,9	(0)	60	▲	▲
Ravioli alla Panna, *Hilcona*	155	7	4	19	*	*	▲▼	▲▼
Ravioli Bolognese, *Maggi*, 1 Dose	292	10,5	9,9	39,8	*	*	▲▼	▲▼
Ravioli in Tomatensauce, *Maggi*, 1 Dose	688	15,2	20	117,6	*	*	▲▼	▲▼
Ravioli Pesto Rosso, TK, *Eismann*	196	4	9	31	*	*	▲▼	▲▼
Ravioli Spinaci, *Hilcona*, 125 g	245	5,3	8,8	40	*	*	▲▼	▲▼
Ravioli, vegetarisch, ohne Soja, *Tartex*, 200 g	172	5,4	5,2	25,6	*	+	▲	▲▼
Rebhuhn	222	9	35	+	(0)	80	▲	▲
Reblochon	309	25,2	20,3	0,2	0	76	▼	▲
Red Snapper, Filet mit Haut	104	2,6	20,2	+	(0)	*	▲	▲

R

	kcal	F (g)	E (g)	KH (g)	BS (g)	Chol. (mg)	F ▲▼	KH ▲▼
Reformmargarine soft, 80 % Fett, *Flora*	720	80	0	0	0	*	▼	▲
Regenbogenforelle	102	2,7	19,5	+	(0)	55	▲	▲
Regenbogenforelle, TK, *Eismann*	139	7	19	<1	(0)	*	▲	▲
Regensburger, 1 St., 70 g, i. D.	232	21,6	9,6	0,2	*	*	▼	▲
Reginatrauben	68	0,3	0,7	15,2	1,5	0	▲	▲
Reherl	14	0,4	1,8	0,7	1,5	0	▲	▲
Rehkeule	97	1,3	21,4	+	(0)	110	▲	▲
Rehrücken	122	3,6	22,4	+	(0)	110	▲	▲
Rehschlegel	97	1,3	21,4	+	(0)	110	▲	▲
Reibekuchen, TK, *Eismann*	135	3	2	25	*	*	▼	▼
Reibekuchen-Teig-Mix in Shaker-Flasche, *Pfanni*	81	<1	2	18	*	*	▲	▼
Reiberdatschi, TK, in 1 TL Öl gebraten, 2 St.	227	10,7	3	29,8	*	*	▼	▼
Reineclaude	56	+	0,8	12,3	2,3	0	▲	▲
Reineclaude, 1 St., 10 g	6	+	0,1	1,2	0,2	0	▲	▲
Reis, Basmati & Thai-, *Uncle Ben's*	346	0,4	7,9	78	1,2	(0)	▲	▲▼
Reis, Langkorn & Wild-, *Uncle Ben's*	342	1	8,5	74,8	2,6	(0)	▲	▲
Reis, Natur-	347	2,2	7,8	74,1	2,2	(0)	▲	▲
Reis, parboilded, roh	344	0,5	6,5	78,4	1,4	(0)	▲	▲▼
Reis, parboiled, gekocht	106	0,2	2	24	0,3	(0)	▲	▲▼
Reis, Risotto-, *Uncle Ben's*	342	0,4	6,9	78	*	(0)	▲	▲▼
Reis, Spitzen-Langkorn-, *Uncle Ben's*	337	0,4	7,4	76	1,8	(0)	▲	▲▼
Reiscracker 7-Korn, *Hensel*	367	3,1	8,6	76,5	*	*	▲	▲▼
Reiscracker Hirse, *Hensel*	397	2,6	8,7	84,8	*	*	▲	▲▼
Reiscracker Joghurt-Schokolade, *Hensel*	451	18,6	8,4	62,6	*	*	▲▼	▲▼
Reiscracker Natur, *Hensel*	377	2,4	8	79,8	*	*	▲	▲▼
Reiscracker Vollmilchschokolade, *Hensel*	451	18,5	6,5	64,6	*	*	▲▼	▼
Reiscracker Zartbitterschokolade, *Hensel*	434	19,7	7,6	56,6	*	*	▲▼	▲▼
Reisdrink Mango-Vanille, Bio, *Voelkel*	48	0,4	0,1	10,6	*	*	▲	▼
Reisdrink, Bio, *Bruno Fischer*	49	1	0,1	10	*	0	▲	▲▼
Reisflocken, Bio, *Hipp*	376	1,1	7,5	84	1	(0)	▲	▲▼
Reisflocken, Bio, *Hipp*, 1 EL	13	+	0,3	2,8	+	(0)	▲	▲▼
Reisflocken, Bio, *Naturata*	345	2,2	7,2	74,1	*	(0)	▲	▲▼

R

	kcal	F (g)	E (g)	KH (g)	BS (g)	Chol. (mg)	F ▲▼	KH ▲▼
Reisgebäck, jap., 50 g	215	4	*	*	*	*	▲	▲▼
Reiskleie	379	15,8	13,3	45,7	*	*	▲	▲▼
Reismehl	352	0,7	7,2	79,1	*	(0)	▲	▲▼
Reismehl, 1 EL	70	0,1	1,4	15,8	*	(0)	▲	▲▼
Reis-Nudelsauce chinesisch, Bio, *Zwergenwiese*	63	0,3	0,9	14,1	*	*	▲	▲▼
Reis-Nudelsauce Curry, Bio, *Zwergenwiese*	84	1,3	0,8	17,2	*	*	▲	▲▼
Reisschleim, *grano Vita*	365	2,9	7,4	77,3	3,5	0	▲	▼
Reisstärke	343	0	0,8	85	*	(0)	▲	▼
Reisstärke, 1 EL	69	0	0,2	17	*	(0)	▲	▼
Reisstärke, 1 TL	23	0	0,1	5,7	*	(0)	▲	▼
Reistopf mit Huhn, *Maggi*, 1 Dose	258	14,8	8,2	23,6	*	*	▲▼	▲▼
Reistopf, türkischer, *Erasco*	53	1,3	1,5	8,7	*	*	▲	▲▼
Reisvollkornmehl, Bio, *Naturata*	345	2,2	7,2	74,1	*	(0)	▲	▲
Reiswaffel Carobüberzug, *Bonvita*	453	18,8	7	63,8	*	*	▲▼	▼
Reiswaffel Joghurt Erdbeergeschmack, *Bonvita*	456	18,2	7	65,6	*	*	▲▼	▼
Reiswaffel naturell, *Bonvita*	349	1	7	78	*	0	▲	▲▼
Reiswaffel Vollmilchschokolade, *Bonvita*	466	20,3	6,4	64	*	*	▲▼	▼
Reizker	18	0,7	2,8	0,1	5,5	0	▲	▲
Remoulade mit Kräutern, *Kühne*	487	50,4	1	7,3	*	*	▼	▲
Remoulade ohne Ei, Bio, *Vitam*	423	40,9	1,1	12,5	1,5	0	▲▼	▲
Remoulade, 50 % Ölgehalt, *Livio-Knorr*	495	51	1,1	7,4	*	*	▼	▲
Remoulade, 65 % Fett	641	65	1,1	15,2	*	*	▼	▲
Remoulade, 65 % Fett, 1 EL	192	19,5	0,3	4,6	*	*	▼	▲
Remoulade, *Develey*	745	80,7	1,2	2,9	*	*	▼	▲
Remoulade, Glas, *Thomy*	698	75,2	1,2	4	*	*	▼	▲
Renke	100	3,2	17,8	+	(0)	*	▲	▲
Rentierfleisch, mittelfett	171	9,4	21,8	0	(0)	70	▲	▲
Rettich	14	0,2	1	1,9	2,5	0	▲	▲
Rettich, 1 St., 200 g	28	0,4	2	3,8	5	0	▲	▲
Rhabarber	13	0,1	0,6	1,4	3,2	0	▲	▲
Rhabarberkompott, *Sonnen Bassermann*	79	0,1	0,5	19	*	*	▲	▲▼

	kcal	F (g)	E (g)	KH (g)	BS (g)	Chol. (mg)	F ▲▼	KH ▲▼
R								
Rhabarberkuchen, TK, *Bofrost*	231	11	3	30	*	*	▲▼	▼
Rhabarbertrunk, *Voelkel*	46	0,1	0,4	10,1	*	0	▲	▼
Rheinischer Sauerbraten, TK, *Eismann*	107	3	13	7	*	*	▲	▲
Ribisel, rot	33	0,2	1,1	4,9	3,5	0	▲	▲
Ribisel, schwarz	39	0,2	1,3	6,1	6,8	0	▲	▲
Ribisel, weiß	30	+	0,9	6,7	3	0	▲	▲
Ribiselgelee, 1 TL	25	+	+	6,1	(0)	0	▲	▲▼
Ribiselkonfitüre, 1 TL	26	+	+	6,2	0,2	0	▲	▲▼
Ribiselnektar, rot, 0,2 l	122	+	0,8	24,8	*	0	▲	▼
Ribiselnektar, schwarz, 0,2 l	128	+	0,8	26	*	0	▲	▼
Ricard, 43 %, 2 cl	68	0	*	*	0	0	▲	▲
Rice Krispies, *Kellogg's*, 1 Port. (30 g + 125 ml fettarme Milch)	173	2,5	6	33	0,3	*	▲▼	▼
Ricotta	174	15	9,4	0,3	0	*	▲	▲
Ricotta e Spinaci, frische Soße, gekühlt, *Buitoni*	505	27	7	9	*	*	▲▼	▲▼
Ricotta Finetta, *Galbani*	165	13,3	7,6	3,6	0	*	▲	▲
Riesengarnelen, TK, *Eismann*	84	<1	19	1	(0)	*	▲	▲
Riesengarnelen in Kräuteröl, *Nadler*	499	51	10	0	(0)	*	▲	▲
Rigatoni, Bio, *granoVita*	354	1,4	11,7	73,7	2,3	0	▲	▲
Rinderbouillon, Instant, *Maggi*, 1 Teller	10	0,8	0,4	0,6	*	*	▲	▲
Rinderbrust	200	14	18,6	+	(0)	70	▲▼	▲
Rinderbrust, Spannrippe	262	21,7	17,2	0	(0)	60	▲▼	▲
Rinderfilet	121	4	21,2	+	(0)	70	▲	▲
Rinderfond, *Lacroix*	8	0	1,8	0,2	*	*	▲	▲
Rindergulasch, *Du darfst*, 1 Port.	370	10	30	40	*	*	▲	▲
Rinderhackfleisch	216	14	22,5	+	(0)	*	▲▼	▲
Rinderherz	124	6	16,8	0,6	(0)	150	▲▼	▲
Rinderhirn	130	9,6	10,4	0,4	(0)	2000	▼	▲
Rinderhüfte	107	2,4	21,4	+	(0)	49	▲	▲
Rinderleber	121	2,1	20,3	5,3	(0)	260	▲▼	▲
Rinderlunge	99	2,9	18,1	+	(0)	235	▲▼	▲
Rindernacken, -kamm	160	9,3	19	0	(0)	60	▲▼	▲
Rinderniere	116	5,1	16,6	0,9	(0)	350	▲▼	▲
Rinderroulade nach Hausfrauen-Art, TK, *Eismann*	123	7	13	2	*	*	▲▼	▲
Rinderroulade, *Du darfst*, 1 Port.	336	12	20	37	*	*	▲	▲

R

	kcal	F (g)	E (g)	KH (g)	BS (g)	Chol. (mg)	F ▲▼	KH ▲▼
Rindertalg	896	99,5	+	0	0	100	▼	▲
Rindertatar, Schabefleisch	112	3	21,2	+	(0)	70	▲	▲
Rinderzunge	209	15,9	16	0,4	(0)	108	▲▼	▲
Rindfleisch Plätzli, Eckstück	111	2,3	22,6	0	0	55	▲	▲
Rindfleisch, Blume	108	2,4	21,5	+	(0)	60	▲	▲
Rindfleisch, Brust	200	14	18,6	+	(0)	70	▲▼	▲
Rindfleisch, Bug, Schulter	129	5,3	20,2	+	(0)	57	▲	▲
Rindfleisch, Fehlrippe	146	6,4	22	+	(0)	70	▲	▲
Rindfleisch, Hochrippe, Schorrippe, Rostbraten	154	8,1	20,2	+	(0)	*	▲▼	▲
Rindfleisch, Kamm, Hals	150	8,1	19,3	+	(0)	*	▲▼	▲
Rindfleisch, Lende, Roastbeef	130	4,5	22,4	+	(0)	70	▲	▲
Rindfleisch, Mürbebraten	121	4	21,2	+	(0)	70	▲	▲
Rindfleisch, Niederrippe	154	8,1	20,2	+	(0)	*	▲▼	▲
Rindfleisch, Oberschale	123	4,5	20,9	+	(0)	50	▲	▲
Rindfleisch, Ochsenschwanz	184	11,5	20,1	+	(0)	*	▼	▲
Rindfleisch, Schlegel, Keule	148	7,1	21	+	(0)	120	▲	▲
Rindfleisch, Schlossstück	130	4,5	22,4	+	(0)	70	▲	▲
Rindfleisch, Unterschale	114	3,1	21,8	+	(0)	54	▲	▲
Rindfleischkonserven, i. D.	196	13,6	18,5	+	(0)	70	▼	▲
Rindfleisch-Nudeltopf, *Erasco*	45	1,6	3,1	5,6	*	*	▲	▲▼
Rindfleischsuppe mit Nudeln, *Knorr*, 1 Teller	78	1	3	14	*	*	▲	▲▼
Rindfleischsuppe, *Maggi*, 1 Beutel	290	4	10	53	*	*	▲	▲
Rindfleisch-Suppentopf, *Meica*	75	4,5	3,5	5	*	*	▲▼	▲
Rindsbouillon, Instant, *Maggi*	5	0,4	0,2	0,3	*	*	▲	▲
Rindsroulade	121	4,3	20,6	+	(0)	70	▲	▲
Rindswürstchen, *Meica*, 1 St.	76	5,8	5,4	0,2	*	*	▲▼	▲
Risottoreis, *Uncle Ben's*	342	0,4	6,9	78	*	(0)	▲	▲▼
Ritter Rum, *Ritter Sport*	531	33	5	52	*	*	▼	▼
Ritz Cracker, *Griesson*	478	22,3	7,4	61,9	3,4	*	▼	▼
Roast Turkey, *Gutfried*	110	2	22	1	*	*	▲	▲
Roastbeef	130	4,5	22,4	+	(0)	70	▲	▲
Rochen	93	1,3	20,5	+	(0)	*	▲	▲
Roggen, Bio, *Naturata*	293	1,7	8,8	60,7	*	(0)	▲	▲
Roggen, ganzes Korn	296	1,7	9,5	60,7	13,2	(0)	▲	▲
Roggenbrot	219	1	6,7	45,7	6,5	(0)	▲	▲

R

	kcal	F (g)	E (g)	KH (g)	BS (g)	Chol. (mg)	F ▲▼	KH ▲▼
Roggenbrot, 1 Scheibe, 40 g	88	0,4	2,7	18,3	2,6	(0)	▲	▲
Roggenbrot, Bio, *Schnitzer*, 1 Scheibe	105	0,6	3,7	20,5	*	(0)	▲	▲
Roggenbrötchen, *Kamps*, 1 St.	266	1,7	7,7	55	*	(0)	▲	▲▼
Roggenflocken, 10 g	31	0,2	1,2	6,1	1	(0)	▲	▲
Roggenflocken, Bio, *Naturata*	322	1,6	8,5	68,5	*	(0)	▲	▲
Roggenkeime, 10 g	40	1,1	4,2	3,3	*	(0)	▲	▲
Roggenkeime, getr.	400	11,2	42	32,7	*	(0)	▲	▲
Roggenkleie	176	4,3	18	16,3	47,5	(0)	▲	▲
Roggenmehl, Type 1150	319	1,3	8,9	67,8	8	(0)	▲	▲
Roggenmehl, Type 997	312	1,1	7,4	68	8,6	(0)	▲	▲
Roggenmehl, Type 997, 1 EL	32	0,2	1,5	13,6	1,7	(0)	▲	▲
Roggenmischbrot Landbrot, *Lieken Urkorn*, 1 Scheibe, 40 g	87	0,4	2,4	18,4	*	(0)	▲	▲▼
Roggenmischbrot, 1 Scheibe, 40 g	85	0,4	2,8	17,5	2,5	(0)	▲	▲▼
Roggenvollkornbrot	195	1,2	7,3	38,8	8,1	(0)	▲	▲
Roggenvollkornbrot Das volle Korn, Schinken, *Harry*	179	1,4	5,8	35,7	*	(0)	▲	▲
Roggenvollkornbrot Sonnenkern, *Harry*	211	5,4	7,3	33,3	*	(0)	▲	▲
Roggenvollkornbrot, 1 Scheibe, 50 g	98	0,6	3,7	19,4	4,1	(0)	▲	▲
Roggen-Vollkornknäckebrot, *Wasa*, 1 Scheibe	40	0,2	1,1	8,3	1,8	(0)	▲	▲▼
Roh-Rohrzucker, Syramena, Bio, *Naturata*	390	*	*	97,4	*	*	▲	▼
Rohwurst-Aufschnitt, *Du darfst*	220	13	25	0,8	*	*	▲▼	▲
Rollgerste, Gerstengraupen	335	1,4	9,6	71	4,6	0	▲	▲▼
Rollschinken, gekocht	125	3,7	22,5	+	*	85	▲	▲
Rolo, *Nestlé*, 1 St.	25	1	+	4	*	*	▼	▼
Romadur, 20 % Fett i. Tr., 20 g	37	1,8	5,3	+	0	4,2	▲	▲
Romadur, 30 % Fett i. Tr., 20 g	45	2,8	5	+	0	6,6	▲	▲
Romadur, 40 % Fett i. Tr.	274	20,1	22,6	+	0	*	▲▼	▲
Romadur, 50 % Fett i. Tr.	311	25,7	19,6	+	0	*	▼	▲
Romanesco-Mix, TK, *Frosta*	25	0,3	1,7	3,8	*	0	▲	▲
Römersalat	14	0,2	1,8	1,2	*	0	▲	▲

	kcal	F (g)	E (g)	KH (g)	BS (g)	Chol. (mg)	F ▲▼	KH ▲▼
Roquefort	362	30,6	21,1	+	0	*	▼	▲
Rosé, Amselfelder, 0,25 l	195	0	*	*	0	0	▲	▲
Rosé, Mateus Rosé, 0,25 l	175	0	*	*	0	0	▲	▲
Rosé, Tavel, 0,25 l	172	0	*	*	0	0	▲	▲
Rosenapfel (Jambose)	32	0,3	0,6	6,8	*	0	▲	▲
Rosenkohl, *Bonduelle*	40	0,4	3	6	*	0	▲	▲
Rosenkohl, TK, *Eismann*	28	<1	4	3	*	0	▲	▲
Rosenkohlröschen, TK, *Frosta*	31	0,6	3,7	2,8	*	0	▲	▲
Rosinen	292	0,6	2,5	68	5,2	0	▲	▲▼
Rosinen, Bio, *Naturata*	291	0,6	2,5	68	*	0	▲	▲▼
Rosinen, klein, 12 St., 5 g	15	+	0,1	3,4	0,3	0	▲	▲▼
Rosinenstuten, *Harry*	298	5,6	5,6	56,2	*	(0)	▲	▼
Rostbratwurst, *Herta*	317	29	13	<1	(0)	*	▼	▲
Rostbratwurst, *Höhenrainer*	262	22	13	3	*	*	▼	▲
Rostbratwurst, TK, *Bofrost*	289	26	13	0,7	(0)	*	▼	▲
Rösti Farm, TK, *Eismann*	235	11	2	32	*	*	▼	▼
Rösti, Frischepack, *Pfanni*, 1 Pkg.	448	16	8	68	*	*	▼	▼
Rösti, TK, *McCain*	185	8,5	2	25	*	*	▼	▼
Röstipfanne, TK, *Frosta*	104	4,7	5,4	10,1	*	*	▲▼	▼
Röstitaschen, gefüllt, TK, *Eismann*, 1 St.	139	6,8	2,3	17,3	*	*	▼	▼
Röstzwiebeln, *Kühne*	610	44	6	47	*	*	▲▼	▲
Rotbäckchen Multigold, *Rabenhorst*	56	0	0,3	13,5	0	0	▲	▲▼
Rotbäckchen Rot, *Rabenhorst*	62	0	0,2	15	0	0	▲	▲▼
Rotbarsch	105	3,6	18,2	+	(0)	38	▲	▲
Rotbarsch, geräuchert	145	5,5	23,8	+	(0)	*	▲	▲
Rotbarschfilet, TK, *Eismann*	85	1	18	<1	(0)	*	▲	▲
Rote Bete	41	0,1	1,5	8,4	2,5	0	▲	▲▼
Rote Bete, *Kühne*	53	0,2	1	11,8	*	0	▲	▲▼
Rote Bete, süßsauer, Bio, *Martin Evers*	36	0,2	0,5	8,1	*	0	▲	▲▼
Rote Grütze mit Bourbon-Vanillesoße, *Dr. Oetker*, 1 Becher	176	1,9	2	36,9	*	*	▲	▲▼
Rote Grütze, i. D.	85	0	0	21	*	*	▲	▲▼
Rote Grütze, *Schwartau*	120	<1	<1	30	*	0	▲	▲▼
Rote Linse Brotaufstrich, Bio, *Bruno Fischer*	213	17	6	7	*	*	▲▼	▲
Rote Meerbarbe	98	2	20,1	+	(0)	*	▲	▲

R

	kcal	F (g)	E (g)	KH (g)	BS (g)	Chol. (mg)	F ▲▼	KH ▲▼
Rote Rüben	41	0,1	1,5	8,4	2,5	0	▲	▲▼
Rote-Beeren-Multisaft, *Voelkel*	49	0,2	0,3	11	*	0	▲	▲▼
Rote-Bete-Kugeln, *Hengstenberg*	42	0,1	1	9,4	*	0	▲	▲▼
Rote-Bete-Saft	36	+	1	8	*	0	▲	▲▼
Rote-Bete-Saft, *Schneekoppe*	40	0	1	8	*	0	▲	▲
Rote-Bete-Salat, *Hengstenberg*	42	0,1	1	9,4	*	*	▲	▲
Rote-Linsen-Suppe, Suppenbar, *Maggi*, 1 Teller	170	5,7	6,7	22,9	*	*	▲▼	▲▼
Rotella Schnecken, *Haribo*	287	0	2,5	67	*	0	▲	▼
Rotessa, Rotkraut oder Rotkohl, *Hengstenberg*	46	0,1	1,4	10,1	*	0	▲	▲
Rotkappe	18	0,8	2,2	0,3	4,7	0	▲	▲
Rotkohl (Rotkraut)	21	0,2	1,5	3,2	2,5	0	▲	▲
Rotkohl mit Apfelstücken, *Sonnen Bassermann*	52	0,1	0,9	11,9	*	*	▲	▲
Rotkohl, *Kühne*	52	0,2	1,6	11	*	0	▲	▲
Rotkohl, leicht, *Kühne*	24	0,2	1,6	3,9	*	0	▲	▲
Rotwein, franz., Beaujolais, 0,25 l, i. D.	167	0	*	*	0	0	▲	▲
Rotwein, franz., Bordeaux, 0,25 l, i. D.	175	0	*	*	0	0	▲	▲
Rotwein, franz., Burgund, 0,25 l, i. D.	175	0	*	*	0	0	▲	▲
Rotwein, franz., Château-neuf-du-Pape, 0,25 l	192	0	*	*	0	0	▲	▲
Rotwein, franz., Côtes du Rhône, 0,25 l	162	0	*	*	0	0	▲	▲
Rotwein, franz., Loire, 0,25 l, i. D.	165	0	*	*	0	0	▲	▲
Rotwein, italien., Barbera, 0,25 l	175	0	*	*	0	0	▲	▲
Rotwein, italien., Chianti, 0,25 l, i. D.	177	0	*	*	0	0	▲	▲
Rotwein, jugoslaw., Plavac, feinherb, 0,25 l	176	0	*	*	0	0	▲	▲
Rotwein, jugoslaw., Plavac, mild, 0,25 l	187	0	*	*	0	0	▲	▲
Rotwein, österreich., Blaufränkischer, 0,25 l	186	0	*	*	0	0	▲	▲

R

	kcal	F (g)	E (g)	KH (g)	BS (g)	Chol. (mg)	F ▲▼	KH ▲▼
Rotwein, span., Rioja, 0,25 l, i. D.	167	0	*	*	0	0	▲	▲
Rotweincreme, *Dr. Oetker*, 1 Port.	152	7,1	1,4	15,7	*	*	▲▼	▲▼
Rotweinessig, *Hengstenberg*	19	*	*	6,4	0	0	▲	▲
Rougette Landkäse, 65 % Fett i. Tr., *Champignon*	370	35	15	<0,5	0	110	▼	▲
Rougette Ofenkäse Camembert, 65 % Fett i. Tr., *Champignon*	390	37	15	<0,5	0	120	▼	▲
Rougette Ofenkäse Landkäse, 60 % Fett i. Tr., *Champignon*	340	32	15	<0,5	0	100	▼	▲
Rübensirup, 1 EL	54	+	0,6	12,9	1,2	0	▲	▼
Rübensirup, Rübenkraut	270	<0,1	2,9	64,5	6	0	▲	▼
Rüböl	900	100	0	0	0	2	▲	▲
Ruchbrot	224	1,2	8,6	44,8	4,8	0	▲	▲
Ruchmehl, Weizenmehl Type 1100	327	1,7	12,3	65,6	5,7	0	▲	▲
Rüebli	25	0,2	1,1	4,8	3,4	0	▲	▲
Rührei mit Tomate, 1 Port.	189	14,6	11,5	2,9	0,6	318	▲▼	▲
Rührkuchen, fertiger Teig, gebacken, *Nestlé*	489	29	3	54	*	*	▼	▼
Rum mit Cola (0,2 l Cola + 2 cl Rum)	168	0	6	22	0	0	▲	▼
Rum, braun, 54 %, 2 cl	62	0	0	0	0	0	▲	▲
Rum, Stroh-, 80 %, 2 cl	134	0	0	0	0	0	▲	▲
Rum, Verschnitt, 38 %, 2 cl	62	0	0	0	0	0	▲	▲
Rum, weiß, 54 %, 2 cl	62	0	0	0	0	0	▲	▲
Rumaroma, *Dr. Oetker*, 1 Fläschchen	10	0	0	0	0	0	▲	▲
Rumkugel	403	10,4	2	68,8	*	*	▼	▼
Rumkugel, 1 St.	40	1	0,2	6,9	*	*	▼	▼
Rumrosinen, *Schwartau*	248	<1	2	51	*	0	▲	▲▼
Rumstollen, *Bahlsen*	386	17	5	55	*	*	▼	▼
Russisch Brot, *Griesson*	389	1	7	88	*	*	▲	▼
Russischer Zupfkuchen, BM, *Dr. Oetker*, 1 St.	512	29,9	10,8	49,6	*	*	▼	▼

S

	kcal	F (g)	E (g)	KH (g)	BS (g)	Chol. (mg)	F ▲▼	KH ▲▼
Sachertorte, TK, *Coppenrath & Wiese*, 1 St.	366	15,4	5,4	51,5	4,6	130	▼	▼

S

	kcal	F (g)	E (g)	KH (g)	BS (g)	Chol. (mg)	F ▲▼	KH ▲▼
Safloröl (Distelöl), *Dr. Ritter*	828	92	0	0	*	*	▲▼	▲
Saftschinken, *Höhenrainer*	117	5	15	3	*	*	▲	▲
Saftschinken, Westfälischer, *Herta*, 30 g	33	1	6	<1	0	*	▲	▲
Sagomehl	341	0,1	0,6	83,1	*	0	▲	▼
Sagomehl, 1 EL	68	+	0,1	8,3	*	0	▲	▼
Sahne, 10 % Fett	123	10,5	3,1	4,1	0	34	▲	▲
Sahne, 10 % Fett, 1 EL	12	1,1	0,3	0,4	0	3,4	▲	▲
Sahne, 30 % Fett	309	31,7	2,4	3,4	0	109	▼	▲
Sahne, 30 % Fett, 1 EL	31	3,2	0,2	0,3	0	10,9	▼	▲
Sahne, 30 % Fett, 1 TL	15	1,6	0,1	0,2	0	5,5	▼	▲
Sahne, geschlagen, 1 EL	31	3,2	0,2	0,3	0	10,9	▼	▲
Sahne, geschlagen, 1 Port., 25 g	77	7,9	0,6	0,9	0	27,3	▼	▲
Sahneflammerie Landliebe, *Campina*	191	13,3	2,2	15,4	*	*	▲▼	▲▼
Sahne-Himbeer-Torte, TK, *Coppenrath & Wiese*	233	10,7	4,1	30,1	1,6	58	▼	▲▼
Sahnejoghurt Mertinger, *Zott*	137	8,3	2,5	13,1	*	*	▲▼	▲▼
Sahnekaramelle, 1 St.	39	0,5	0,3	8,4	(0)	*	▲	▼
Sahne-Marzipan-Torte, *Coppenrath* & *Wiese*	355	17,5	6,5	42,8	1,2	54	▼	▼
Sahnemeerrettich, 1 EL	61	5,5	0,4	2,3	*	*	▲▼	▲
Sahne-Mozart-Torte, TK, *Coppenrath & Wiese*	338	17,2	6,7	39,2	2,8	46	▼	▲▼
Sahnepudding, *Landliebe*, 150 g, i. D.	156	8,7	3,4	16	*	*	▼	▲▼
Sahnerolle Erdbeer, TK, *Coppenrath & Wiese*	251	11,5	31,5	5,8	1,6	100	▼	▲▼
Sahnerolle Zitrone, TK, *Coppenrath & Wiese*	273	14,6	6,3	29,5	0,6	121	▼	▲▼
Sahneschnitte Cappuccino, TK, *Coppenrath & Wiese*	284	16,8	5,3	28,2	1,3	89	▼	▲▼
Sahneschnitte Eierlikör, TK, *Coppenrath & Wiese*	289	16	6,2	30,4	1,7	104	▼	▲▼
Sahnesoße Carbonara, Spaghetteria, *Knorr*, 1/4 l	232	17	7	12	*	*	▼	▲▼
Sahnesoße Dill, *Thomy*	93	6,9	0,7	7	*	*	▼	▲▼
Sahnesoße Geflügel, *Thomy*	244	24,4	1,2	4,8	*	*	▼	▲▼
Sahnesoße Käse, *Thomy*	89	6,3	2,6	5,4	*	*	▼	▲▼
Sahnesteif, *Dr. Oetker*, 8 g	29	0	0	7,3	*	*	▲	▼

S

	kcal	F (g)	E (g)	KH (g)	BS (g)	Chol. (mg)	F ▲▼	KH ▲▼
Sahne-Windbeutel, Vanille, TK, *Coppenrath & Wiese*	247	16,1	5,8	19,8	2,2	78	▼	▼
Saint Albray cremig-leicht, 27 % Fett i. Tr., *Bongrain*	208	12	24	1	0	*	▲	▲
Saint Albray mit Blauschimmel, 60 % Fett i. Tr., *Bongrain*	367	33	17	0,5	0	*	▼	▲
Saint Albray mit Schafsmilch, 50 % Fett i. Tr., *Bongrain*	320	26	20,6	0,9	0	*	▼	▲
Saint Albray, 60 % Fett i. Tr., SB, *Bongrain*	378	34,3	17,3	1	0	*	▼	▲
Salabim Nuss-Nougat-Creme, Bio, *Bruno Fischer*	596	46	6,5	39,1	*	*	▲▼	▲▼
Salami balance, Fit for Fun, *Zimbo*	186	9,5	24	1	(0)	*	▲	▲
Salami d'auvergne, *Herta*, 30 g	143	13	7	<1	(0)	*	▼	▲
Salami Parmesan, *Herta*, 30 g	119	10	7	<1	(0)	*	▼	▲
Salami, 30 g	111	9,9	5,6	+	*	25,5	▼	▲
Salami, deutsche, i. D.	371	33	18,5	+	*	85	▼	▲
Salami, *Du darfst*	308	24	22	1	*	*	▲▼	▲
Salami, Edel-, *Herta*, 30 g	102	8	8	<1	(0)	*	▼	▲
Salat-Cocktail, *Bonduelle*	31	0,2	1,7	5,5	*	0	▲	▲
Salatcreme Joghurt, *Thomy*	298	24,8	1,7	14,3	*	*	▲▼	▲
Salat-Croûtons, *Knorr*, 1 Beutel, i. D.	135	9	3	12	*	*	▲▼	▼
Salatfix Balsamico, *Kühne*	97	5	0,3	11	*	*	▲	▲▼
Salatfix Italian, *Kühne*	60	5	0,2	2,8	*	*	▲	▲
Salatfix Joghurt, *Kühne*	213	19	2	8,4	*	*	▲▼	▲▼
Salatfix kräuterwürzig, *Kühne*	26	0	0,2	5,3	*	*	▲	▲▼
Salatfix Thousand Islands, *Kühne*	271	24,4	1,5	11,4	*	*	▲▼	▲▼
Salatfix Vital Joghurt Gartenkräuter, *Kühne*	103	5	1,8	11,1	*	*	▲	▲▼
Salatfix Vital Vinaigrette Dill-Kräuter, *Kühne*	83	5	0,1	8	*	*	▲	▲▼
Salatgemüse klassisch italienisch, *Bonduelle*	29	0,3	0,9	5,9	*	0	▲	▲
Salatgemüse knackig gemüsig, *Bonduelle*	52	0,4	1,2	10,9	*	0	▲	▲▼

S	kcal	F (g)	E (g)	KH (g)	BS (g)	Chol. (mg)	F ▲▼	KH ▲▼
Salatgemüse, *Bonduelle*	20	0,5	1,7	2,1	*	0	▲	▲
Salatkrönung klare Kräutersauce, *Knorr*, 1 Beutel, i. D.	295	30	<1	5	*	*	▲▼	▲
Salatsauce kräuterwürzig, *Kühne*	7	<0,1	<0,1	0,3	*	*	▲	▲
Salatsauce Kühnesenf körnig, *Kühne*	171	8,9	7,7	13,6	*	*	▲▼	▲▼
Salatsauce Kühnesenf Kräuter, *Kühne*	114	5,7	4,9	9,5	*	*	▲▼	▲▼
Salatsauce Vitasur, *Kühne*	55	<0,3	0,1	13	*	*	▲	▲▼
Salatsoße im Becher, <1,5 % Fett, *Develey*, i. D.	47	0,5	1,4	9,1	*	*	▲	▲▼
Salatsoße Joghurt, *Develey*	212	19,8	1,3	6,7	*	*	▲▼	▲▼
Salatsoße Thousand Islands, *Develey*	44	0,5	1,1	9	*	*	▲	▲▼
Salatsoße Vinaigrette, *Develey*	270	24,9	0,4	9,9	*	0	▲	▲
Salm	202	13,6	19,9	+	(0)	44	▲	▲
Salsa ai 4 Formaggi, gekühlt, *Buitoni*	299	27	9	5	*	*	▼	▲
Salsa Arrabbiata, *Hilcona*	55	2	8	8	*	(0)	▲	▲
Salsa Carbonara, *Hilcona*	129	9	6	6	(0)	*	▲▼	▲
Salsa Dip, *Lorenz*, i. D.	132	0,2	0,7	31,9	*	*	▲	▲▼
Salsa Napoli, *Hilcona*	62	2,2	1,6	9	*	(0)	▲	▲▼
Salsa Pesto Genovese, *Hilcona*	465	45	8	7	*	*	▲	▲▼
Saltletts Sticks Classic, *Lorenz*	389	6	11	72,8	*	*	▲	▼
Saltletts Mini-Brezeln, *Lorenz*	368	4	11	72	*	*	▲	▼
Saltletts Sticks Sesam, *Lorenz*	421	12,6	12,5	64,5	*	*	▼	▼
Salz	0	0	0	0	0	0	▲	▲
Salzhering	218	15,4	19,8	+	(0)	*	▲	▲
Salzmandeln, Ültje, 10 St.	124	10,8	4,2	2,8	1,1	*	▲	▲
Salzstangen, 5 St.	26	+	0,7	5,7	*	*	▲	▼
Sambal Oelek, *Kattus*	41	1,3	1,4	6	*	*	▲	▲
Sammy's Super-Sandwich Doppelkern, *Harry*	274	6	8,1	46,8	*	(0)	▲	▼
Sammy's Super-Sandwich mit Vollkorn, *Harry*	244	4	8,5	43,7	*	(0)	▲	▲▼
Sammy's Super-Sandwich, *Harry*	241	3,5	7,7	44,6	*	(0)	▲	▼

S

	kcal	F (g)	E (g)	KH (g)	BS (g)	Chol. (mg)	F ▲▼	KH ▲▼
Sanddorn in Honig, *grano Vita*	347	0,4	0,8	85	0,2	0	▲	▼
Sanddornbeeren	89	7,1	1,4	3,3	2	0	▲	▲
Sanddornkonzentrat, 10 g	40	3	0,7	2,2	*	0	▲	▲
Sanddornsaft Honig, *Rabenhorst*	224	2,2	0,6	49	2	0	▲	▲▼
Sanddornsaft, ungesüßt, *Rabenhorst*	56	3,7	0,8	2,2	3,2	0	▲	▲
Sandkuchen, *Bahlsen*	467	27	5	52	*	*	▼	▼
Sandwichcreme French Style Rucola, *Kraft*	266	17	16	22	*	*	▲▼	▲▼
Sandwichcreme, *Thomy*	577	60,1	1	7,4	*	*	▼	▲
Sandwichpastete Bärlauch, *grano Vita*	266	24,4	8,3	3,2	4,7	(0)	▲▼	▲
Sandwichpastete Champignon, *grano Vita*	218	18	10	4,1	4,9	(0)	▲▼	▲
Sandwichpastete Curry-Sesam, *grano Vita*	203	18,2	7,1	2,8	5,3	(0)	▲▼	▲
Sandwichpastete grüner Pfeffer, *grano Vita*	227	18,5	10,5	4,7	4	(0)	▲▼	▲
Sandwichpastete Grünkern-Dinkel, *grano Vita*	166	10,9	5,8	11,1	4,2	(0)	▲▼	▲
Sandwichpastete Ingwer, *grano Vita*	252	23,5	5,8	4,4	3	(0)	▲▼	▲
Sandwichpastete Kichererbse, *grano Vita*	190	13,7	8	8,6	5,8	(0)	▲▼	▲
Sandwichpastete Kräuter, *grano Vita*	234	20,3	9,6	3,1	4,2	(0)	▲▼	▲
Sandwichpastete Olive, *grano Vita*	235	20,4	10,4	2,4	4,2	(0)	▲▼	▲
Sandwichpastete Sanddorn-Nuss, *grano Vita*	174	12,8	7,3	7,5	7,5	(0)	▲▼	▲
Sandwichpastete Schinken-Creme, *grano Vita*	223	18,9	9,4	3,9	3	(0)	▲▼	▲
Sandwichpastete Tomate, *grano Vita*	241	22,7	6,2	2,9	6,3	(0)	▲▼	▲
Sandwichscheiben Emmentaler, 45 % Fett i. Tr., *Hochland*	322	26	19	3	0	*	▲▼	▲
Sandwichscheiben Gouda, 30 % Fett i. Tr., *Hochland*	244	16	24	1	0	*	▲	▲
Sandwichscheiben Gouda, 45 % Fett i. Tr., *Hochland*	326	26	20	3	0	*	▲▼	▲
Sandwich-Toast-Taschen, *Harry*, 1 St.	160	0,7	4,7	33,3	*	(0)	▲	▼

	kcal	F (g)	E (g)	KH (g)	BS (g)	Chol. (mg)	F ▲▼	KH ▲▼
Sanella, 75 % Fett	675	75	+	0,3	0	0	▼	▲
Sangria, 0,2 l	200	0	0,8	14	*	*	▲	▼
Sangrita, alkoholfrei, 5 cl	12	<0,5	0,4	2,1	+	0	▲	▲▼
Sanoghurt mit Früchten, Bio, 1,5 % Fett, *Heirler*, 150 g, i. D.	132	1,8	5,8	23,3	*	*	▲	▲▼
Sanoghurt pur, Bio, 1,5 % Fett, *Heirler*, 150 g	86	2,3	7,1	8,3	0	*	▲	▲
Sapodille (Breiapfel)	86	0,9	0,5	19	5,1	0	▲	▲
Sapote	94	0,5	1,4	20,9	*	0	▲	▲
Sapote, 1 St., 85 g	80	0,4	1,2	17,8	*	0	▲	▲
Sardellen	101	2,3	20,1	+	(0)	*	▲	▲
Sardellenfilet in Öl, abgetropft, 1 St.	11	0,2	2	+	(0)	*	▲	▲
Sardellenpaste, 1 TL	20	1,1	1,5	0,8	*	*	▲	▲
Sardinen, frisch	118	4,5	19,4	+	(0)	*	▲	▲
Satsuma	46	0,3	0,6	10,2	2	0	▲	▲
Satsuma, 1 St., 40 g	18	0,1	0,2	1,1	0,8	0	▲	▲
Sauce à la Hollandaise, *Maggi*, 1/4 l	60	3	1	7,3	*	*	▲▼	▲▼
Sauce al Gusto Bolognese, *Knorr*, 1/4 l	265	7	15	30	*	*	▲▼	▲
Sauce Béchamel, *Thomy*	218	21,1	1,6	5,3	*	*	▼	▲
Sauce Bolognese, TK, *Eismann*	88	4	6	7	*	*	▲	▲
Sauce für Kartoffelsalat Joghurt & Gurke, *Kühne*	308	30,4	1,4	7,6	*	*	▲▼	▲▼
Sauce für Kartoffelsalat klassisch, *Kühne*	425	44,4	0,8	5,6	*	*	▲▼	▲▼
Sauce Hollandaise, Feinschmecker, *Knorr*, 1/4 l	1083	114	4	14	*	*	▼	▲▼
Sauerampfer	25	0,4	3,2	2	2	0	▲	▲
Sauerbraten, rheinischer, TK, *Eismann*	107	3	13	7	*	*	▲	▲
Sauerbraten, TK, *Bofrost*	111	3,4	15,7	4,4	*	*	▲	▲
Sauerkirschen	53	0,5	0,9	9,9	1,1	0	▲	▲
Sauerkirschen, Dose	83	0,2	0,7	19,6	1,5	0	▲	▲▼
Sauerkirschkonfitüre, 1 TL	25	+	0,1	6,1	0,1	0	▲	▲▼
Sauerkraut 3 Minuten, Mildessa, *Hengstenberg*	26	0,8	0,9	4,1	*	0	▲	▲
Sauerkraut Mildessa, *Hengstenberg*	17	0,1	1,5	2,7	*	0	▲	▲
Sauerkraut, abgetropft	17	0,3	1,5	0,8	2,2	0	▲	▲
Sauerkraut, Spreewälder Art, *Kühne*	24	0,3	1,3	4	*	0	▲	▲

S

	kcal	F (g)	E (g)	KH (g)	BS (g)	Chol. (mg)	F ▲▼	KH ▲▼
Sauerkrautsaft, Bio, *Rabenhorst*	12	0	0,7	1,5	0	0	▲	▲
Sauerkrauttopf schwäbische Art, TK, *Eismann*	92	4	4	10	*	*	▲▼	▲▼
Sauermilch, 3,5 %, 0,25 l	160	8,8	8,5	10	0	*	▲	▲
Sauerrahm, 10 % Fett, 1 EL	29	2,5	0,8	0,9	0	8,3	▲	▲
Sauerrahm, Allgäuer, 10 % Fett, *Ehrmann*	124	10,5	3,2	4,1	0	*	▲	▲
Sauerrahm, extra, 18 % Fett, 1 EL	47	4,5	0,7	0,9	0	14,8	▲▼	▲
Saumagen, Pfälzer	158	6,8	16,9	6,9	*	*	▲▼	▲
Saure Sahne, 10 % Fett, *Campina*	121	10	3,3	4,3	0	*	▲	▲
Saure Sahne, s. Sauerrahm								
Sbrinz	419	33,2	28,6	1,3	0	100	▼	▲
Scampi	87	1,4	18,6	+	(0)	138	▲	▲
Scampi, 1 St. geschält, 10 g	9	0,1	1,9	+	(0)	13,8	▲	▲
Schabefleisch, Rind	112	3	21,2	+	(0)	70	▲	▲
Schabziger, Glarner Kräuterkäse	134	0,5	32,3	*	0	2	▲	▲
Schaffleisch	222	17,2	17,2	+	(0)	70	▲▼	▲
Schaffleisch, mager	139	6,8	19,6	+	(0)	70	▲	▲
Schaffleisch, s. a. Lamm								
Schaffrischkäse pikant, Bio, mind. 45 % Fett i. Tr., *Heirler*	211	15	10	9	0	*	▲▼	▲
Schafjoghurt, Bio, *Heirler*	94	6	5,3	4,6	0	*	▲	▲
Schafkäse (Feta), 40 % Fett i. Tr., i. D.	218	16	18,4	+	0	38	▲▼	▲
Schafkäse, 45 % Fett i. Tr.	235	18,8	17	+	0	*	▲▼	▲
Schafmilch, 6 % Fett, 0,25 l	243	15,8	13,3	11,8	0	*	▲	▲
Schalotten	28	0,3	1,3	4,9	1,8	0	▲	▲
Schaschliksauce Gourmet, *Kühne*	102	<1	2,3	22,1	*	*	▲	▲▼
Schattenmorellen	53	0,5	0,9	9,9	1,1	0	▲	▲▼
Schaumkuss CocoCabana, *Dickmann*, 1 St., i. D.	43,2	2,5	0,4	4,9	*	*	▲	▼
Schaumkuss, *Dickmann's*, 1 St.	99	2,5	0,8	18	*	*	▲	▼
Schaumkuss, Mini, *Dickmann's*, 1 St., i. D.	35	1,4	0,4	5,3	*	*	▲	▼
Schaumwein, Asti Spumante	82	0	*	*	0	0	▲	▲
Schaumwein, s. a. Champagner								

S

	kcal	F (g)	E (g)	KH (g)	BS (g)	Chol. (mg)	F ▲▼	KH ▲▼
Schaumzucker, *Haribo*, i. D.	361	0	4,1	85,6	*	0	▲	▼
Scheibletten Velveta Toast leicht, *Kraft*	205	10,5	20	6,1	0	*	▲	▲
Scheibletten Velveta Toast, *Kraft*	245	16,5	14	8,3	0	*	▲	▲
Schellfisch	77	0,6	17,9	+	(0)	35	▲	▲
Schellfisch, geräuchert	93	0,5	22,1	+	(0)	*	▲	▲
Schichtkäse, 10 % Fett i. Tr.	80	2	10,5	3,6	0	*	▲	▲
Schichtkäse, 20 % Fett i. Tr.	109	5	11,8	3,6	0	16	▲	▲
Schichtkäse, Sahne-, 50 % Fett i. Tr.	175	14,5	8,3	2,9	0	54	▲▼	▲
Schill	83	0,7	19,2	+	(0)	*	▲	▲
Schillerlocken	302	24,1	21,3	+	(0)	*	▲	▲
Schimmelpilzkäse, 50 % Fett i. Tr., i. D.	345	27,9	22,6	0,1	0	100	▲▼	▲
Schinken, fett, geräuchert	152	7,7	20,7	+	*	70	▲▼	▲
Schinken, gekocht	125	3,7	22,5	+	*	85	▲	▲
Schinken-Lauch-Salat, *Du darfst*	268	19	10	15	*	*	▲	▲
Schinkennudeln, Wirtshaus, *Maggi*	123	0,9	5,5	23,2	*	*	▲▼	▲▼
Schinkenplockwurst, i. D.	396	31,9	28	0,3	*	100	▼	▲
Schinken-Sahnesoße, *Thomy*	95	7,4	1,7	5,5	*	*	▼	▲
Schinkensalami	348	29,8	20,6	0,2	0	80	▼	▲
Schinkenspeck (geräucherter Schinken)	152	7,7	20,7	+	*	70	▲▼	▲
Schinkenspicker, fein, *Rügenwalder*	291	25	13	1	*	*	▲▼	▲
Schinkenspicker, klassisch, *Rügenwalder*	249	20	14	1	*	*	▲▼	▲
Schinkenwurst, *Höhenrainer*	158	10	14	3	*	*	▲▼	▲
Schinkenwürstchen, Saitling, *Meica*, 1 St.	100	8,8	5	0,2	*	*	▼	▲
Schlagobers, 1 EL	31	3,2	0,2	0,3	0	10,9	▼	▲
Schlagobers, 1 Port.	77	7,9	0,6	0,9	0	27,3	▼	▲
Schlagobers, gesüßt, 1 TL	28	2,1	0,1	2,2	0	7,3	▼	▼
Schlagrahm, *Weihenstephan*, 30 % Fett	293	30	2,5	3,2	0	*	▼	▲
Schlagsahne Landliebe, mind. 32 % Fett, *Campina*	310	32	2,3	3,1	0	*	▼	▲
Schlagsahne, 1 EL	31	3,2	0,2	0,3	0	10,9	▼	▲
Schlagsahne, 30 % Fett, *Campina*	293	30	2,4	3,3	0	*	▼	▲

S

	kcal	F (g)	E (g)	KH (g)	BS (g)	Chol. (mg)	F ▲▼	KH ▲▼
Schlagsahne, 32 % Fett, *Campina*	308	32	2,4	2,5	0	*	▼	▲
Schlagsahne, gesüßt, 1 TL	28	2,1	0,1	2,2	0	7,3	▼	▼
Schlehensaft, *Voelkel*	56	1	0,8	10,8	*	0	▲	▲
Schleie	77	0,7	17,7	+	(0)	*	▲	▲
Schlemmerfilet, TK, *Iglo*, i. D.	126	7,2	12	3	*	*	▲▼	▲
Schlemmerfilet-Portionen Verde, TK, *Eismann*	99	3	13	5	*	*	▲	▲
Schlemmergratin, TK, *Frosta*, i. D.	95	3,2	8,5	7,9	*	*	▲▼	▲
Schlemmerpastete Abu Kicher, Bio, *Martin Evers*	224	17,9	9,5	6,3	*	*	▲▼	▲
Schlemmerpastete Gino Basilico, Bio, *Martin Evers*	259	24,6	7,4	1,9	*	*	▲▼	▲
Schlemmerpastete Susi Take, Bio, *Martin Evers*	199	15,9	9,6	4,4	*	*	▲▼	▲
Schlemmerpfanne Helgoland, TK, *Iglo*, 1 Pkg.	441	31,5	28,1	11,4	*	*	▲▼	▲
Schlemmerpfanne Toskana, TK, *Iglo*, 1 Pkg.	300	19,8	23,9	6,8	*	*	▲▼	▲▼
Schlemmersoße, *Knorr*, i. D.	202	14,9	1,1	15,9	*	*	▼	▲▼
Schlemmertöpfchen, *Kühne*, i. D.	50	0,4	1,3	9,9	*	0	▲	▲▼
Schlosserbuben, 1 Port.	400	14	8	49	*	*	▼	▼
Schlüterbrot	188	1	6,5	37,6	*	(0)	▲	▲▼
Schlüterbrot, 1 Scheibe, 40 g	75	0,4	2,6	15	*	(0)	▲	▲▼
Schmalz, Schwein, Gans, i. D.	897	99,6	0,2	0	0	93	▼	▲
Schmalz, Schwein, Gans, 1 EL, i. D.	179	19,9	+	0	0	18,6	▼	▲
Schmalzfleisch, Dose	374	35	14,8	+	(0)	80	▼	▲
Schmalztöpfle, *Tartex*, i. D.	831	90,5	1,1	3	*	(0)	▲▼	▲
Schmand, 24 % Fett	239	24	2,6	3,2	0	79	▲▼	▲
Schmelzflocken, *Kölln*	354	6,9	12	61	8,7	0	▲	▼
Schmelzkäse Allgäuer, 50 % Fett i. Tr., *Hochland*, 1 Ecke, 25 g	81	7	2,5	2	0	*	▲▼	▲
Schmelzkäse Champignon, 50 % Fett i. Tr., *Milkana*, 20 g	68	6	2	1,6	0	*	▼	▲

S	kcal	F (g)	E (g)	KH (g)	BS (g)	Chol. (mg)	F ▲▼	KH ▲▼
Schmelzkäse cremig-leicht, 20 % Fett i. Tr., *Milkana*, 20 g	37	2	3,2	1,6	0	*	▲	▲
Schmelzkäse Gold, 40 % Fett i. Tr., *Milkana*, 1 Ecke, 62,5 g	165	12,5	8,8	4,4	0	*	▲▼	▲
Schmelzkäse Kräuter, 28 % Fett, *Du darfst*	191	11	16	7	0	*	▲	▲
Schmelzkäse Kräuter, 50 % Fett i. Tr., *Milkana*, 20 g	68	6	2	1,6	0	*	▼	▲
Schmelzkäse leicht Sahne, 27 % Fett i. Tr., *Hochland*	183	11	16	5	0	*	▲	▲
Schmelzkäse Paprika, 27 % Fett i. Tr., *Hochland*, 1 Ecke, 25 g	46	2,8	4	1,3	0	*	▲	▲
Schmelzkäse Sahne, 50 % Fett i. Tr., *Hochland*, 1 Ecke, 25 g	77	6,5	2,8	1,8	0	*	▲▼	▲
Schmelzkäse Salami, 50 % Fett i. Tr., *Milkana*, 20 g	65	5,8	2	1,2	0	*	▼	▲
Schmelzkäse Salami, *Du darfst*	187	11	15	7	0	*	▲	▲
Schmelzkäse Schinken leicht, 20 % Fett i. Tr., *Milkana*, 20 g	36	2	3,6	1	0	*	▲	▲
Schmelzkäse Schmelzli, 28 % Fett i. Tr., *Du darfst*	191	11	16	7	0	*	▲	▲
Schmelzkäse Tomate-Paprika, 28 % Fett i. Tr., *Du darfst*	187	11	15	7	0	*	▲	▲
Schmelzkäse, 20 % Fett i. Tr., 1 Ecke, 62,5 g	118	6,3	10,6	4,7	0	14,4	▲	▲
Schmelzkäse, 30 % Fett i. Tr., 1 Ecke, 62,5 g	131	8,8	9,4	3,6	0	20	▲	▲
Schmelzkäse, 45 % Fett i. Tr., 1 Ecke, 62,5 g	169	14,8	9	+	0	33,1	▲▼	▲
Schmelzkäsescheiben leicht, 25 % Fett i. Tr., *Hochland*	212	12	20	6	0	*	▲	▲
Schmelzkäsescheiben, 35 % Fett i. Tr., *Hochland*, i. D.	243	17	16,3	6	0	*	▲▼	▲
Schmelzkäsescheiben, *Du darfst*	212	12	20	6	0	*	▲	▲
Schmelzkäsezubereitung Velveta Chester, *Kraft*	310	25	20,5	0,1	0	*	▲▼	▲

S

	kcal	F (g)	E (g)	KH (g)	BS (g)	Chol. (mg)	F ▲▼	KH ▲▼
Schnaps, s. einzelne Sorten								
Schnecken, Mini-, TK, *Coppenrath & Wiese*	405	21,8	45,4	6,8	4,6	23	▼	▼
Schnee-Rebhuhn	222	9	35	+	(0)	80	▲	▲
Schnittbohnen, *Bonduelle*	28	0,2	1,5	5	*	0	▲	▲
Schnitte Cordon Bleu Art, *Höhenrainer*	211	11	15	13	*	*	▲▼	▲▼
Schnitte Wiener Art, *Höhenrainer*	202	10	15	13	*	*	▲▼	▲▼
Schnittlauch, gehackt, 1 EL	1	+	0,2	0,1	0,3	0	▲	▲
Schnittlauch, TK, *Eismann*	65	5	3	2	*	0	▲	▲
Schnitzel Cordon-Bleu-Art, *Herta*, 150 g	450	20	23	21	*	*	▼	▲▼
Schnitzelet, *Herta*	300	14	14	21	*	*	▲▼	▲▼
Schnitzel-Sahnesoße, *Thomy*	263	26	1,5	5,7	*	*	▼	▲
Schnitzelstäbchen mit Paprika und Mais, *granoVita*	249	12,2	11,6	23,2	4,4	(0)	▲▼	▲▼
Scho-Ka-Kola, *Stollwerck*	510	35	7,2	41,1	*	*	▲▼	▲▼
Schoko & Keks, *Milka*	555	35,5	5,5	53,5	*	*	▼	▼
Schokocreme mit Soja-Crisp, Bio, *Dr. Ritter*	584	43,3	10,4	38,2	*	*	▲▼	▲▼
Schokocreme Pur, Bio, *Dr. Ritter*	585	42,9	8,4	41,3	*	*	▼	▲▼
Schokocroissant, *Bofrost*	371	21,4	7,7	36,8	*	*	▼	▼
Schokodrink, Instant, *Natreen*, 1 Tasse	45	1,1	3,6	5,2	*	*	▲	▲
Schokokeks Vollmilch, *Griesson*	518	26	7	64	*	*	▼	▼
Schokokeks Zartbitter, *Griesson*	518	26	6	65	*	*	▼	▼
Schokokuchen, *Bahlsen*	465	27	5	53	*	*	▼	▼
Schokokuchen, BM, Bio, *Naturata*	365	6,2	7,7	69,9	*	*	▼	▼
Schokolade Cocos, *Ritter Sport*	576	40	6	48	*	*	▼	▼
Schokolade Die Weisse, *Nestlé*	555	33	8	56	*	*	▼	▼
Schokolade Die Weisse, *Nestlé*, 1 Reihe	93	6	1	9	*	*	▼	▼
Schokolade Dunkle Voll-Nuss, *Ritter Sport*	554	38	8	46	*	*	▲▼	▲▼
Schokolade edelbitter, 71 % Kakao, Bio, *Naturata*	546	42,9	6,8	32,9	*	*	▲	▲

S	kcal	F (g)	E (g)	KH (g)	BS (g)	Chol. (mg)	F ▲▼	KH ▲▼
Schokolade Ganze Mandel, *Ritter Sport*	538	36	9	44	*	*	▲▼	▲▼
Schokolade Mini, *Ritter Sport*, i. D.	541	33	6	53	*	*	▼	▼
Schokolade Minis, Bio, *Naturata*, 1 St., 4,5 g	25	1,7	0,4	2	*	*	▼	▼
Schokolade No.1 Equador, *Sarotti*	506	38,2	8,6	31,9	*	*	▲▼	▲▼
Schokolade No.1 Java, *Sarotti*	557	35,4	6,6	52,9	*	*	▼	▼
Schokolade Trauben-Nuss, Mini, *Ritter Sport*	505	29	7	55	*	*	▼	▲▼
Schokolade Trüffel Cointreau, *Ritter Sport*	530	32	6	51	*	*	▼	▼
Schokolade Vollmilch-Smarties, Ritter Sport	513	28	6	60	*	*	▼	▼
Schokolade Weinbrand-Trüffel, *Schneekoppe*	520	32	9	49	*	*	▼	▼
Schokolade Weiße Crisp, *Nestlé*	540	30	8	59	*	*	▼	▼
Schokolade, Alpenmilch, *Milka*	528	30	6,6	58	*	*	▼	▼
Schokolade, Cappuccino, Bio, *Naturata*	554	39,5	8,9	40,3	*	*	▼	▼
Schokolade, Feinbitter-Praliné, Bio, *Naturata*	575	43,6	4,2	41,1	*	*	▼	▼
Schokolade, Halbbitter, i. D.	530	34,5	6,8	48,3	*	*	▲▼	▲▼
Schokolade, Haselnuss, Bio, *Naturata*	592	45,8	9,7	34,8	*	*	▲▼	▲▼
Schokolade, Haselnuss, *Milka*	535	33	7,3	53,5	*	*	▲▼	▲▼
Schokolade, Mandelsplitter, Bio, *Naturata*	554	39,9	5,6	42,8	*	*	▲▼	▲▼
Schokolade, Marzipan, i. D.	474	27	6	52	*	*	▼	▼
Schokolade, Praliné, Bio, *Naturata*	579	41,5	6,8	44,2	*	*	▼	▼
Schokolade, Sahnecreme, *Milka*	609	45	5,3	44,5	*	*	▼	▼
Schokolade, Trauben-Nuss, Bio, *Naturata*	544	37	8,4	43,8	*	*	▼	▼
Schokolade, *Ritter Sport*, i. D.	542	33	6	53	*	*	▼	▼
Schokolade, Vollmilch mit Haselnüssen	556	36,5	9,5	47,5	*	1	▲▼	▲▼

S

	kcal	F (g)	E (g)	KH (g)	BS (g)	Chol. (mg)	F ▲▼	KH ▲▼
Schokolade, Vollmilch, 1 St., 6 g	32	1,8	0,6	3,4	+	0,1	▼	▼
Schokolade, Vollmilch	531	30	9,2	56	+	2	▼	▼
Schokolade, Vollmilch, zart, Bio, *Naturata*	566	39,7	8,8	42,8	*	*	▼	▼
Schokolade, weiße Crisp, Bio, *Naturata*	593	40,9	5,4	50,2	*	*	▼	▼
Schokolade, weiße, *Milka*	535	29,5	6,3	61	*	*	▼	▼
Schokoladenkuchen, fertiger Teig, gebacken, *Nestlé*	472	28	4	51	*	*	▼	▼
Schokoladen-Sahne-Torte, TK, *Coppenrath* & *Wiese*	298	18,5	5,1	28	2	54	▼	▼
Schokoladenstreusel, *Schwartau*	426	15,6	5,7	65,7	*	*	▼	▼
Schokoladentorte, TK, *Eismann*	332	24	4	25	*	*	▼	▼
Schokoladenwürfel, *Ritter Sport*, i. D.	547	34	7	53	*	*	▼	▼
Schokolino-Bons, *Sarotti*	577	38,9	7	49,8	*	*	▼	▼
Schokolinsen, Bio, rein pflanzlich	488	18,2	2,7	75,9	*	*	▼	▼
Schokolinsen, *Piasten*	442	14	2,9	76	*	*	▼	▼
Schokomüsli Wellness, Bio, *Naturata*	440	18	9	60,5	*	(0)	▼	▼
Schokomüsli, *Kölln*	389	62,5	10,6	10,9	7	*	▼	▼
Schokopudding mit Vanillesoße, *Campina*	119	4	2,8	18	*	*	▲▼	▲▼
Schoko-Rondino Café Musica, *Griesson*	542	29,5	6	62	*	*	▼	▼
Schokosoja, Vollmilch, Bio, *Dr. Ritter*	487	32,2	17,3	32	*	*	▲▼	▲▼
Schokowaffel Café Musica Vollmilch, *Griesson*	573	37	8	52	*	*	▼	▼
Scholle	86	1,9	17,1	+	(0)	63	▲	▲
Scholle, Feinschmecker-, TK, *Eismann*	161	5	10	19	*	*	▲	▲▼
Schollenfilet, paniert, TK, *Eismann*	193	9	11	17	*	*	▲▼	▲▼
Schollenfilet, TK, *Eismann*	86	2	15	2	*	*	▲	▲
Schorle, weiß oder rot, 0,25 l	93	0	0	*	0	0	▲	▲
Schüblig, ungegart	260	22,6	13,8	0,4	0	41	▲▼	▲
Schupfnudeln, schwäbisch, TK, *Bofrost*	151	1,3	4,1	30,8	*	*	▲	▼

	kcal	F (g)	E (g)	KH (g)	BS (g)	Chol. (mg)	F ▲▼	KH ▲▼
Schupfnudeln, TK, *Eismann*	165	1	5	34	*	*	▲	▼
Schwäbische Käsespätzle, Wirtshaus, *Maggi*	115	3,1	3,9	17,9	*	*	▲▼	▲▼
Schwämme (Pilze), getr., 10 g, i. D.	11	0,3	2,7	0,3	5,1	0	▲	▲
Schwämme (Pilze), s. a. einzelne Sorten								
Schwammerl, i. D.	18	0,5	3	0,3	5,5	0	▲	▲
Schwartenmagen, i. D.	254	21,9	14,2	+	(0)	*	▼	▲
Schwarze Herrenbitterschokolade, *Stollwerck*	524	36	7,3	42,3	*	*	▲	▲
Schwarzer Tee	0	0	0	0	0	0	▲	▲
Schwarzwälder Kirschtorte, 1 St.	590	38	9	54	*	*	▼	▼
Schwarzwurzeln in Sahnesauce, TK, *Bofrost*	89	3,6	3,1	11,1	*	*	▲▼	▲
Schwarzwurzeln, *Bonduelle*	28	0,4	1,6	4,5	*	0	▲	▲
Schwedenmilch, *Heirler*, 500 g	305	17,5	16,5	20	0	*	▲	▲
Schwedische Mandeltorte, TK, *Coppenrath & Wiese*	310	18,5	7,2	28,7	3,3	93	▼	▲▼
Schwein, süß-sauer, TK, *Bofrost*	140	4	7	19	*	*	▲▼	▲▼
Schweinebacke	539	55,5	9,9	+	(0)	*	▼	▲
Schweinebauch	261	21,1	17,8	+	(0)	80	▼	▲
Schweinebraten, TK, *Eismann*	86	2	8	9	*	*	▲	▲
Schweine-Cordon-bleu, TK, *Eismann*	160	4	17	14	*	*	▼	▲▼
Schweinefilet	104	2	21,5	+	(0)	70	▲	▲
Schweinefiletmedaillons, mariniert, TK, *Eismann*	147	7	20	<1	*	*	▲	▲
Schweinefleisch, Bug, Schulter	217	16,5	17	+	(0)	70	▲	▲
Schweinefleisch, Flomen (Bauchfett)	854	94,4	1,2	+	(0)	*	▼	▲
Schweinefleisch, Hals, Kamm	191	13,8	16,7	+	(0)	70	▼	▲
Schweinefleisch, Schlegel, Keule	274	22,9	16,9	+	(0)	85	▲▼	▲
Schweinegeschnetzeltes, *Du darfst*, 1 Port.	305	9,2	21	35	*	*	▲▼	▲
Schweinehackfleisch	250	20,1	17,8	+	(0)	60	▲▼	▲

S

	kcal	F (g)	E (g)	KH (g)	BS (g)	Chol. (mg)	F ▲▼	KH ▲▼
Schweinehaxe, hintere (Eisbein)	186	12,2	19	+	(0)	70	▼	▲
Schweinehaxe, vorn	178	10,8	20,4	+	(0)	70	▼	▲
Schweineherz	91	2,6	16,9	1,6	(0)	154	▲▼	▲
Schweinehirn	123	9	10,6	+	(0)	2550	▼	▲
Schweinekopf	299	26,2	16,7	+	(0)	60	▼	▲
Schweinekotelett	150	5,2	20,3	+	(0)	60	▲▼	▲
Schweineleber	124	4,9	20,4	0,5	(0)	350	▲▼	▲
Schweinelunge	114	6,7	13,5	+	(0)	314	▲▼	▲
Schweineniere	96	3,8	16	0,8	(0)	385	▲▼	▲
Schweineoberschale	106	1,9	22,2	+	(0)	70	▲	▲
Schweineplätzli, -eckstück	115	2,7	22,6	0	0	63	▲	▲
Schweinerücken	133	5,2	21,6	+	(0)	60	▲	▲
Schweineschmalz, 1 EL	180	19,9	+	0	0	17,2	▼	▲
Schweineschnitzel	106	1,9	22,2	+	(0)	70	▲	▲
Schweineschnitzel, *Herta*	200	12	17	21	0	*	▲▼	▲
Schweineschnitzel, paniert, TK, *Eismann*	165	5	17	13	*	*	▲▼	▲▼
Schweinezunge	194	14,8	13,5	1,7	(0)	*	▲▼	▲
Schweinswürstchen, 1 Paar, 70 g	207	19,8	7,1	+	*	60	▼	▲
Schweizer Älpler-makkaroni, *Hilcona*	122	3,5	3,5	19	*	*	▲▼	▲▼
Schwertfisch	117	4,4	19,4	+	(0)	39	▲	▲
Schweser	99	3,4	17,2	+	(0)	250	▲	▲
Scotch Whisky, 40 %, 4 cl	99	*	*	+	0	*	▲	▲
Sechskorn, Bio, *Hensel*	324	2	13	63	10	*	▲	▲
Sechskornflocken, Bio, *Naturata*	333	3,6	11,3	64,1	*	(0)	▲	▲
Sechskornmischung, Bio, *Naturata*	304	2,4	10,6	61,5	*	(0)	▲	▲
Seeaal, geräuchert	167	7	26,1	+	(0)	*	▲	▲
Seehecht	91	2,5	17,2	+	(0)	*	▲	▲
Seehechtfilet, mariniert, Toskana, TK, *Eismann*	163	11	14	2	*	*	▲	▲
Seehechtfilet, Neusee-land-, TK, *Frosta*	85	1,6	17,2	0,4	*	*	▲	▲
Seelachs (Köhler)	81	0,9	18,3	+	(0)	39	▲	▲
Seelachs in Dillrahmsauce, TK, *Eismann*	111	3	7	14	*	*	▲	▲
Seelachs in Öl, abgetropft	150	8	19,5	+	(0)	*	▲	▲
Seelachs, Alaska-, in Knus-perpanade, TK, *Eismann*	209	13	11	12	*	*	▲▼	▲▼
Seelachs, Alaska-, in Senfsoße, TK, *Bofrost*	94	4,7	5,4	7,4	*	*	▲	▲

S	kcal	F (g)	E (g)	KH (g)	BS (g)	Chol. (mg)	F ▲▼	KH ▲▼
Seelachs, Alaska-, Müllerin, TK, *Eismann*	123	<1	13	17	*	*	▲	▲▼
Seelachs, geräuchert	98	0,8	22,8	+	(0)	44	▲	▲
Seelachsfilet, Alaska-, in heller Kräutersoße, *Du darfst*, 1 Port.	241	8,8	20	20	*	*	▲	▲
Seelachsfilet, Alaska-, TK, *Eismann*	77	1	17	+	(0)	*	▲	▲
Seelachsfilet, TK, *Bofrost*	80	0,3	19,3	0	(0)	*	▲	▲
Seelachsscheiben, Alaska-, *Nadler*	286	26	13	0	(0)	*	▲	▲
Seeteufel	66	0,7	14,9	+	(0)	25	▲	▲
Seewolf	81	2	15,8	+	(0)	33	▲	▲
Seezunge	83	1,4	17,5	+	(0)	50	▲	▲
Sekt, halbtrocken, 0,1 l	80	*	*	*	0	*	▲	▲▼
Sekt, i. D.	83	*	0,1	5	0	*	▲	▲
Sekt, süß, 0,1 l	85	*	*	*	0	*	▲	▼
Sekt, trocken, 0,1 l	75	*	*	*	0	*	▲	▲
Selchkarré	315	28	17	0	(0)	*	▼	▲
Selchspeck	621	65	9,1	+	*	90	▼	▲
Selection, *Bahlsen*	528	28	7	61	*	*	▼	▼
Sellerie, Dose	16	0,3	1,6	1,8	*	0	▲	▲▼
Sellerie, Knollen-	18	0,3	1,6	2,3	4,2	0	▲	▲
Sellerie, Stauden-	15	0,2	1,2	2,2	2,6	0	▲	▲
Sellerieherzen, *Bonduelle*	12	0,1	0,7	2,1	*	0	▲	▲
Selleriesalat, Feinschnitt, *Kühne*	47	0,3	0,8	10,2	*	*	▲	▲
Selleriesalat, *Hengstenberg*	25	0,2	0,7	5,3	*	*	▲	▲
Semmel, 1 St., 30 g	82	0,6	2,6	16,7	0,9	(0)	▲	▼
Semmelbrösel	358	2,1	10,1	73,5	*	(0)	▲	▼
Semmelbrösel, 1 EL	54	0,3	1,5	11	*	(0)	▲	▼
Semmeli, 1 St., 60 g	164	1,1	5,2	33,3	1,8	(0)	▲	▼
Semmelknödel im Kochbeutel, *Maggi*, 1 Knödel	112	0,5	4	23,2	*	*	▲	▲▼
Semmelknödel im Kochbeutel, *Pfanni*, 1 Knödel	44	1,2	1,2	7,2	*	*	▲	▲▼
Semmelmehl, 1 EL	54	0,3	1,5	11	*	(0)	▲	▼
Senf, Delikatess-, *Thomy*	117	6,7	6,2	9,1	*	*	▲	▲
Senf, Hausmacher Art, *Hengstenberg*	184	2,7	5,6	34,8	*	*	▲	▲
Senf, Hausmacher-, *Develey*	238	6,9	6,5	36,5	*	*	▲	▲
Senf, mittelscharf, *Hengstenberg*	91	5,7	5	5,3	*	*	▲	▲

S

	kcal	F (g)	E (g)	KH (g)	BS (g)	Chol. (mg)	F ▲▼	KH ▲▼
Senf, Münchner, *Develey*	164	6,7	6,8	17,9	*	*	▲	▲
Senf, scharf, *Hengstenberg*	122	9,4	6	4	*	*	▲	▲
Senf, süß, *Thomy*	177	6,1	5,7	24,6	*	*	▲	▲▼
Sesam, ungeschält, Bio, *Naturata*	565	50,4	17,7	10,2	*	*	▲	▲
Sesambrötchen, TK, *Eismann*	239	3	9	44	*	(0)	▲	▼
Sesam-Knäckebrot, *Wasa*, 1 Scheibe	53	1,4	1,8	8,5	0,8	(0)	▲	▼
Sesamöl, *Mazola*	828	92	0	0	0	*	▲	▲
Sesamöl, nativ, Bio, *Naturata*	896	99,5	0	0	0	+	▲	▲
Sesamöl, *Vitaquell*, 1 EL	82	9	0	0	0	*	▲	▲
Sesamsamen, 1 EL	57	5	2,1	1	1,1	*	▲	▲
Sesam-Vollkornknäckebrot, Bio, *Naturata*	312	6	10,2	54,4	*	*	▲	▲▼
Sharonfrucht	72	0,3	0,6	16,5	2,5	0	▲	▲
Sherry cream, 5 cl	70	0	0,2	3,5	*	*	▲	▼
Sherry dry, 5 cl	59	0	0,1	0,7	*	*	▲	▲
Sherry medium, 5 cl	60	0	0,1	1,8	*	*	▲	▲▼
Sherry, *Tio Pepe*, Fino, 5 cl	49	0	*	*	*	*	▲	▲
Shiitake-Pilz, frisch	42	0,2	1,6	12,3	*	0	▲	▲
Shiitake-Pilz, getr.	237	1,2	8,8	69,4	*	0	▲	▲
Shrimps, ausgelöst	87	1,4	18,6	+	(0)	138	▲	▲
Side Car, 8 cl	161	+	0,1	7,8	*	0	▲	▼
Siebenkornbrei, *granoVita*	350	2,8	11,5	69,7	8,6	(0)	▲	▲
Sieben-Korn-Equilinia, *Uncle Ben's*	324	1,7	9,9	68	5,1	*	▲	▲
Sieben-Zwerge-Kindersaft, *Voelkel*	53	0,1	0,3	11,9	*	0	▲	▲
Silberzwiebel, eingelegt, 1 St.	2	0	+	0,4	*	0	▲	▲▼
Silberzwiebel, *Kühne*	48	0,3	0,8	9,5	*	0	▲	▲▼
Silser, Laugenbrötli	276	5,2	8,8	48,4	2,4	1	▲	▼
Simonsbrot	188	1	6,5	37,6	*	(0)	▲	▲▼
Simonsbrot, 1 Scheibe, 40 g	75	0,4	2,6	15	*	(0)	▲	▲▼
Sirup Belfrut, *Zentis*, i. D.	260	<1	<1	62,3	*	0	▲	▼
Sizilianischer Fischtopf, TK, *Eismann*	72	4	5	4	*	*	▲	▲
Slibovitz, 38 %, 2 cl	60	0	0	0	0	0	▲	▲
Smacks, *Kellogg's*, 1 Port. (30 g + 125 ml fettarme Milch)	171	2,5	6	31	1,5	*	▲	▼

S	kcal	F (g)	E (g)	KH (g)	BS (g)	Chol. (mg)	F ▲▼	KH ▲▼
Smarties Cookies, *Nestlé*, 1 St.	25	1	+	3	*	*	▼	▼
Smarties Mini, *Nestlé*, 1 St.	1	+	+	+	*	*	▼	▼
Smarties, *Nestlé*	460	18	4	70	*	*	▼	▼
Smarties, *Nestlé*, 1 St.	5	+	+	1	*	*	▼	▼
Smarties-Riegel, weiß, *Nestlé*, 1 St.	236	13	3	28	*	*	▼	▼
Snack Bar, *Knorr*, 1 Port., i. D.	235	7	7	35	*	*	▲▼	▲▼
Snack fitline, *Exquisa*	234	2	8	46	*	3	▲	▲
Snack Natur, *Exquisa*	318	14	8	40	*	36	▲	▲
Snack Orange mini, *Bahlsen*	409	18	5	60	*	*	▼	▼
Snack Schoko mini, *Bahlsen*	437	23	6	55	*	*	▼	▼
Snack-Creme Hot Chili, *Thomy*	299	19,1	1	23,4	*	*	▼	▲▼
Snack-Creme Knoblauch-Kräuter, *Thomy*	354	31,8	1,1	15,3	*	*	▼	▲▼
Snack-Pack Mini Sticks, *Milka*	425	18	7,9	60	*	*	▼	▼
Snack-Pack Peanuts & Flakes, *Milka*	520	29,5	10	53	*	*	▼	▲▼
Snack-Soße, 20 % Ölgehalt, *Livio-Knorr*	256	20	1	18	*	*	▲▼	▲▼
Snickers Brotaufstrich, *Masterfoods*	558	38,8	8	44,2	*	*	▼	▼
Snickers, *Masterfoods*	497	27,2	9,3	53,8	*	*	▼	▼
Sodawasser	0	0	0	0	0	0	▲	▲
Soft Cake, *Griesson*, i. D.	379	10,8	3,3	68,5	1,6	*	▼	▼
Soja & Fruit, *Alpro Soja*, 0,5 l, i. D.	270	5,8	10,5	41,5	9,8	0	▲	▲▼
Soja fettarm, *Hensel*	327	7,5	50	15	16	0	▲	▲
Soja, Voll-, *Hensel*	397	21	40	12	14	(0)	▲	▲
Sojabohnen, roh	339	18,3	37,6	6,3	21,9	*	▲	▲
Sojabohnensprossen	50	1	1	4,7	2,4	*	▲	▲
Sojabohnensprossen, Dose	41	1	4,6	3,2	*	0	▲	▲▼
Sojabrot, 1 Scheibe, 40 g	144	9,3	14,9	0,2	*	*	▲	▲
Soja-Cremig, neutral, *Vitaquell*	52	2,1	3,6	0,2	*	0	▲	▲
Soja Cuisine, *Alpro Soja*	170	17,2	2	1,7	0,4	0	▲▼	▲
Soja Cuisine, Bio, *Provamel*	190	17,9	3,1	4,1	0,4	0	▲▼	▲

S

	kcal	F (g)	E (g)	KH (g)	BS (g)	Chol. (mg)	F ▲▼	KH ▲▼
Sojadessert, *Alpro Soja*, i. D.	84	1,9	3	13,8	0,7	0	▲	▲▼
Sojadessert, Bio, *Provamel*, 125 g	118	2,1	3,8	20,9	0,8	0	▲	▲▼
Sojadessert, Bio, *Martin Evers*, i. D.	105	1,8	3	19,3	*	*	▲	▲▼
Sojadessert Vegi-Line, Mango, *Migros*	91	1,5	3	16	*	*	▲	▲▼
Sojadessert Vegi-Line, Waldbeere, *Migros*	88	2	3,5	14	*	*	▲	▲▼
Sojadessert, Bio, *Vitaquell*, i. D.	94	1,8	3	16	0,5	0	▲	▲▼
Soja-Dream, *Vitaquell*	179	17,8	3	1,8	0,4	0	▲	▲
Sojadrink Banane, *Alpro Soja*	80	2,2	3,8	11,1	0,3	0	▲	▲▼
Sojadrink Banane, Bio, *Provamel*	78	2,2	3,8	10,4	0,6	0	▲	▲▼
Sojadrink Bio Natur, *Alpro Soja*	47	2,2	3,7	3,1	0,3	0	▲	▲
Sojadrink Erdbeer, *granoVita*	58	2,5	3,5	5,4	0,3	0	▲	▲▼
Sojadrink Erdbeere, *Alpro Soja*	68	2,2	3,8	8,4	0,3	0	▲	▲▼
Sojadrink Kakao, Bio, *granoVita*	87	2,4	3,8	12,6	1,1	*	▲	▲▼
Sojadrink Kakao, *Vitaquell*	61,5	2,2	3,6	6,7	0,7	0	▲	▲▼
Sojadrink Kalzium, *Alpro Soja*	47	2,2	3,7	3,2	0,3	0	▲	▲
Sojadrink Klassik, *Schneekoppe*	42	1,8	3	3,4	*	0	▲	▲
Sojadrink mit Kalzium, *Migros*	43	2	3,5	3	*	*	▲	▲
Sojadrink mit Reis, Bio, *Dr. Ritter*	47	1,4	2	6,5	0,4	0	▲	▲
Sojadrink mit Seealge, Bio, *Dr. Ritter*	58	2	3,3	6,8	1,1	0	▲	▲
Sojadrink Natur, Bio, *Bruno Fischer*	39	2,2	3,8	1	*	0	▲	▲
Sojadrink Natural, Bio, *Provamel*	36	2,2	3,7	0,4	0,3	0	▲	▲
Sojadrink ohne Salz- und Zuckerzusatz, *Alpro Soja*	36	2,2	3,7	0,4	0,3	0	▲	▲
Sojadrink Pfirsich-Aprikose, *Alpro Soja*	67	1,8	3,1	8,8	1	0	▲	▲▼

S

	kcal	F (g)	E (g)	KH (g)	BS (g)	Chol. (mg)	F ▲▼	KH ▲▼
Sojadrink plus Calcium, Bio, gesüßt, *granoVita*	60	2,3	3,8	6,1	1,2	0	▲	▲▼
Sojadrink plus Calcium, *granoVita*	35	2,2	3,7	0,1	0,6	0	▲	▲
Sojadrink Plus, Bio, *Provamel*	45	2,2	3,7	2,8	0,3	0	▲	▲
Sojadrink Pur, Bio, *Dr. Ritter*	374	12,3	23,2	42,7	*	0	▲	▲
Sojadrink Schoko, *Alpro Soja*	76	2,2	3,8	10,2	0,8	0	▲	▲▼
Sojadrink Schoko, Bio, *Provamel*	83	2,4	3,9	11,5	0,7	0	▲	▲▼
Sojadrink Schoko-Banane, *granoVita*	62	2,1	3,6	7,2	1,4	*	▲	▲▼
Sojadrink Schokolade, *Schneekoppe*	66	2,2	3	8,4	*	(0)	▲	▲▼
Sojadrink Special, Bio, *Provamel*	51	2,2	3,7	4,2	0,3	0	▲	▲
Sojadrink Tropical, Bio, *Provamel*	52	1,1	2	8,3	0,5	0	▲	▲▼
Sojadrink ungesüßt, Bio, *Vitaquell*	35	2,2	3,7	0,1	0,6	0	▲	▲
Sojadrink Vanille, *Alpro Soja*	70	2,2	3,8	8,7	0,3	0	▲	▲▼
Sojadrink Vanille, Bio, *Bruno Fischer*	54	2,2	3,7	4,8	*	0	▲	▲▼
Sojadrink Vanille, Bio, *Provamel*	61	2,2	3,8	6,5	0,3	0	▲	▲▼
Sojadrink Waldbeere, *Schneekoppe*	62	2	3	8,7	*	0	▲	▲▼
Sojadrink, Bio, ungesüßt, *granoVita*	35	2,2	3,7	0,1	0,6	0	▲	▲
Sojadrink, ungesüßt, *granoVita*	35	2,2	3,7	0,1	0,6	0	▲	▲
Sojaflakes, *Hensel*	173	8,7	18	5,5	10,5	0	▲	▲
Sojafleisch, trocken, i. D.	249	2,2	44	13,4	21	*	▲	▲
Sojaflocken, *Hensel*	397	21	40	12	14	0	▲	▲
Sojageschnetzeltes, Bio, *Dr. Ritter*	359	5	50	28,5	*	(0)	▲	▲
Sojaghurt Yamato, Erdbeer, Bio, *Heirler*	84	2,1	2,3	14	1,4	(0)	▲	▲▼
Sojaghurt Yamato, pur, Bio, *Heirler*	52	2,9	3,9	2,6	1,2	(0)	▲	▲
Sojagulasch, vegetabiles, *Tartex*, 1 Port., 200 g	252	13,4	18	14,8	*	*	▲	▲

S

	kcal	F (g)	E (g)	KH (g)	BS (g)	Chol. (mg)	F ▲▼	KH ▲▼
Soja-Instant, *granoVita*	521	25,5	25	47,9	0	*	▲	▲
Soja-Joghurtalternative Bio Natur, *Alpro Soja*, 125 g	74	3,4	5,9	4	0,3	0	▲	▲
Soja-Joghurtalternative (Frucht), *Alpro Soja*, 125 g, i. D.	108	2,8	4,8	15,4	0,6	0	▲	▲▼
Soja-Knusperkerne, *Hensel*	388	20	40	12	10	*	▲	▲
Sojakost für Gerichte nach Fleischwürfelart, *Hensel*	285	1	50	19	16	0	▲	▲
Sojakost für Gerichte nach Hackfleischart, *Hensel*	285	1	50	19	16	0	▲	▲
Sojamalt, gezuckert, *Hensel*	363	7,5	15	59	8	0	▲	▼
Sojamalt, ungezuckert, *Hensel*	369	15	29	28,5	16	0	▲	▲
Sojamehl, Bio, *Naturata*	361	20,6	40,8	3,1	*	*	▲	▲
Sojamehl, entfettet, 1 EL	39	0,2	9	0,1	*	*	▲	▲
Sojamehl, vollfett, 1 EL	72	4,1	8,2	0,6	3,7	*	▲	▲
Sojanka, Minuto, *Birkel*	50	2	2	6	*	*	▲	▲
Sojaöl, *Vitaquell*	819	91	0	0	0	*	▲	▲
Sojaöl, *Vitaquell*, 1 EL	82	9	0	0	0	*	▲	▲
Sojapflanzenfleisch, trocken	249	2,2	44	13,4	21	*	▲	▲
Sojaschrot, *Hensel*	455	26	39	16	11	0	▲	▲
Sojasoße, 1 EL	16	0,8	0,8	1,5	0,7	0	▲	▲
Sojasprossen	50	1	1	4,7	2,4	*	▲	▲
Soja-Steakli, *granoVita*	266	0,5	64	1,3	19,3	*	▲	▲
Soja-Teigwaren, roh, Bio, *Hensel*	360	4	15	63	*	0	▲	▲
Sojatrunk, ungesüßt, Bio, *Martin Evers*	36	2,2	3,7	0,4	*	0	▲	▲
Sojavita, *granoVita*	307	2,2	38	33,8	12,5	*	▲	▲
Sojawurst, i. D.	313	27,3	12,6	4,3	1,8	*	▲	▲
Sommergemüse, Bioland, TK, *Frosta*	36	0,4	2,3	5,8	*	*	▲	▲
Sommergemüsesuppe, *Maggi*, 1 Teller	95	2	3,8	15,5	*	*	▲	▲▼
Sonne & Olive, *Thomy*	900	100	0	0	0	*	▲	▲
Sonnenblumenbrötchen, *Kamps*, 1 St.	222	9	8,3	27	*	*	▲	▲▼
Sonnenblumenkerne	596	49	26,5	12,3	6,3	*	▲	▲
Sonnenblumenkerne, 1 EL, 15 g	59	7,4	4	1,8	0,9	*	▲	▲
Sonnenblumenöl	898	99,8	0	0	0	+	▲▼	▲
Sonnenblumenöl, 1 EL	90	10	0	0	0	+	▲▼	▲

	kcal	F (g)	E (g)	KH (g)	BS (g)	Chol. (mg)	F ▲▼	KH ▲▼
S								
Sonnenblumenöl, 1 TL	45	5	0	0	0	+	▲▼	▲
Sonntagsspätzle mit Ei, schwäb., Bio, *Naturata*	364	3,5	14	69	*	*	▲▼	▲▼
Sorbit	236	0	0	99	*	*	▲	▲
Soße zu Braten, Delikatess, *Maggi*, 1/4 l	46	2,1	0,8	5,7	*	*	▲▼	▲▼
Soße zu Geflügel, Delikatess, *Maggi*, 1/4 l	90	2,3	2,3	15,3	*	*	▲▼	▲▼
Soße zu Gulasch, *Maggi*, 1/4 l	109	4,9	2,7	13,7	*	*	▲▼	▲▼
Soße zum Braten, *Maggi*, 1/4 l	88	5,3	1,5	8,3	*	*	▲▼	▲▼
Soße, Basis-, *Knorr*, 1/4 l, i. D.	163	10	3	15	*	*	▲▼	▲▼
Soße, Bio, *Vitaquell*, i. D.	136	2,5	1,5	26	*	*	▲	▲▼
Soße, Feinschmecker, *Knorr*, 1/4 l, i. D.	312	26	5	16	*	*	▲▼	▲▼
Soßenpulver, Vanille, *Dr. Oetker*, 1 Port.	45	1,6	1,5	6,1	*	*	▲▼	▲▼
Spaghetteria, *Knorr*, 1 Pkg., i. D.	603	13	21	99	*	*	▲▼	▲▼
Spaghetti Bolognese, *Maggi*, 1 Dose	454	4	15,4	89,9	*	*	▲▼	▲▼
Spaghetti Bolognese, Snack Bar, *Knorr*, 1 Port.	258	7	9	39	*	*	▲▼	▲▼
Spaghetti Napoli, Bio, *Naturata*	225	1,8	8,7	43,3	*	*	▲	▲▼
Spaghetti, Bio, *granoVita*	354	1,4	11,7	73,7	2,3	0	▲	▲
Spaghetti, roh	362	1,2	12,5	75,2	*	(0)	▲	▲
Spare Ribs, TK, *Eismann*	268	20	19	3	*	*	▼	▲
Spargel	18	0,2	1,9	2,2	1,5	0	▲	▲
Spargel, Dose	13	0,1	1,9	1	1,3	0	▲	▲▼
Spargel, Stangen-, TK, *Eismann*	16	<1	2	2	*	0	▲	▲
Spargelcreme mit Croûtons, Heißer Becher, *Maggi*, 150 ml	101	6,4	1,3	9,5	*	*	▲▼	▲▼
Spargelcremesuppe Spargelduett, *Maggi*, 1 Teller	118	8,1	1,5	9,6	*	*	▲▼	▲▼
Spargelcremesuppe, *Knorr*, 1 Teller	139	9	3	11	*	*	▲▼	▲▼
Spätzle in Champignonsoße, Wirtshaus, *Maggi*	96	2,7	3,2	15	*	*	▲▼	▲▼
Spätzli, *Hilcona*	174	1,8	8	31	(0)	*	▲	▲▼

S

	kcal	F (g)	E (g)	KH (g)	BS (g)	Chol. (mg)	F ▲▼	KH ▲▼
Special K, *Kellogg's*, 1 Port. (30 g + 125 ml fettarme Milch), i. D.	173	2,8	9	28,7	0,9	*	▲	▲▼
Speck, durchwachsen	621	65	9,1	+	*	90	▼	▲
Speck, Schweinebauch-, roh, geräuchert	320	28,9	16	+	(0)	60	▼	▲
Speck, Schweinerücken-	697	76,7	4,7	+	(0)	60	▼	▲
Speckknödel im Kochbeutel, *Pfanni*, 1 St.	145	6	3,5	18,5	*	*	▲▼	▲▼
Speck-Rösti, TK, *Eismann*	220	12	7	21	*	*	▼	▼
Speisequarkzubereitung, Allgäuer, 20 % Fett, *Ehrmann*	86	3,7	9	4,1	0	*	▲	▲
Speisequarkzubereitung, Allgäuer, 40 % Fett i. Tr., *Ehrmann*	127	8,8	8,1	3,9	0	*	▲▼	▲
Speisestärke, 1 TL	17	+	+	4,3	+	(0)	▲	▼
Speisestärke, Weizenstärke	347	0,1	0,4	86,1	+	(0)	▲	▼
Spekulatius aus Mürbeteig, 10 g	49	2,6	0,8	5,7	*	*	▼	▼
Spekulatius mit Mandeln, *Bahlsen*	481	19	7	70	*	*	▼	▼
Spekulatius, Butter-, *Bahlsen*	478	18	7	71	*	*	▼	▼
Spezial S, *Becht*'s	828	92	0	0	0	*	▲▼	▲
Spezialöl mit Buttergeschmack, *Biskin*	828	92	0	0	0	*	▲▼	▲
Spiegelei, 1 St.	119	10,1	6,7	0,4	0	218	▲▼	▲
Spinat	15	0,3	2,5	0,6	2,6	0	▲	▲
Spinat, Blatt-, TK, *Eismann*	21	<1	3	<1	*	0	▲	▲
Spinat, jung, Minis, TK, *Iglo*	18	0,3	2,3	1,5	*	0	▲	▲
Spinat, Rahm-, TK, *Iglo*	63	3,4	3,3	4,8	*	*	▲▼	▲
Spinatcremesuppe mit Spiralnudeln, Feel good, Instant, *Maggi*, 200 ml	129	3,1	4,3	21	*	*	▲▼	▲▼
Spinat-Nudel-Suppe, *Du darfst*, 1 Port.	142	4,2	3,8	22,4	*	*	▲▼	▲▼
Spinatsaft	9	0,1	1,4	0,5	*	0	▲	▲
Spinatspätzle, Wirtshaus, *Maggi*	105	2,1	3,6	18,1	*	*	▲▼	▲▼
Spiralen, bunte, *granoVita*	338	2,1	12,3	67,4	6,8	0	▲	▲

S

	kcal	F (g)	E (g)	KH (g)	BS (g)	Chol. (mg)	F ▲▼	KH ▲▼
Spiralnudeln, bunte, in Kräutersoße, activ, *Knorr*, 1 Port.	290	7,5	9	46,5	*	*	▲▼	▲▼
Spirli mit Geflügelklößchen, FP, *Sonnen Bassermann*, 1 Port.	360	10,8	22,8	42,4	*	*	▲▼	▲▼
Spirulina Algennudel NuVita, *Möwe*	350	2	12	71	*	*	▲	▲
Spitzkohl	23	0,3	2,1	2,7	*	0	▲	▲
Sprite light, 0,2 l	2	0	0	0	0	0	▲	▲
Sprite, 0,2 l	84	0	0	20,2	0	0	▲	▼
Spritzgebäck, 10 g	53	3,3	0,7	5,4	*	*	▼	▼
Sprotte	216	16,6	16,7	+	(0)	*	▲	▲
Sprotte, geräuchert	243	18,4	19,4	+	(0)	*	▲	▲
Squash	26	0,2	1,4	4,6	0,8	0	▲	▲
St. Agur, 60 % Fett i. Tr., *Bongrain*	365	33	16	1	0	*	▼	▲
Stachelbeeren	37	0,2	0,8	7	3	0	▲	▲
Stangenkäse, Doppelrahmstufe	377	34,7	17	+	0	*	▼	▲
Starkbier, 0,5 l	300	0	3,5	23	*	*	▲	▼
Stärkemehl	347	0,1	0,4	86,1	+	(0)	▲	▼
Stärkemehl, 1 TL	17	+	+	4,3	+	(0)	▲	▼
Staubzucker	400	0	0	100	0	(0)	▲	▼
Staubzucker, 1 EL	60	0	0	15	0	(0)	▲	▼
Staubzucker, 1 TL	20	0	0	5	0	(0)	▲	▼
Staudensellerie	15	0,2	1,2	2,2	2,6	0	▲	▲
Steakhouse-Pfanne, TK, *Frosta*	116	5,6	4,3	12	*	*	▲▼	▲
Steaklets, TK, *Iglo*	250	18	13	9,5	*	*	▲▼	▲
Steaksoße Gourmet, *Kühne*	111	<1	1,1	25,2	*	*	▲	▲▼
Steckrübe	34	0,2	1,1	7	2,7	0	▲	▲
Steiermark, 0,25 l	140	0	*	*	0	0	▲	▲
Steinbeißer	81	2	15,8	+	(0)	33	▲	▲
Steinbeißer, geräuchert	124	3,6	23	+	(0)	*	▲	▲
Steinbutt	82	1,7	16,7	+	(0)	25	▲	▲
Steinmetzbrot	211	0,8	6,1	44	5	(0)	▲	▲▼
Steinmetzbrot, 1 Scheibe, 40 g	84	0,3	2,4	17,6	2	(0)	▲	▲▼
Steinofenbrot-Laib 1688, *Harry*	205	1,1	6,8	41,8	*	(0)	▲	▲▼
Steinpilz	27	0,4	5,4	0,5	6	0	▲	▲
Steinpilz, getr., 10 g	16	0,3	3	0,4	5,5	0	▲	▲

S

	kcal	F (g)	E (g)	KH (g)	BS (g)	Chol. (mg)	F ▲▼	KH ▲▼
Steinpilz-Hefebrühe, *Vitam*, in 100 ml	6	0,3	0,4	0,3	*	0	▲	▲
Steinpilzsuppe, Guten Appetit, *Maggi*	280	9	70	42	*	*	▲▼	▲▼
Stelze, Schweinshaxe	186	12,2	19	+	(0)	70	▼	▲
Steppenkäse, 45 % Fett i. Tr., *Milram*	334	26	25	+	0	*	▲▼	▲
Sternchensuppe, *Knorr*, 1 Beutel	97	1	4	18	*	*	▲	▲▼
Sternfrucht	24	0,5	1,2	3,5	1,9	0	▲	▲
Stielmangold	24	0,3	2	2,9	*	0	▲	▲
Stielmus	24	0,3	2	2,9	*	0	▲	▲
Stockfisch	339	2,5	79,2	+	(0)	*	▲	▲
Stracciatellakuchen, fertiger Teig, gebacken, *Nestlé*	451	27	6	46	*	*	▼	▼
Streichcreme Bärlauch, Bio, *Bruno Fischer*	368	35,8	7,6	3,8	*	*	▲▼	▲
Streichcreme herzhaft, *Tartex*	191	16,1	4,6	7	*	*	▲▼	▲
Streichcreme Lauch-Zucchini, Bio, *Bruno Fischer*	277	27,8	5,7	1	*	*	▲▼	▲
Streichcreme Meerrettich, Bio, *Bruno Fischer*	317	31,2	6,5	2,6	*	*	▲▼	▲
Streichcreme mild, *Tartex*	222	19,5	6,5	5	*	*	▲▼	▲
Streichcreme süß-sauer, *Tartex*	147	11	4	7,9	*	*	▲▼	▲
Streichfein pur und Kräuter, Bio, *Heirler*	268	29,5	8,5	4,5	0	*	▲▼	▲
Streuselteig, BM, *Dr. Oetker*	348	0,8	6,8	78,5	*	*	▼	▼
Streusüße, *Canderel*, 1 TL	2	0	+	<0,5	*	*	▲	▲
Strudel, Apfel-, TK, *Coppenrath & Wiese*	241	14	3	25,8	3,8	<10	▼	▲▼
Strudel, Früchte-, TK, *Coppenrath & Wiese*	273	15,2	3,8	30,3	1,8	<10	▼	▲▼
Strudel, Gutsherren-, *Eismann*	248	12	5	30	*	*	▼	▼
Strudel, Quark-, TK, *Coppenrath & Wiese*	267	14,5	6,6	27,5	3,3	<10	▼	▲▼
Studentenfutter extra fruchtig, *Ültje*, 25 g	114	8,3	3,4	9,9	1,3	*	▲	▲▼
Studentenfutter extra nussig, *Ültje*, 25 g	118	9,4	4	8,3	1,1	*	▲	▲

	kcal	F (g)	E (g)	KH (g)	BS (g)	Chol. (mg)	F ▲▼	KH ▲▼
Studentenfutter mit Sultaninen, Bio, *Naturata*	473	31,4	10,7	36,2	*	*	▲	▲▼
Studentenfutter, *Lorenz*	505	34	14	37	*	*	▲	▲▼
Suchard Express, Instantkakao, zubereitet mit Vollmilch, *Kraft*, 0,2 l	210	8,4	8,4	26,5	1,1	*	▼	▼
Südwein, 5 cl, i. D.	70	0	*	*	0	0	▲	▼
Sukkade	292	0,4	0,4	70	*	0	▲	▼
Sultaninen	266	*	1,8	64,7	5,4	0	▲	▲▼
Sultaninen, 1 EL	27	*	0,2	6,5	0,5	0	▲	▲▼
Sultaninen, Bio, *Naturata*	291	0,6	2,5	68	*	0	▲	▲▼
Sülzwurst	171	8,3	23,5	0,4	*	*	▲▼	▲
Suppe activ, Instant, *Knorr*, 1 Port., i. D.	94	3	2	15	*	*	▲▼	▲▼
Suppe activ, *Knorr*, 1 Teller, i. D.	125	6	3	13	*	*	▲▼	▲▼
Suppe Feinschmecker extra, *Knorr*, 1 Teller, i. D.	165	8	4	20	*	*	▲▼	▲▼
Suppe, FP, *Knorr-Unox*, 1 Port., i. D.	127	7	5	9	*	*	▲▼	▲▼
Suppe, klar mit Suppengrün, *Maggi*, 1 Würfel, 1 l	40	2	2	4	*	*	▲	▲▼
Suppe, konzentriert, *Knorr-Unox*, 1 Port., i. D.	118	7	4	11	*	*	▲▼	▲▼
Suppen Suppenliebe, *Knorr*, 1 Teller, i. D.	77	1	3	12	*	*	▲	▲▼
Suppen, s. a. einzelne Sorten								
Suppengemüse, TK, *Eismann*	16	<1	2	2	*	0	▲	▲
Suppengemüse, TK, *Iglo*	36	0	1,6	7,4	*	0	▲	▲
Suppengrün, frisch	24	0,3	1,5	3,6	*	0	▲	▲
Suppenklöße, TK, *Eismann*	332	20	9	29	*	*	▼	▼
Suppenterrine, *Maggi*, i. D.	47	0,6	1,6	8,8	*	*	▲	▲▼
Suprême Tradition, 60 % Fett i. Tr., *Bongrain*	361	33	16	+	0	*	▼	▲
Suprême, 62 % Fett i. Tr., *Bongrain*	334	30	16	+	0	*	▼	▲
Surimi	81	0,7	12,6	6,1	0	35	▲	▲▼
Surspeck	315	28	17	0	(0)	*	▼	▲
Süsette (Cyclamat)	0	0	0	0	0	0	▲	▲
Süße flüssig, *Natreen*, 8 Tropfen	0	0	0	0	0	0	▲	▲
Süße Lust, *Bahlsen*	517	26	7	63	*	*	▼	▼

S

	kcal	F (g)	E (g)	KH (g)	BS (g)	Chol. (mg)	F ▲▼	KH ▲▼
Süße Mahlzeit Pfannkuchen, *Dr. Oetker*, 1 Port.	165	4	6,4	26	*	*	▲▼	▼
Süße Tabletten, *Natreen*, 1 St.	29	0	<1	1,7	0	0	▲	▲
Süße zum Streuen, *Natreen*	400	0	3,1	96,9	0	0	▲	▲
Süßer Moment, *Dr. Oetker*, 1 Port., i. D.	200	3,4	4,4	37,9	*	*	▲▼	▲▼
Süßkartoffel	108	0,6	1,6	24,1	3,1	0	▲	▲▼
Süßkraft fest, *Schneekoppe*	37	0	0	1,5	*	0	▲	▲
Süßkraft flüssig, *Schneekoppe*	1	0	0	0,2	*	0	▲	▲
Süßstoff flüssig, *Huxol*	1	0	0	0,2	0	0	▲	▲
Süßstofftabletten, *Huxol*	20	0	0	0,2	0	0	▲	▲
Sweet Wheat, Bio, *Martin Evers*	340	1,1	7,3	75,1	*	*	▲	▼
Swiss Chocolate Dreams, *Nestlé*, 1 St., i. D.	67	5	1	6	*	*	▼	▼

T

	kcal	F (g)	E (g)	KH (g)	BS (g)	Chol. (mg)	F ▲▼	KH ▲▼
Tabasco, 1 TL	0	0	0	0	0	0	▲	▲
Taccos, *Chio*	521	25	5	69	*	*	▼	▼
Tacitos Tortilla-Chips, *Lorenz*	514	26	6,7	63	*	*	▼	▲▼
Taco-Sauce Gourmet, *Kühne*	50	<1	1	10,5	*	*	▲	▲▼
Tafelgetränk mit Milchserum, gezuckert	36	0	0	9	0	0	▲	▼
Tafelspitz in Meerrettich-Sahnesoße, TK, *Eismann*	117	5	15	3	*	*	▲	▲
Tafeltrauben	68	0,3	0,7	15,2	1,5	0	▲	▲
Tafelwasser	0	0	0	0	0	0	▲	▲
Tagliatelle Frumento duro, *Buitoni*, 125 g	364	4	13	69	*	*	▲	▲
Tagliatelle Salmone, TK, *Frosta*	111	5,1	4,5	11,7	*	*	▲	▲
Tagliatelle, *Hilcona*	294	1,5	13	56	*	*	▲	▲
Talg, Hammel-	747	81,3	3,9	0	0	100	▼	▲
Talg, Rinder-	896	99,5	+	0	0	100	▼	▲
Tamarillo	56	0,8	1,7	10,6	*	0	▲	▲
Tamarillo, 1 St., 80 g	45	0,6	1,4	8,5	*	0	▲	▲
Tamarinde, 25 g	60	0,1	0,6	14,2	*	0	▲	▲
Tangerine	45	0,2	0,8	9	*	0	▲	▲
Tangerine, 1 St., 50 g	23	0,1	0,4	4,5	*	0	▲	▲

T

	kcal	F (g)	E (g)	KH (g)	BS (g)	Chol. (mg)	F ▲▼	KH ▲▼
Tapioka	134	0,2	1	32,1	2,9	0	▲	▲▼
Tapiokastärke, 1 EL	52	+	0,1	12,7	*	0	▲	▼
Taro, Wasserbrotwurzel	100	0,2	1,6	22,8	3,7	0	▲	▲
Tatar, Rinderfleisch	112	3	21,2	+	(0)	70	▲	▲
Taube	169	9,5	20,9	+	(0)	110	▲▼	▲
Tee	0	0	0	0	0	0	▲	▲
Teegebäck aus Mürbeteig, 10 g	48	2,4	0,7	5,9	*	*	▼	▼
Teegrog, 0,2 l	133	0	0	8	0	*	▲	▼
Teelikör, 35 %, 2 cl	57	0,1	+	6,4	0	0	▲	▼
Teepunsch, 0,2 l	133	0	0	8	0	*	▲	▼
Teewurst mit Truthahn, fein, *Rügenwalder*	412	38	13	1	*	*	▼	▲
Teewurst zum Streichen, *Herta*, 30 g	121	12	4	<1	*	*	▼	▲
Teewurst, Diät, *Becel*	293	25	16	1	*	*	▲▼	▲
Teewurst, *Du darfst*	307	27	15	1	*	*	▲▼	▲
Teewurst, grob, *Rügenwalder*	356	31	15	1	*	*	▼	▲
Teigwaren, Eier-, gekocht (= 30 g roh)	108	0,8	4	21	1	25,8	▲	▲▼
Teigwaren, Eier-, roh	360	2,8	13,3	70	3,4	86	▲	▲▼
Teigwaren, eifrei, gekocht (= 30 g roh)	109	0,4	3,8	22,6	*	(0)	▲	▲
Teigwaren, eifrei, roh	362	1,2	12,5	75,2	*	(0)	▲	▲
Tequila Sunrise, 0,3 l	207	0	0,8	28,1	*	*	▲	▲▼
Tequila, 38 %, 2 cl	38	0	0	0	0	0	▲	▲
Tessinerbrot	262	4,7	7,5	47,4	2,5	0	▲	▲▼
Tête de Moine	420	35,5	24,7	0,4	0	107	▼	▲
Texicana Salsa Dip, *Maggi*	108	0,2	0,9	25,1	*	*	▲	▲▼
Thai-Nudel-Suppe mit Gemüse, Instant, *Du darfst*, 1 Port.	125	3	3	20	*	*	▲▼	▲▼
Thai-Suppe, *Kattus*	34	1,6	2	3,9	*	*	▲	▲
Thunfisch in Öl	283	20,9	23,8	+	(0)	32	▲	▲
Thunfisch, frisch	226	15,5	21,5	+	(0)	*	▲	▲
Thunfisch, naturell, Dose, *Abba*	110	1	25	0,5	(0)	*	▲	▲
Thunfischpastete, *Abba*, 10 g	50	4,9	1	0,4	(0)	*	▲	▲
Thunfischsalat, *Nadler*	299	27	9	5	*	*	▲	▲
Thunfischsalat, *Du darfst*	318	26	12	10	*	*	▲	▲
Thunfischsteaks in Knoblauchöl, TK, *Bofrost*	225	17,4	16	1,2	*	*	▲	▲

T

	kcal	F (g)	E (g)	KH (g)	BS (g)	Chol. (mg)	F ▲▼	KH ▲▼
Thüringer Rostbratwürstchen, TK, *Eismann*	348	33	12	<1	*	*	▼	▲
Thymian, 1 EL	5	0,1	0,1	0,7	*	0	▲	▲
Tic Tac, 1 St.	2	0	0	0,5	(0)	(0)	▲	▼
Tiefenbroicher 1688, Weizenmischbrot, *Harry*	215	0,8	6,2	45,1	*	(0)	▲	▲▼
Tiefseehummer	81	1,9	15,9	+	(0)	89	▲	▲
Tilsiter, 30 % Fett i. Tr., 20 g	54	3,4	5,7	+	0	7,4	▲	▲
Tilsiter, 45 % Fett i. Tr., 20 g	72	5,5	5,3	+	0	11,8	▲▼	▲
Tilsiter, Allgäuer, Bio, 45 % Fett i. Tr., *Heirler*	330	26	24	0	0	*	▲▼	▲
Tilsiter, Feine Auslese, 55 % Fett i. Tr., *Hochland*	377	33	20	0	0	*	▼	▲
Tilsiter-Scheiben, 30 % Fett i. Tr., *Du darfst*	273	17	30	0	0	*	▲	▲
Tintenfisch	73	0,9	16,1	+	(0)	275	▲	▲
Tiramisu, *Zott*	309	18	4,5	27,5	*	*	▼	▼
Tiramisutorte, TK, *Coppenrath & Wiese*	285	16,9	4	29,1	0,5	20	▼	▲▼
Toast Hawaii	257	14,8	11,4	19,4	*	*	▲▼	▲▼
Toast Irish Butter, *Harry*	261	3,7	8,5	48,3	*	(0)	▲	▼
Toastbrot	262	4,5	7,4	48	3,6	(0)	▲	▼
Toastbrot, 1 Scheibe, 30 g	79	1,4	2,2	14,4	1,1	(0)	▲	▼
Toastbrot, s. a. einzelne Sorten								
Toblerone	525	29,5	5,4	59	*	*	▼	▼
Toblerone Mini, 1 St.	66	3,7	0,7	7,4	*	*	▼	▼
Toffifee, *Storck*	535	31	6	58	*	*	▼	▼
Tofu	85	4,8	8,8	1,9	0,5	*	▲	▲
Tofu wie grüne Bandnudeln, *Vitaquell*	487	7	48	28	*	0	▲	▲
Tofu wie Spaghetti, *Vitaquell*	374	6	45	36	*	0	▲	▲
Tofu geräuchert, Danga, Bio, *Vitaquell*	126	8	13	0,4	*	0	▲	▲
Tofu natur, Danga, Bio, *Vitaquell*	100	5,5	12	0,5	*	0	▲	▲
Tofu Yamato, Gourmet Shizen-pur, Bio, *Heirler*	115	7,6	11,4	0,2	*	(0)	▲	▲
Tofu Yamato, pur, Bio, *Heirler*	106	5,5	13	1	*	(0)	▲	▲
Tofu, Bio, *granoVita*	117	7,1	12,2	1,1	0,7	0	▲	▲
Tofuaufstrich Möhre-Gurke, Bio, *Zwergenwiese*	150	11,9	4,7	6	*	*	▲▼	▲

T

	kcal	F (g)	E (g)	KH (g)	BS (g)	Chol. (mg)	F ▲▼	KH ▲▼
Tofuaufstrich Paprika, Bio, *Zwergenwiese*	90	5,6	3,4	6,7	*	*	▲	▲
Tofuaufstrich Tomate, Bio, *Zwergenwiese*	241	19,7	4,3	11,6	*	*	▲▼	▲
Tofugeschnetzeltes, Bio, *granoVita*	205	12,5	22,1	0,9	1,1	*	▲	▲
Tofugriller, *Vitaquell*	329	30,8	10,2	2,7	*	(0)	▲▼	▲
Tofugulasch, Bio, *granoVita*	280	22,1	18	2,2	0,5	*	▲	▲
Tofupastete Italiana, *granoVita*	230	21,9	5,9	2,2	2,9	(0)	▲▼	▲
Tofurolle mit Gartenkräutern, *Vitaquell*	328	29,8	9,9	5,1	*	0	▲▼	▲
Tofusalate, *Vitaquell*, i. D.	236	19,6	3,8	9	*	*	▲▼	▲▼
Tokaji Aszu, 3buttig, 5 cl	62	0	*	*	0	0	▲	▲
Tokaji Aszu, 4buttig, 5 cl	85	0	*	*	0	0	▲	▲
Tokayer, 5 cl	76	0	+	11,3	0	0	▲	▼
Tom Collins (5 cl Gin), 0,2 l	193	+	0,2	16,5	0	0	▲	▼
Tomate	17	0,2	1	2,6	1	0	▲	▲
Tomate Mozzarella ital., Snack Bar, *Knorr*, 1 Port.	175	3	7	30	*	*	▲	▲▼
Tomate, 1 St., 50 g	9	0,1	0,5	1,3	0,5	0	▲	▲
Tomate-Basilikum Aufstrich, Bio, *Bruno Fischer*	165	13,8	1,5	8,7	*	*	▲▼	▲
Tomaten Polpa mit Basilikum, *Oro di Parma*	23	0,3	1,3	3,9	*	0	▲	▲
Tomaten Polpa, *Oro di Parma*	19	0,2	1,1	3,4	*	0	▲	▲
Tomaten, Dose	19	0,2	1,2	2,7	0,9	0	▲	▲
Tomaten, gewürfelt, Bio, *Bruno Fischer*	15	0,3	0,8	2,3	*	0	▲	▲
Tomaten, passiert	28	0,1	1,4	5,5	*	0	▲	▲
Tomaten-Basilikum-Soße, *Knorr*	69	1,1	1,5	13,2	*	0	▲	▲▼
Tomaten-Bolognese-Soße, *Maggi*, 1/4 l	177	2,5	4,7	34	*	*	▲▼	▲▼
Tomaten-Chili-Bandnudeln, Gourmet, Bio, *Naturata*	318	1,7	9,7	66	*	(0)	▲	▲▼
Tomatencremesuppe Mallorca, *Knorr*, 1 Teller	122	4	2	18	*	*	▲▼	▲▼
Tomatencremesuppe, Feel good, *Maggi*, 1 Teller	96	3	2,7	14,6	*	*	▲▼	▲▼
Tomatencremesuppe mit Croûtons, *Knorr*, 1 Port.	96	3	2	16	*	*	▲▼	▲▼

T

	kcal	F (g)	E (g)	KH (g)	BS (g)	Chol. (mg)	F ▲▼	KH ▲▼
Tomatencremesuppe mit Ricotta und Basilikum, *Maggi*, 1 Glas	236	14	5,6	21,6	*	*	▲▼	▲▼
Tomatenketchup, 1 EL, i. D.	26	+	0,3	6,2	*	*	▲	▲▼
Tomatenketchup, Bio, Glas, *Bruno Fischer*	69	0,2	1,5	15,2	*	*	▲	▲▼
Tomatenketchup, Bio, *Zwergenwiese*	90	0,1	1,9	19,5	*	*	▲	▲▼
Tomatenketchup, *Develey*	118	0,1	1,3	27,3	*	*	▲	▲▼
Tomatenketchup, *Kraft*	110	0,4	1,6	24	*	*	▲	▲▼
Tomatenmark Tomadoro, *Thomy*	123	0,3	5,9	24,2	*	0	▲	▲
Tomatenmark, 1 EL	10	0,1	0,6	1,4	0,1	0	▲	▲
Tomatenmark, Bio, *Zwergenwiese*	88	0,2	4,3	17,2	*	*	▲	▲
Tomatenmark, *Oro di Parma*, i. D.	82	1,4	4	13,6	*	0	▲	▲
Tomaten-Mozzarella-Suppe, Feel Good, Instant, *Maggi*, 200 ml	138	4,9	3,3	20,2	*	*	▲	▲▼
Tomaten-Mozzarella-Suppe, *Knorr*, 1 Teller	121	4	5	15	*	*	▲	▲▼
Tomaten-Mozzarella-Suppe, Meisterklasse, *Maggi*, 1 Teller	124	5,2	2,2	17,1	*	*	▲▼	▲▼
Tomaten-Mozzarella-Suppe, TK, *Knorr*, 1 Teller	164	11	4	11	*	*	▲▼	▲▼
Tomaten-Nudel-Suppe, *Du darfst*, 1 Port.	134	1,4	4	26,4	*	*	▲	▲▼
Tomatenpaprika	29	0,3	0,9	4,7	*	0	▲	▲▼
Tomaten-Pastatopf, toskanischer, *Erasco*	56	1,2	2,2	9,1	*	*	▲	▲▼
Tomaten-Ravioli-Topf, *Maggi*	420	12,2	14,2	63,2	*	*	▲▼	▲▼
Tomatensaft	17	0,1	0,8	2,9	0,1	0	▲	▲
Tomatensauce Arrabbiata, Bio, *Zwergenwiese*	30	0,1	1,3	5,9	*	*	▲	▲
Tomatensauce für Spaghetti Napoli, *Knorr*, 1/4 l	137	1	5	25	*	*	▲	▲▼
Tomatensauce Napoli, Bio, *Zwergenwiese*	82	3,9	1,5	10,1	*	*	▲	▲
Tomatensauce pur, Bio, *Zwergenwiese*	37	0,3	1,4	7,1	*	*	▲	▲

T

	kcal	F (g)	E (g)	KH (g)	BS (g)	Chol. (mg)	F ▲▼	KH ▲▼
Tomatensauce Vegetarische Bolognese, Bio, *Zwergenwiese*	76	0,8	4,4	12,8	*	*	▲	▲
Tomatensauce, Bio, *Bruno Fischer*	107	5,2	2	13,2	*	*	▲	▲▼
Tomatensauce, Kinder-, Tomavita, Bio, *granoVita*	110	4	1,5	15	2,5	*	▲	▲▼
Tomatensoße alla Panna, Meisterklasse, *Maggi*, 1/4 l	318	25,8	3,8	18	*	*	▼	▲▼
Tomatensoße aus frischen Tomaten, 0,25 l	125	7,9	2,1	11,1	*	*	▲	▲
Tomatensoße mit Tomatenmark, 0,25 l	315	20,5	8,3	24,3	*	*	▲▼	▲▼
Tomatensoße, *Maggi*, 1 Pkg.	153	6,3	3,8	19,8	*	*	▲	▲▼
Tomaten-Spread, Bio, *Vitam*, 10 g	18	1	0,5	1,7	0,5	0	▲	▲
Tomatensuppe à la Gazpacho, *Maggi*, 1 Glas	148	1,2	4	30,8	*	*	▲	▲▼
Tomatensuppe Andalusia, *Maggi*, 1 Teller	108	3,7	2,7	15,9	*	*	▲▼	▲▼
Tomatensuppe mit Reis, *Knorr*, 1 Teller	70	1	3	13	*	*	▲	▲▼
Tomatensuppe mit Spiralnudeln, Feel good, Instant, *Maggi*, 200 ml	131	2,3	4,2	23,5	*	*	▲	▲▼
Tomatensuppe, TK, *Eismann*	81	5	2	7	*	*	▲	▲▼
Tomaten-Thymian-Dressing, *Lacroix*	95	7,7	0,3	6,2	*	*	▲▼	▲▼
Tomato al Gusto, *Knorr*, 1/4 l	158	3	6	25	*	*	▲	▲▼
Tomato Italiano mit Kräutern, *Kühne*	38	<1	1,6	6,7	*	*	▲	▲▼
Tomato Italiano mit Tomatenstücken, *Kühne*	24	<1	1,4	4,1	*	*	▲	▲▼
Tomato-Joe, *Livio Knorr*	96	0,3	1,4	21	*	*	▲	▲▼
Tomme	286	22,5	20,7	0,2	0	68	▲▼	▲
Top Energie, Dextrosegetränk, Dextro Energy, 0,2 l	184	<1	<1	36	*	0	▲	▼
Topfen, 20 % Fett i. Tr.	109	5,1	12,5	2,7	0	17	▲	▲
Topfen, 20 % Fett i. Tr., 1 EL	27	1,3	3,1	0,7	0	4,3	▲	▲
Topfen, 40 % Fett i. Tr.	160	11,4	11,1	2,6	0	37	▲▼	▲
Topfen, 40 % Fett i. Tr., 1 EL	40	2,9	2,8	0,7	0	9,3	▲▼	▲

T

	kcal	F (g)	E (g)	KH (g)	BS (g)	Chol. (mg)	F ▲▼	KH ▲▼
Topfen, mager	72	0,3	13,5	3,2	0	1	▲	▲
Topfen, mager, 1 EL	18	0,1	3,4	0,8	0	0,3	▲	▲
Topinambur	30	0,4	2,4	4	12,1	0	▲	▲
Topinambursaft, *Schoenenberger*	18	<0,1	0,5	10	6,5	0	▲	▲
Toppas, *Kellogg's*, 1 Port. (40 g + 125 ml fettarme Milch), i. D.	199	4	8	33,7	3,7	*	▲	▲▼
Torfbeeren	35	0,7	0,4	3,9	*	0	▲	▲
Torfstecher, *Meica*, 1 St.	257	22,5	13,1	0,5	*	*	▼	▲
Torinos, Mandeln und Rosinen, *Alpia*	546	37	8,6	44,5	*	*	▲▼	▲▼
Torte Unsere Obst-Meistertorte, TK, *Coppenrath & Wiese*	225	8,8	3,6	32,8	0,3	36	▼	▲▼
Tortellini in Sahnesoße, TK, *Bofrost*	237	11,2	7,4	26,7	*	*	▲▼	▲▼
Tortellini mit Käsefüllung, *3 Glocken*	369	9	15	57	*	*	▲▼	▲▼
Tortellini mit Ricotta und Spinat, *3 Glocken*	385	9	13	63	*	*	▲▼	▲▼
Tortelloni Carne, *Hilcona*, 125 g	250	5,4	11,3	38,8	*	*	▲▼	▲▼
Tortelloni Formaggio, *Hilcona*, 125 g	254	4,9	12,5	40	*	*	▲▼	▲▼
Tortelloni in Käse-Sahne-Sauce, TK, *Frosta*	139	8,1	4,3	12,1	*	*	▲▼	▲▼
Tortelloni Käse-Sahne, TK, *Knorr*, 1 Port.	616	29	18	70	*	*	▲▼	▲▼
Tortelloni Pomodoro e Basilico, *Hilcona*, 125 g	213	2,5	7,5	40	*	*	▲▼	▲▼
Tortelloni Ricotta-Spinaci, *Hilcona*, 125 g	236	3,8	10	40	*	*	▲▼	▲▼
Tortenboden Mürbe & Biskuit, *Lieken Urkorn*, 1 St., 400 g	1560	38	28	276	*	*	▼	▼
Tortencreme, Vanille, *Dr. Oetker*	545	30	7,7	61,1	*	*	▲▼	▲▼
Tortenguss, *Dr. Oetker*	30	0,2	0,5	73,3	*	(0)	▲	▼
Tortilla Chips, *Kattus*	498	22	8	67	*	*	▼	▲▼
Tortilla Chips, *Chio*, i. D.	499	23,5	4,1	67,8	*	*	▼	▲▼
Toskana-Mix, TK, *Frosta*	23	0,3	1,7	3,4	*	0	▲	▲
Trappistenkäse, 45 % Fett i. Tr.	342	26,8	25,1	+	0	62	▲▼	▲

T

	kcal	F (g)	E (g)	KH (g)	BS (g)	Chol. (mg)	F ▲▼	KH ▲▼
Traubenkernöl, Bio, *Vitaquell*	819	91	0	0	0	*	▲	▲
Traubensaft rot und weiß, Eckes, *Granini*	67	<0,1	<0,5	16	<0,2	0	▲	▲▼
Traubensaft, frisch gepresst, 0,2 l	140	0,5	1,3	31,1	*	0	▲	▲▼
Traubensaft, rot, *Voelkel*	81	0,1	0,2	19	*	0	▲	▲▼
Traubensaft, weiß, *Voelkel*	68	(0)	0,2	16	*	0	▲	▲▼
Traubenschorle, rot, *Voelkel*	34	0,1	0,1	8	*	0	▲	▲▼
Traubenzucker, 1 EL	40	0	0	10	0	0	▲	▼
Traubenzucker, 1 Täfelchen, 5 g	20	0	0	5	0	0	▲	▼
Trinkbranntwein, 39 %, 2 cl, i. D.	42	*	*	*	*	*	▲	▲
Trinkmilch, 1,5 % Fett, 0,25 l	118	3,8	8,5	12,3	0	12,5	▲	▲
Trinkmilch, 3,5 % Fett, 0,25 l	160	8,8	8,3	12	0	27,5	▲	▲
Trinkschokolade, Bio, *Naturata*	368	9,8	7,9	62	*	*	▲▼	▲
Trinksnack, *Campina*, i. D.	89	2,4	2,9	14	*	*	▲	▲▼
Trio, *Nestlé*, 1 Port. (30 g + 125 ml fettarme Milch)	177	3	6	32	*	*	▲▼	▼
Triolade, *Milka*	540	31,5	6,2	56,5	*	*	▼	▼
Trockenbeerenauslese, i. D.	98	0	0,2	5,9	0	0	▲	▼
Trockeneigelb, 10 g	67	5,9	3,2	0,2	0	243	▼	▲
Trockeneiweiß, 10 g	34	+	7,7	0,8	0	0	▲	▲
Trockenhefe, 7 g	16	0,3	3,4	(0)	(0)	*	▲	▲
Trockenkartoffeln	321	0,5	9,2	66,8	*	0	▲	▲▼
Trockenobst, i. D.	255	1	3,2	56,2	12,7	0	▲	▲
Trockenobst, s. einzelne Sorten								
Trockenpflaume, entkernt	222	0,6	2,3	47,4	18,8	0	▲	▲
Trockenpflaume, entkernt, 1 St.	18	+	0,2	3,8	1,5	0	▲	▲
Trockenvollei, 10 g	57	4,2	4,6	0,2	0	144	▼	▲
Tropic-Exotiksaft, *Voelkel*	49	0,1	0,3	10,8	*	0	▲	▲
Trüffel	70	0,5	8,3	7,4	16,5	0	▲	▲
Trüffelleberwurst	321	28,6	15	1,7	*	150	▼	▲
Trüffelpraline, 1 St.	70	4,2	0,6	7	0	*	▼	▼
Truthahn	157	8,5	20,2	+	(0)	74	▲	▲
Truthahn, s. a. Pute								
Truthahn-Bierschinken, *Wiesenhof*	158	10	16	1	(0)	*	▲▼	▲
Truthahnbrust, geräuchert, *Herta*	106	2	21	<1	*	*	▲	▲

T

	kcal	F (g)	E (g)	KH (g)	BS (g)	Chol. (mg)	F ▲▼	KH ▲▼
Truthahn-Landleberwurst, *Höhenrainer*	275	23	14	3	*	*	▼	▲
Truthahnleberkäse, gebacken, *Höhenrainer*	187	15	10	3	*	*	▲▼	▲
Truthahnmortadella, *Wiesenhof*	236	20	13	1	*	*	▲▼	▲
Truthahn-Pfeffersalami, *Wiesenhof*	276	20	23	1	*	*	▲▼	▲
Truthahnwiener, *Wiesenhof*	262	22	14	1	*	*	▲▼	▲
Tuc Crackers Vollkorn, *Griesson*	482	22	9	62	4	*	▼	▲▼
Tuc Crackers, *Griesson*, i. D.	496	23	11	61,1	2	*	▼	▼
Twingo, *Bahlsen*	557	34	4	59	*	*	▼	▼
Twist'n Snack Cheese, *Griesson*	474	21,5	12,3	57,8	4,2	*	▼	▼
Twist'n Snack Salt, *Griesson*	454	18	10,3	62,6	*	*	▼	▼
Twix, *Masterfoods*	493	24,2	4,7	64	*	*	▼	▼
Tzatziki Quark, *Milram*	150	11	9	3	*	*	▲	▲
Tzatziki, *Dr. Oetker*	135	9,9	4,4	6,9	*	*	▲	▲
Tzatziki-Soße, *Knorr*	224	21,1	1	8,2	*	*	▼	▲▼

U

	kcal	F (g)	E (g)	KH (g)	BS (g)	Chol. (mg)	F ▲▼	KH ▲▼
Überguss, Schokolade	560	34,5	5	56,3	*	*	▼	▼
Underberg, 44 %, 2 cl	49	0	*	*	*	0	▲	▼
Ur-Süße, *granoVita*	386	0	0,4	96	0,6	0	▲	▼

V

	kcal	F (g)	E (g)	KH (g)	BS (g)	Chol. (mg)	F ▲▼	KH ▲▼
Vacherin Mont d'Or	281	23,2	17,6	0,4	0	70	▼	▲
Vacherin, Freiburger	372	28	27	0	0	*	▼	▲
Valbrie Kräuter, 60 % Fett i. Tr., *Hochland*	360	32	17	1	0	*	▼	▲
Valbrie léger et bon, 45 % Fett i. Tr., *Hochland*	273	21	20	1	0	*	▲▼	▲
Valbrie Tradition, 60 % Fett i. Tr., *Hochland*	360	32	17	1	0	*	▼	▲
Valeria Waffelröllchen, *Zentis*, i. D.	485	18,6	7,8	71,8	*	*	▼	▼
Vanilleback, *Schwartau*	317	0,7	0,5	75	(0)	(0)	▲	*

V	kcal	F (g)	E (g)	KH (g)	BS (g)	Chol. (mg)	F ▲▼	KH ▲▼
Vanilleflammeri, 1 Port.	186	6,3	5,5	26,2	*	*	▲▼	▲▼
Vanillekipferlteig, gebacken, *Nestlé*	519	28	7	60	*	*	▼	▼
Vanillepudding mit Schokosoße, *Puddis*	101	2,2	2,6	18	*	*	▲▼	▲▼
Vanillepudding, *Campina*, i. D.	124	4,9	2,7	17	*	*	▲▼	▲▼
Vanillesoße zum Kochen, *Dr. Oetker*, 1 Port.	45	1,6	1,5	6,1	*	*	▲▼	▲▼
Vanilletraum, *Ehrmann*	146	5,2	5	19,8	*	*	▲▼	▲▼
Vanillezucker, *Dr. Oetker*, 1 TL	19	+	0	4,8	*	(0)	▲	▼
Vanillinzucker, *Dr. Oetker*	394	0	0	98,5	0	0	▲	▼
Vegavita, *grano Vita*	356	4,1	72,4	7,4	4,1	*	▲	▲
Vegetabile braune Sauce, *Tartex*	63	4,3	1,1	4,9	*	(0)	▲	▲▼
Vegetabile Aufstriche, 25 g, i. D.	55	4,5	1,6	2,2	*	+	▲▼	▲
Vegetabile Kräutersauce, *Tartex*	65	4,6	1	5	*	(0)	▲	▲▼
Vegetabile Pastete Champignon, *Tartex*	191	15,6	6,4	6,2	*	(0)	▲▼	▲
Vegetabile Pastete Delikatess, *Tartex*	204	16	6,6	8,3	*	(0)	▲▼	▲
Vegetabile Pastete Exquisit, *Tartex*	250	20,5	6,8	9,7	*	(0)	▲▼	▲
Vegetabile Pastete Kräuter, *Tartex*	199	15,3	7	8,3	*	(0)	▲▼	▲
Vegetabile Pastete Olivera, *Tartex*	225	20,1	5	6,1	*	(0)	▲▼	▲
Vegetabile Pastete Tomabella, *Tartex*	213	16,1	6,5	10,5	*	(0)	▲▼	▲
Vegetabile Pastete Zwiebel, *Tartex*	237	20	6,2	8	*	(0)	▲▼	▲
Vegetabile Pilzsauce, *Tartex*	59	4,1	1,4	4	*	(0)	▲▼	▲
Vegetarische Aufschnittpastete Lyoner Art, *Tartex*	302	28,7	8,9	2	*	*	▲▼	▲
Vegetarische Aufschnittpastete mit Dinkel, *Tartex*	308	29,1	6,5	5	*	10	▲▼	▲
Vegetarische Aufstrichpastete, *Tartex*, 25 g, i. D.	77	7,5	1,6	0,8	*	*	▲▼	▲

	kcal	F (g)	E (g)	KH (g)	BS (g)	Chol. (mg)	F ▲▼	KH ▲▼
V								
Vegetarische Bio-Thüringer, *Tartex*	262	22	10	6	*	*	▲▼	▲
Vegetarische Bio-Wiener, *Tartex*	253	21	11	5	*	*	▲▼	▲
Vegetarische Bratwurst ohne Ei, *grano Vita*	230	13,5	21,2	5,8	4	(0)	▲	▲
Vegetarische Bratwurst, *grano Vita*	307	28,1	10,9	2,6	2,5	(0)	▲▼	▲
Vegetarische Cevapcici, *grano Vita*	221	14,6	14,5	8	4,3	(0)	▲▼	▲
Vegetarische Frikadellen, FP, *Tartex*	194	8,7	21,9	7,1	*	*	▲▼	▲
Vegetarische Leberwurst, *grano Vita*	184	12,2	6,7	11,9	2,5	(0)	▲▼	▲
Vegetarische Lyoner, *grano Vita*	301	27,4	12,4	1,2	3,4	(0)	▲▼	▲
Vegetarische Pasteten, Bio, *Vitaquell*, i. D.	237	18	7	12	*	(0)	▲▼	▲
Vegetarische Ravioli ohne Soja, FP, *Tartex*	86	2,7	2,6	12,8	*	(0)	▲	▲
Vegetarische Rostbratwürstchen, *grano Vita*	309	28	11,3	2,9	2,1	(0)	▲▼	▲
Vegetarische Wiener, *grano Vita*	212	16	16,1	1	1,5	(0)	▲▼	▲
Vegetarische Wienerle, *grano Vita*	361	35,2	8,3	2,8	0,1	(0)	▲▼	▲
Vegetarische Würstchen Nürnberger Art, Bio, *Vitaquell*	216	14	16	6	*	0	▲▼	▲
Vegetarische Würstchen, Bio, *Bruno Fischer*	271	24,2	11	2,4	*	*	▲▼	▲
Vegetarischer Fleischsalat, *grano Vita*	197	15,8	5	8,6	1,7	*	▲▼	▲
Vegetarischer Freiburger Schmortopf, FP, *Tartex*	87	4,5	7	4,5	*	(0)	▲▼	▲
Vegetarischer Leberkäse, *grano Vita*	225	17,3	15,3	2	0,1	(0)	▲▼	▲
Vegetarisches Frikassee, FP, *Tartex*	104	5,5	6,5	7,1	*	*	▲▼	▲
Vegetarisches Gulasch, FP, *Tartex*	126	6,7	9	7,4	*	*	▲▼	▲
Vegetarisches Ragout Ungarisch, FP, *Tartex*	106	5	7,8	7,5	*	(0)	▲▼	▲
Vegetarisches Schmalztöpfchen, *Tartex*, 10 g, i. D.	83	9,1	0,1	0,3	*	+	▲▼	▲

V	kcal	F (g)	E (g)	KH (g)	BS (g)	Chol. (mg)	F ▲▼	KH ▲▼
Vegetarisches Schnitzel, *granoVita*	261	14,4	17,5	15,3	5,2	(0)	▲▼	▲
Vegetarisches Sugo Classic, FP, *Tartex*	108	5,4	4,5	10,1	*	*	▲	▲
Veltliner, Grüner, 0,25 l	154	0	*	*	*	*	▲	▲
Verlorene Eier, 2 St.	185	13,4	15,4	0,8	*	470	▲▼	▲
Vespersalat Mexicana, Bio, *Tartex*	84	0,8	4,5	15,6	*	(0)	▲	▲▼
Vespersalat Puszta, Bio, *Tartex*	57	0,6	1,7	11,6	*	(0)	▲	▲▼
Viel-Frucht-Müsli, *Dr. Ritter*	338	5,9	7,5	63,7	10	(0)	▲	▲
Vierkorn 1688, Mehrkornbrot, *Harry*	210	2,9	7,7	38,4	*	(0)	▲	▲▼
Vierkornflocken, Bio, *Naturata*	332	3,4	11,6	64,1	*	(0)	▲	▲
Viktoriasee-Barschfilet, TK, *Eismann*	98	2	19	<1	*	*	▲	▲
Vinaigrette, *Lacroix*	69	5,4	0,1	4,9	*	*	▲	▲
Vita-Burger, *granoVita*	237	14,6	16,6	9,8	4	(0)	▲▼	▲
Vitadam mit Schnittlauch, 20 % Fett i. Tr., *Milram*	223	11	31	+	0	*	▲	▲
Vitaflakes, *Schneekoppe*	360	1	7	81	*	*	▲	▼
Vital ACE-Saft, *Voelkel*	45	0,7	0,1	9	*	0	▲	▲
Vital Royal Wellness-Fruchtaufstrich, *Zentis*, 1 TL, i. D.	16	+	+	3,9	*	0	▲	▲▼
Vital Tee, Guarana & exotische Früchte aquaé, *Lipton*	45	0	0	9	0	0	▲	▼
Vitalis Flakes & Frucht, *Dr. Oetker*, 1 Port. (40 g + 60 ml Vollmilch)	194	5	5,4	31	*	*	▲▼	▲▼
Vitalis Früchte-Müsli, *Dr. Oetker*, 1 Port. (40 g + 60 ml Vollmilch)	170	3,9	5	28	*	*	▲▼	▲▼
Vitalis Knusperkissen, *Dr. Oetker*, 1 Port. (40 g + 60 ml Vollmilch), i. D.	215	7,8	6	30,4	*	*	▲▼	▲▼
Vitalis Knusper-Schoko, *Dr. Oetker*, 1 Port. (40 g + 60 ml Vollmilch)	210	8	5,4	29	*	*	▲▼	▼

V

	kcal	F (g)	E (g)	KH (g)	BS (g)	Chol. (mg)	F ▲▼	KH ▲▼
Vitalis Schoko-Müsli, *Dr. Oetker*, 1 Port. (40 g + 60 ml Vollmilch)	200	6,9	5,8	28,7	*	*	▲▼	▼
Vogelbeere (Ebereschenfrucht)	85	*	1,5	18	2,4	0	▲	▲
Vollfrucht-Dessertsauce Kirsche, Rabenhorst	101	0,4	0,1	23	0,1	0	▲	▲
Vollfrucht-Dessertsauce Mango, Rabenhorst	75	0,4	0,1	17,8	0,1	0	▲	▲
Vollkorn-Bauernbrot, BM, Bio, *Naturata*	328	2,4	10,8	65,7	*	*	▲	▲
Vollkornbrezeln, Bio, *granoVita*	364	9,4	12,5	57,4	11	*	▲	▲▼
Vollkornbrot Das volle Korn, Urtyp, *Harry*	189	1,2	6,3	38,1	*	(0)	▲	▲
Vollkornbrot Klosterbrot, *Lieken Urkorn*, 1 Scheibe, 50 g	97	0,8	3	19,5	*	(0)	▲	▲
Vollkornbrot mit Sonnenblumenkernen	231	3,9	9	39,9	5	0	▲	▲
Vollkornbrot mit Sonnenblumenkernen, 1 Scheibe, 40 g	92	1,6	3,6	16	2	0	▲	▲
Vollkornbrötchen, 1 St., i. D.	111	0,8	4	21,7	*	(0)	▲	▲▼
Vollkorn-Cornflakes, *Kellogg's*, 1 Port. (30 g + 125 ml fettarme Milch)	156	2,5	7	26	4,5	*	▲	▲▼
Vollkorn-Dinkel-Bandnudeln, Bio, *Naturata*	333	2,6	13,3	64	*	(0)	▲	▲
Vollkorn-Dinkelbrot, BM, Bio, *Naturata*	312	2,3	13,3	60	*	*	▲	▲
Vollkorn-Dinkel-Penne, Bio, *Naturata*	333	2,6	13,3	64	*	(0)	▲	▲
Vollkorn-Dreikorn-Toast, *Lieken Urkorn*, 1 Scheibe, 30 g	69	0,8	2,4	13,2	*	(0)	▲	▲▼
Vollkornfladenbrot	367	3	10	75	6	*	▲	▲▼
Vollkornflocken Bio-Dinkeltag, *Dr. Ritter*	341	2,9	11,8	67	9,3	(0)	▲	▲
Vollkornflocken Bio-Hirsetag, *Dr. Ritter*	365	3,5	13,5	69,9	5,4	(0)	▲	▲
Vollkornflocken Bio-Reistag, *Dr. Ritter*	367	2,5	6,7	79,3	3,2	(0)	▲	▲
Vollkornhaferflocken, *granoVita*	347	7	13,3	57,8	9,5	*	▲	▲

	kcal	F (g)	E (g)	KH (g)	BS (g)	Chol. (mg)	F ▲▼	KH ▲▼
Vollkornkeks	440	20	10	55	10	*	▼	▲▼
Vollkornknäckebrot Müsli, *Wasa*, 1 Scheibe	50	0,7	1,7	9,3	1,4	(0)	▲	▲▼
Vollkorn-Knäckebrot, Delikatess-, Bio, *Naturata*	314	1,7	9,7	65	*	*	▲	▲▼
Vollkornknusper Amaranth, *granoVita*	441	17,1	14,4	57,4	5,8	*	▲	▲▼
Vollkornknusper Erdbeer, *granoVita*	422	17,5	10,1	56	9,3	*	▲	▲▼
Vollkornknusper ohne Rosinen, *granoVita*	418	12,9	11,8	63,6	5,2	*	▲	▲▼
Vollkornknusper Schoko-Banane, *granoVita*	429	19	9,9	54,5	10,8	*	▲▼	▲▼
Vollkornmehrkornbrot Korn-Eck, *Harry*	231	7,2	8,2	33,4	*	(0)	▲	▲
Vollkornmüslikeks, 10 g	44	2,4	0,8	4,9	*	*	▲	▲▼
Vollkornnudeln, Bio, *granoVita*	323	2,1	13,2	62,7	9	0	▲	▲
Vollkornreis	347	2,2	7,8	74,1	2,2	(0)	▲	▲
Vollkorn-Reis-Snack, Bio, *Schneekoppe* i. D.	379	3,6	9	78	*	*	▲	▲▼
Vollkorn-Schokokeks, *Bahlsen*	500	22	7	68	*	*	▼	▲▼
Vollkornschrotbrot, Roggen-, 1 Scheibe, 50 g	98	0,6	3,7	19,4	4,1	(0)	▲	▲
Vollkorn-Sonnenblumenbrot, BM, Bio, *Naturata*	318	7,5	11,6	51	*	*	▲	▲
Vollkorn-Sonnen-Toast, *Lieken Urkorn*, 1 Scheibe, 30 g	73	1,8	3	11,1	*	(0)	▲	▲▼
Vollkorntoast, *Harry*	241	3,7	8,1	43,7	*	(0)	▲	▲▼
Vollkornweizendiät, *Dr. Ritter*	378	7,5	26	51,5	8	(0)	▲	▲
Vollkornzwieback, 1 St.	36	0,8	1,7	5,6	1	*	▲	▲▼
Vollmilch, 3,5 % Fett, 0,25 l	160	8,8	8,3	12	0	27,5	▲	▲
Vollmilch, 3,8 % Fett, *Bärenmarke*	68	3,8	3,4	4,7	0	*	▲	▲
Vollmilch, *Campina*	64	3,5	3,3	4,8	0	*	▲▼	▲
Vollmilch, naturbelassener Fettgehalt, *Campina*	69	3,7	3,3	4,8	0	*	▲▼	▲
Vollmilch-Café-Schokoriegel, *Bonvita*	554	22,9	11,4	75,5	*	*	▼	▼
Vollmilch-Joghurt, 3,5 % Fett	61	3,5	3,3	4	0	11	▲	▲

V

	kcal	F (g)	E (g)	KH (g)	BS (g)	Chol. (mg)	F ▲▼	KH ▲▼
Vollmilch-Praline-Schokoriegel, *Bonvita*	555	23,1	11,8	74,9	*	*	▼	▼
Vollmilchpulver, 12 g	58	3,1	3,1	4,5	*	10,2	▲	▲
Vollmilchschokolade-Karamellriegel, *Bonvita*	453	17,5	7,7	65,8	*	*	▼	▼
Vollmilchschokolade-Kokosriegel, *Bonvita*	517	29,2	4,3	59	*	*	▼	▼
Vollrahm, 35 % Fett	346	36	2,2	3,2	0	124	▼	▲
Vollrahm, 35 % Fett, 1 EL	35	3,6	0,2	0,3	0	12,4	▼	▲
Vollrohrzucker, Sucanat, Bio, *Naturata*	384	*	*	96,4	*	*	▲	▼
Vorzugsmilch, 3,8 % Fett, 0,25 l	168	9,5	8,3	12	0	30	▲	▲

W

	kcal	F (g)	E (g)	KH (g)	BS (g)	Chol. (mg)	F ▲▼	KH ▲▼
Wacholderschnaps, 32 %, 2 cl	42	0	0	0	0	0	▲	▲
Wachsbohnen	32	0,2	1,7	5,5	*	0	▲	▲
Wachsbrechbohnen, *Sonnen Bassermann*	19	0,1	1,4	3	*	*	▲	▲▼
Wachtel	110	2,3	22,1	+	(0)	*	▲	▲
Wackelpeter, 1 Port., 125 g	75	0	1,8	17	*	*	▲	▼
Wackelpudding mit Vanillesauce, *Dr. Oetker*, 1 Becher, i. D.	114	1,5	0,8	24,2	*	*	▲	▼
Waffel- und Gebäckmischung Rekord, *Bahlsen*	482	21	6	68	*	*	▼	▼
Waffel-Teig-Mix in Shakerflasche, *Mondamin*, 1 Pkg.	890	20	22,2	153,2	*	*	▼	▼
Waffeltüte, *Langnese*, 1 St.	59	0,8	1,1	11,3	*	*	▲▼	▼
Wafflé Waffelriegel, *Sarotti*	521	29,5	5,9	57,7	*	*	▼	▼
Waldbeerentörtchen, *Bofrost*	204	11,5	2,6	22,6	*	*	▼	▼
Waldbeerentraum, *Voelkel*	49	0,2	0,3	10,5	*	0	▲	▲
Waldfruchtkörbchen-Torte, TK, *Eismann*	158	6	3	23	*	*	▼	▼
Waldhonig	306	0	0,4	75,1	*	*	▲	▲▼
Waldhonig, 1 TL	31	0	+	7,5	*	*	▲	▲▼
Waldorfsalat, *Homann*, 1 Schale, 150 g	335	30	29,9	1,8	14,4	*	▼	▲▼

	kcal	F (g)	E (g)	KH (g)	BS (g)	Chol. (mg)	F ▲▼	KH ▲▼
Waldpilzcremesuppe, *Maggi*, 1 Teller	150	8,6	3,7	14,4	*	*	▲▼	▲▼
Waldpilzfond, *Lacroix*	4	0	0,6	0,4	*	*	▲	▲
Waldpilzsuppe, *Knorr*, 1 Teller	152	10	3	12	*	*	▲▼	▲▼
Walfleisch	124	3,4	23,2	+	(0)	60	▲	▲
Waller	163	11,3	15,3	+	(0)	152	▲	▲
Walliser Roggenbrot	207	1,1	6,5	42,7	6,6	0	▲	▲
Walnuss	666	62	15	12,1	6,1	*	▲	▲
Walnuss, 5 Kerne, 20 g	133	12,4	3	2,4	1,2	*	▲	▲
Walnuss, kandiert	471	21,9	5,1	63,4	*	*	▲	▼
Walnussöl, 1 EL	90	10	0	0	0	0,1	▲	▲
Walnussöl, *Mazola*	828	92	0	0	0	*	▲	▲
Walnussöl, *Vitaquell*	819	91	0	0	0	*	▲	▲
Wammenfett	469	47,8	11,5	0	0	60	▼	▲
Wan-Tan-Suppe, chinesische, *Maggi*, 1 Teller	110	2,9	3,5	17,3	*	*	▲▼	▲▼
Wasa Crisp, 1 Scheibe	31	0,2	1,1	6,3	1,6	(0)	▲	▼
Wasa Köstlich, 1 Scheibe	31	0,8	1,4	4,7	2,5	(0)	▲	▼
Wasa Roggen dünn, 1 Scheibe	35	0,2	1	7,4	1,5	(0)	▲	▼
Wasser	0	0	0	0	0	0	▲	▲
Wasserkastanien	64	0,3	1,4	14	3,6	0	▲	▲▼
Wassermelone	37	0,2	0,6	8,3	0,2	0	▲	▼
Wegerich, roh	25	0,4	3,4	1,8	3	0	▲	▲
Weggli, 1 St., 30 g	82	0,6	2,6	16,7	0,9	(0)	▲	▼
Weichkäse Grüner Pfeffer, 31,5 % Fett, *Du darfst*	215	14	22	0,3	0	*	▲	▲
Weichkäse Prachtstück Pfeffer, 60 % Fett i. Tr., *Bresso*	389	36	16	0,3	0	*	▼	▲
Weichkäse-Typ Milde Reife, 32 % Fett, Diät, *Becel*	365	32	19	0,3	0	*	▲	▲
Weichselkonfitüre, 1 TL	25	+	0,1	6,1	0,1	0	▲	▲▼
Weichselkonfitüre, kalorienarm, 1 TL	12	+	0,1	2,6	*	0	▲	▲
Weichseln	53	0,5	0,9	9,9	1,1	0	▲	▲
Weichseln, Dose	83	0,2	0,7	19,6	1,5	0	▲	▲▼
Weihnachtskipferl, *Bahlsen*	521	27	7	63	*	*	▼	▼
Wein, s. einzelne Sorten: Dessertwein, Diabetikerwein, Roséwein, Rotwein, Weißwein								

W

	kcal	F (g)	E (g)	KH (g)	BS (g)	Chol. (mg)	F ▲▼	KH ▲▼
Weinbeeren, getr.	292	0,6	2,5	68	5,2	0	▲	▲▼
Weinbergschnecke	64	0,4	12,8	2	*	100	▲	▲
Weinbrand, 38 %, 2 cl	48	*	*	0,4	0	*	▲	▼
Weinbrandbohne, 1 St.	58	0,9	0,2	10,3	*	*	▼	▼
Weinbrandkirsche, 1 St.	60	1,1	0,3	11	*	*	▼	▼
Weinessig, 1 EL	4	0	0,1	0,1	*	0	▲	▲
Weingummi, 5 St.	69	0	1,2	15,6	*	0	▲	▼
Weinkraut Mildessa, *Hengstenberg*	17	0,1	1,5	2,7	*	0	▲	▲
Weinkraut mit Speck, Mildessa, *Hengstenberg*	44	2,7	1,8	3,3	*	*	▲	▲
Weinkraut, *Kühne*	26	0,3	1,3	4,5	*	0	▲	▲
Weinschorle, rot oder weiß, 0,25 l	93	0	0	*	0	0	▲	▲
Weintrauben	68	0,3	0,7	15,2	1,5	0	▲	▲
Weißbier, 0,5 l	215	0	1,5	15,1	*	*	▲	▼
Weißbrot	236	1,2	8,2	48	3	(0)	▲	▼
Weißbrot, 1 Scheibe, 30 g	71	0,4	2,5	14,4	0,9	(0)	▲	▼
Weißbrot, *Harry*	245	1,7	7,3	50	*	(0)	▲	▼
Weißbrötchen, 1 St., 30 g	82	0,6	2,6	16,7	0,9	(0)	▲	▼
Weiße Bohnen, *Bonduelle*	89	0,6	5,8	15,3	*	0	▲	▲
Weiße Rüben	26	0,2	1	4,7	*	0	▲	▲
Weißkohl, s. Weißkraut								
Weißkraut	25	0,2	1	4,7	3,5	0	▲	▲
Weißkrautsalat mit Speck und Zwiebeln	93	7,7	2,6	3,1	*	*	▲	▲
Weißlacker, Doppelrahmstufe	291	23	20,8	+	0	50	▲▼	▲
Weißlacker, Fettstufe	266	19,7	21,8	+	0	50	▲	▲
Weißlacker, Rahmstufe	323	27	20	+	0	60	▼	▲
Weißschimmelkäse, *Castello bianco*	404	39	14	+	0	*	▼	▲
Weißwein, deutsch, Beerenauslese, 0,25 l, i. D.	233	0	*	*	*	*	▲	▼
Weißwein, deutsch, Eiswein, 0,25 l, i. D.	320	0	*	*	*	*	▲	▼
Weißwein, deutsch, halbtrocken, 0,25 l, i. D.	183	0	*	*	*	*	▲	▲▼
Weißwein, deutsch, Rheinpfalz, Riesling, 0,25 l	189	0	*	*	*	*	▲	▲
Weißwein, deutsch, Spätlese, 0,25 l	188	0	*	*	*	*	▲	▲
Weißwein, deutsch, trocken, 0,25 l, i. D.	150	0	*	*	*	*	▲	▲

	kcal	F (g)	E (g)	KH (g)	BS (g)	Chol. (mg)	F ▲▼	KH ▲▼
Weißwein, franz., Burgund, 0,25 l, i. D.	164	0	*	*	*	*	▲	▲
Weißwein, franz., Elsass, 0,25 l, i. D.	170	0	*	*	*	*	▲	▲
Weißwein, ital., Chardonnay, 0,25 l	175	0	*	*	*	*	▲	▲
Weißwein, ital., Frascati, 0,25 l	165	0	*	*	*	*	▲	▲
Weißwein, ital., Pinot grigio, 0,25 l	153	0	*	*	*	*	▲	▲
Weißwein, ital., Soave, 0,25 l	160	0	*	*	*	*	▲	▲
Weißweinmousse, *Dr. Oetker*, 1 Becher	180	7,1	2,1	22,6	*	*	▲▼	▲▼
Weißwurst, 1 St., 60 g	172	16,2	6,7	+	*	60	▼	▲
Weißwurst, Münchner, TK, *Eismann*	314	30	10	1	*	*	▼	▲
Weizen, Bio, *Naturata*	298	1,8	10,9	59,6	*	(0)	▲	▲
Weizen, ganzes Korn	306	1,8	11,4	61	13,3	(0)	▲	▲
Weizenbier, 0,5 l	215	0	1,5	15,1	*	*	▲	▼
Weizenbier, alkoholfrei, 0,5 l	130	0	1,9	26,8	*	0	▲	▼
Weizenbier, Hefe-, 0,5 l	190	0	1,5	15,2	0	0	▲	▼
Weizenbrötchen zum Fertigbacken, *Harry*	255	0,9	7,6	54	*	(0)	▲	▼
Weizenbrötchen mit Mohn, zum Fertigbacken, *Harry*	264	5,2	8,4	44,6	*	(0)	▲	▼
Weizenbrötchen mit Saatenmischung, zum Fertigbacken, *Harry*	257	3,7	8,2	46,4	*	(0)	▲	▼
Weizenbrötchen mit Sonnenblumenkernen, zum Fertigbacken, *Harry*	275	5,9	8,6	45,5	*	(0)	▲	▼
Weizenbrötchen, TK, *Coppenrath* & *Wiese*, 1 St.	133	1,1	4,6	26,1	1,5	<5	▲	▼
Weizendiät, *Dr. Ritter*, 1 Port., 40 g	151	3	10,4	20,6	8	<1	▲	▲
Weizenflocken	313	2	11,7	61	*	(0)	▲	▲
Weizenflocken, 1 EL	31	0,2	1,2	6,1	*	(0)	▲	▲
Weizengrieß	328	1	10,8	69	7,1	(0)	▲	▲
Weizen-Grissini, Bio, *Schnitzer*	420	8,7	13,5	72	*	*	▲	▼
Weizenin, Weizenpuder	351	0	<1	86	*	0	▲	▼
Weizenkeime	320	9,2	28,7	30,6	17,7	(0)	▲	▲
Weizenkeime Plus, *Schneekoppe*	354	7	30	42	*	(0)	▲	▲
Weizenkeime, 1 EL	32	0,9	2,9	3,1	1,8	(0)	▲	▲

W

	kcal	F (g)	E (g)	KH (g)	BS (g)	Chol. (mg)	F ▲▼	KH ▲▼
Weizenkeime, *Hensel*	362	2	13	73	*	(0)	▲	▲
Weizenkeimöl, *Naturata*	900	100	0	0	0	+	▲▼	▲
Weizenkeimöl, *Vitaquell*, 1 EL	82	9	0	0	0	*	▲▼	▲
Weizenkeim-Vollöl, *Dr. Ritter*	896	89,9	0	0	*	0	▲▼	▲
Weizenkleie, *Schneekoppe*	180	5	15	18	*	(0)	▲	▲
Weizenmehl, Type 1050, Bio, *Naturata*	329	1,8	12,1	67,2	*	(0)	▲	▲
Weizenmehl, Type 405	335	1	10,6	71	4	(0)	▲	▼
Weizenmehl, Type 550, Bio, *Naturata*	332	1,1	10,6	70,6	*	(0)	▲	▼
Weizenmischbrot Bauernmild, *Lieken Urkorn*, 1 Scheibe, 40 g	92	0,8	2,8	18,4	*	(0)	▲	▲▼
Weizenmischbrot Unser Mildes, 1688, *Harry*	236	2,4	6,6	47	*	(0)	▲	▲▼
Weizenmischbrot, 1 Scheibe, 40 g	90	0,4	2,7	19,1	1,8	(0)	▲	▲▼
Weizenmischbrötchen, zum Fertigbacken, *Harry*	249	1	8	52	*	(0)	▲	▼
Weizenschrot	302	2	12,1	59,7	*	(0)	▲	▲
Weizenschrotbrot	204	1	7,8	41	8,4	(0)	▲	▲
Weizenschrotbrot, 1 Scheibe, 50 g	102	0,5	3,9	20,5	4,2	(0)	▲	▲
Weizenspeisekleie	178	4,7	16	18	45,4	(0)	▲	▲
Weizenspeisekleie, 1 EL	18	0,5	1,6	1,8	4,5	(0)	▲	▲
Weizenstärke	347	0,1	0,4	86,1	+	(0)	▲	▼
Weizenstärke, 1 TL	17	+	+	4,3	+	(0)	▲	▼
Weizenvollkornbrot	204	1	7,8	41	8,4	(0)	▲	▲
Weizenvollkornbrot, 1 Scheibe, 50 g	102	0,5	3,9	20,5	4,2	(0)	▲	▲
Weizenvollkornmehl, Bio, *Naturata*	307	2,1	12,1	60,9	*	(0)	▲	▲
Weizenzwieback, Bio, *Naturata*	402	8	13	69,5	*	*	▲	▼
Wellness Bio-Flakes, *Dr. Ritter*	320	2,1	8,3	66,6	10,1	*	▲	▲▼
Wellness-Bio-Molkenkur, *Dr. Ritter*	363	1	11,8	76,6	*	21	▲	▲
Wels	163	11,3	15,3	+	(0)	152	▲	▲
Wermut, süß, 5 cl	78	0	0	7	0	0	▲	▼
Wermut, trocken, 5 cl	63	0	0,1	5	0	0	▲	▲▼
Whiskey, 4 cl	99	0	0	+	0	*	▲	▲

W	kcal	F (g)	E (g)	KH (g)	BS (g)	Chol. (mg)	F ▲▼	KH ▲▼
Whiskey, Bourbon, 40 %, 4 cl	115	0	0	+	0	*	▲	▲
Whiskey, Malt, 43 %, 4 cl	120	0	0	+	0	*	▲	▲
Whiskey, Scotch, 40 %, 4 cl	100	0	0	+	0	*	▲	▲
Whisky Sour, 8 cl	174	+	0,1	5,5	*	*	▲	▼
White Lady, 9 cl	172	+	0,1	10,5	*	0	▲	▼
White Russian, 7 cl	133	1	0	0,3	*	*	▲	▼
Wiener Hörnchen, Hefeteig, 1 St.	150	4,4	3,5	24,1	*	10	▼	▼
Wiener Würstchen, 1 Paar, 70 g	207	19,8	7,1	+	*	60	▼	▲
Wiener Würstchen, Diät, *Becel*	272	25	13	1	*	*	▲▼	▲
Wiener Zopf Hefegebäck, *Harry*	331	7,7	8,4	56,9	*	(0)	▲	▼
Wild, s. einzelne Arten								
Wildente	227	17,2	18,1	+	(0)	76	▲▼	▲
Wildfond, *Lacroix*	4	0	0,6	0,3	*	*	▲	▲
Wildgans	342	31	15,7	+	(0)	86	▼	▲
Wildlachs, TK, *Eismann*	116	4	20	<1	(0)	*	▲	▲
Wildpastete, i. D.	255	17,1	20,6	4,9	0	80	▲▼	▲
Wildschlemmertopf in Cassissoße, TK, *Eismann*	129	5	13	8	*	*	▲▼	▲
Wildschwein	162	9,3	19,5	+	(0)	63	▲	▲
Willi Fruchtschnitte Apfel-Orange, Bio, *Martin Evers*	411	16,8	9,5	55,5	*	*	▲▼	▲▼
Wilstermarsch, 45 % Fett i. Tr., *Milram*	330	26	24	+	0	*	▲▼	▲
Windbeutel, schokoliert, TK, *Eismann*	409	30	5	30	*	*	▼	▼
Windbeutel, TK, *Eismann*	282	18	5	25	*	*	▼	▼
Wirsing (Wirz)	25	0,4	3	2,4	2,5	0	▲	▲
Wirsing, Rahm-, Minis, TK, *Iglo*	76	3,9	3,2	7	*	*	▲▼	▲
Wirsingroulade, *Du darfst*, 1 Port.	257	13	10	25	*	*	▲▼	▲
Wodka, 40 %, 2 cl	43	0	0	0	0	0	▲	▲
Wok Red Curry Kokos, TK, *Frosta*	107	5,2	2,4	12,7	*	*	▲▼	▲
Wok scharf-sauer, TK, *Frosta*	86	2,4	3,7	12,5	*	*	▲	▲
Wokgemüse Balance Hähnchen, *Wagner*	167	4,2	9,2	23,2	*	*	▲▼	▲
Wokgemüse, asiatisch, TK, *Iglo*	83	4,8	2,1	8	*	*	▲	▲

W

	kcal	F (g)	E (g)	KH (g)	BS (g)	Chol. (mg)	F ▲▼	KH ▲▼
Wolfsbarsch	112	3,5	20	+	(0)	*	▲	▲
Wollmispel	40	0,2	0,6	8,6	2,1	0	▲	▲
Wollwurst	272	25	12,2	0,3	(0)	50	▼	▲
Worcestershiresauce	88	0,3	0,9	17,8	*	*	▲	▼
Würfelzucker	400	0	0	100	0	(0)	▲	▼
Würfelzucker, 1 St.	20	0	0	5	0	(0)	▲	▼
Würfelzucker, Syramena, Bio, *Naturata*	390	*	*	97,4	*	*	▲	▼
Wurst, Würstchen, s. a. einzelne Sorten								
Wurstbrät	285	27	11,5	+	(0)	50	▼	▲
Würstchen, Dose, i. D.	306	28,3	13	+	(0)	100	▼	▲
Würstchen, saftig, *Du darfst*	191	15	13	1	*	*	▲▼	▲
Würstchen, Saitling, *Meica*	239	21	12	0,5	*	*	▼	▲
Wurzelwerk, frisch	24	0,3	1,5	3,6	*	0	▲	▲
Würz-Hefeextrakt, *Vitam*, 10 g	22	0,1	3	2,3	0,6	0	▲	▲
Würzige Suppe, mit Speisewürze, Glas, Bio, *Naturata*	237	0,9	20,5	35	(0)	*	▲	▲
Würziger Würfel, Bio, *Naturata*	6	0,4	0,2	0,4	(0)	*	▲	▲
Würzsauce Feuer, Bio, *Naturata*	89	0,2	1,8	20,1	*	*	▲	▲
Würzsauce Gourmet exotic Thai, *Kühne*	67	<1	0,5	13,8	*	*	▲	▲▼
Würzsauce Gourmet mediterrane Kräuter, *Kühne*	116	8,2	0,8	9	*	*	▲▼	▲▼
Würzsauce Gourmet Tex-mex Chili, *Kühne*	86	<1	0,7	19,3	*	*	▲	▲▼
Würzsauce Höllenfeuer, Bio, *Naturata*	89	0,2	1,8	20,1	*	*	▲	▲
Würzsoße Crazy, *Kühne*, i. D.	172	0,5	0,3	40	*	*	▲	▲▼
Würzsoßen Asia, *Maggi*	150	0,1	0,2	36,2	*	*	▲	▲▼
Würzsoßen Texicana Salsa, *Maggi*	108	0,2	0,9	25,1	*	*	▲	▲▼

X

	kcal	F (g)	E (g)	KH (g)	BS (g)	Chol. (mg)	F ▲▼	KH ▲▼
XXL-Müsli, *Dr. Ritter*	370	10,5	8,8	60	7,4	(0)	▲	▲
Xylit, 10 g	24	0	0	9,9	*	0	▲	▲▼

Y	kcal	F (g)	E (g)	KH (g)	BS (g)	Chol. (mg)	F ▲▼	KH ▲▼
Yakult light, 1 Fläschchen, 65 ml	31	<0,1	0,8	7,9	*	*	▲	▲
Yakult Original, 1 Fläschchen, 65 ml	50	<0,1	0,8	12	*	*	▲	▲▼
Yamsknolle	99	0,1	2	22,4	5,6	0	▲	▲▼
Yamsmehl	339	1,7	11,6	66,4	*	0	▲	▼
Yamswurzel	101	0,1	2	22,4	*	0	▲	▲
Yo-fruit, 0,2 % Fett, *Frischli*, 1 Becher	96	0,1	3,8	20,1	*	*	▲	▲▼
Yo-fruit, 1,5 % Fett, *Frischli*, 1 Becher	109	1,5	3,8	20,1	*	*	▲	▲▼
Yo-fruit, Sahne, *Frischli*, 1 Becher	184	9,8	3,1	20,8	*	*	▲	▲▼
Yofu Beeren-Mix, Bio, *Provamel*	86	2,1	3,8	14,7	0,3	0	▲	▲▼
Yofu Kirsche, Bio, *Provamel*, 125 g	109	2,6	4,8	18,8	0,5	0	▲	▲▼
Yofu Natur, Bio, *Provamel*, 125 g	74	3,4	5,9	4	0,3	0	▲	▲
Yofu Pfirsich-Mango, Bio, *Provamel*, 125 g	110	2,6	4,8	19,3	0,4	0	▲	▲▼
Yofu Vanille, Bio, *Provamel*	91	2,2	3,8	14,5	0,4	0	▲	▲▼
Yogurette, *Ferrero*, 1 St.	69	4,4	0,6	6,7	*	*	▼	▼

Z	kcal	F (g)	E (g)	KH (g)	BS (g)	Chol. (mg)	F ▲▼	KH ▲▼
Zander	83	0,7	19,2	+	(0)	*	▲	▲
Zartbitter-Orange-Schokoriegel, *Bonvita*	478	14,7	6,2	80	*	*	▼	▲▼
Zartbitterschokolade-Kokosriegel, *Bonvita*	509	28,5	4,4	58,3	*	*	▼	▼
Zeller	18	0,3	1,6	2,3	4,2	0	▲	▲
Zellernüsse	647	61	13	11,4	7,4	*	▲	▲
Zentino's Frühstückscreme, *Zentis*, 1 EL	144	9,5	0,3	14,5	*	*	▲▼	▲▼
Zibärtli, 42 %, 2 cl	42	0	0	*	0	0	▲	▲
Ziegenfeta, Bio, mind. 48 % Fett i. Tr., *Heirler*	327	28	18,5	0,2	0	*	▲▼	▲
Ziegenfleisch, i. D.	149	7,9	19,5	+	(0)	*	▲	▲
Ziegenjoghurt, Bio, *Heirler*	66	4	3,2	4,3	0	*	▲	▲
Ziegenkäse, Schnittkäse, 48 % Fett i. Tr., 20 g	66	5,4	4,3	+	0	9	▲▼	▲
Ziegenmilch	69	3,9	3,7	4,8	0	11	▲	▲

Z

	kcal	F (g)	E (g)	KH (g)	BS (g)	Chol. (mg)	F ▲▼	KH ▲▼
Ziegenpudding Vanille, Bio, *Heirler*	88	3,5	3	14	0	*	▲▼	▲▼
Ziegenvollmilchpulver, *Heirler*	515	31	26	33	0	*	▲	▲
Ziegenweichkäse, 45 % Fett i. Tr., 20 g	56	4,4	4,2	+	0	9	▲▼	▲
Ziger, weiß	123	7,2	11,1	3,4	0	22	▲	▲
Zigeunerfleischsalat, *Homann*	106	6,4	3,8	7,5	*	*	▲▼	▲
Zigeunersauce, *Homann*	64	0,2	0,7	14,2	*	*	▲	▲▼
Zimtsterne, *Bahlsen*	495	26	8	59	*	*	▼	▼
Zisch Bitter-Lemon, Bio, *Voelkel*	36	0,1	0,1	8,7	*	*	▲	▼
Zisch Himbeer-Cassis, Bio, *Voelkel*	28	0,1	0,1	6	*	*	▲	▼
Zisch Holunderblüte, Bio, *Voelkel*	34	0,1	0,1	8,7	*	*	▲	▼
Zisch Zitrone, Bio, *Voelkel*	34	0,1	0,1	8,5	*	*	▲	▼
Zitronat	292	0,4	0,4	70	*	0	▲	▼
Zitrone, 1 St., 80 g	29	0,5	0,6	2,6	3,4	0	▲	▲
Zitrone, fruchttrüb, *Kühne*	25	0,1	0,4	1,5	*	0	▲	▲
Zitronenkuchen, *Bahlsen*	470	27	5	52	*	*	▼	▼
Zitronenkuchen, BM, Bio, *Naturata*	348	0,8	5,4	80,1	*	*	▼	▼
Zitronenkuchen, BM, *Dr. Oetker*, 1 St.	263	12,1	3,4	35	*	*	▼	▼
Zitronenkuchen, fertiger Teig, gebacken, *Nestlé*	377	23	3	60	*	*	▼	▼
Zitronensaft, 1 EL	4	+	0,1	0,4	*	0	▲	▲
Zitronensaft, 1 TL	1	+	+	0,1	*	0	▲	▲
Zitronensaft, *Voelkel*	29	0,1	0,4	1,7	*	0	▲	▲
Zitronenschale Citroback, *Schwartau*	321	0	0	77	(0)	0	▲	*
Zitronenschale Finesse, *Dr. Oetker*	243	0,3	1,4	58,8	*	0	▲	▼
Zitronensorbet, *Mövenpick*	125	+	+	29	*	*	▲	▲▼
Zucchini	19	0,4	1,6	2,2	1,1	0	▲	▲
Zucchini-Lauch-Creme, *granoVita*	277	27,8	5,7	1	3,2	*	▲▼	▲
Zucker	400	0	0	100	0	(0)	▲	▼
Zucker, 1 EL	60	0	0	15	0	(0)	▲	▼
Zucker, 1 TL	20	0	0	5	0	(0)	▲	▼
Zucker, s. a. einzelne Sorten								

Z	kcal	F (g)	E (g)	KH (g)	BS (g)	Chol. (mg)	F ▲▼	KH ▲▼
Zuckeraustauschstoff	400	0	0	100	0	0	▲	▲▼
Zuckererbsen	59	0,2	4	10	*	0	▲	▲
Zuckerl, 1 St.	20	0	0	5	0	(0)	▲	▼
Zuckermelone	54	0,1	0,9	12,4	0,7	0	▲	▲▼
Zuckerrübensirup	270	<0,1	2,9	64,5	6	0	▲	▲▼
Zuckerrübensirup, 1 EL	54	+	0,6	12,9	1,2	0	▲	▲▼
Zuckerrübensirup, Bio, *Heirler*, 1 EL	55	+	0,6	13	*	0	▲	▲▼
Zuckerstreusel, bunt, *Schwartau*	437	7,8	0	91,5	(0)	(0)	▲▼	▼
Zungenwurst, i. D.	285	24	17,3	+	(0)	*	▲▼	▲
Zupfkuchen, Alt-Böhmischer, TK, *Coppenrath & Wiese*	320	16,9	6,7	35,2	1,4	46	▼	▼
Zupfkuchen, russischer, BM, *Dr. Oetker*, 1 St.	512	29,9	10,8	49,6	*	*	▼	▼
Zwetschge	49	0,2	0,6	10,2	1,6	0	▲	▲
Zwetschgenmus, 1 TL	24	+	+	6	0,1	0	▲	▲▼
Zwetschgenwasser, 40 %, 2 cl	48	0	0	0	0	0	▲	▲
Zwieback	368	4	10	73,1	3,5	*	▲	▼
Zwieback, 1 St.	37	0,4	1	7,3	0,4	*	▲	▼
Zwieback, Butter-, Bio, *Naturata*	413	9	9,5	73,5	*	*	▲▼	▼
Zwieback, Schoko, *Brandt*	453	18	10	64	3,2	*	▲▼	▼
Zwieback, Vollkorn, *Brandt*	362	6	14	64	10,3	*	▲	▲▼
Zwieback, Weizenschrot-, 1 St.	36	0,8	1,7	5,6	1	*	▲	▲▼
Zwiebelcremeschnitzel, TK, *Bofrost*	162	6,2	15,3	11,2	*	*	▼	▲
Zwiebelhackbraten, *Du darfst*, 1 Port.	329	13	22	31	*	*	▼	▲
Zwiebelkruste, zum Aufbacken, *Lieken Urkorn*	252	4	7	47	*	(0)	▲	▲▼
Zwiebelkuchen, Hefeteig vom Blech, 1 St.	210	10	8,3	23	*	*	▲▼	▲▼
Zwiebeln, getr.	198	0,9	10,8	35,3	36,5	0	▲	▲
Zwiebeln, roh	28	0,3	1,3	4,9	1,8	0	▲	▲
Zwiebelrohr, grünes	23	0,5	2	3	1,5	0	▲	▲
Zwiebelschmelz, Bio, *Bruno Fischer*	803	86,1	1,1	5,8	*	*	▼	▲
Zwiebelschmelz, Bio, *Zwergenwiese*	834	89,1	0,6	7,3	*	*	▼	▲

Z

	kcal	F (g)	E (g)	KH (g)	BS (g)	Chol. (mg)	F ▲▼	KH ▲▼
Zwiebelsoße, Meisterklasse, *Maggi*, 300 ml	132	5,1	3	18,9	*	*	▲▼	▲▼
Zwiebelsuppe Feinschmecker Art, *Maggi*, 1 Teller	63	2,4	1,9	8,4	*	*	▲▼	▲▼
Zwiebelsuppe, französisch, TK, *Eismann*	25	1	2	2	*	*	▲	▲
Zwiebelsuppe, *Knorr*, 1 Teller	73	3	2	9	*	*	▲▼	▲▼
Zwiebelwurst	266	23,3	12,8	2,1	(0)	*	▲▼	▲

Essen ausser Haus

In diesem Tabellenteil finden Sie die Kalorien- und Nährwertangaben von fertig zubereiteten Gerichten, Snacks und Getränken, die Sie in Gaststätten, bei Fast-Food-Ketten, in Bäckereien und Coffee Shops erhalten. Auch zu Selbstgekochtem finden Sie Angaben zu Kalorien, Fett, Eiweiß, Kohlenhydraten, Ballaststoffen und Cholesterin.
Die Nährwertangaben in der folgenden Tabelle stellen eine Orientierungshilfe dar: Jeder kocht anders, sodass hier natürlich nur Durchschnittswerte angegeben werden können. Gleiches gilt auch für die Portionsgrößen: Die Nährwertangaben beziehen sich jeweils auf Erfahrungswerte für durchschnittliche Portionen.

Im Restaurant: Schlemmen ohne Reue

Bei der Wahl des Restaurants entscheidet sich schon, ob Sie vorwiegend eher leichte oder fettreiche Gerichte serviert bekommen. Dennoch können Sie auch hier Fettfallen clever umgehen – indem Sie Gerichte wählen, die schmecken und satt machen, aber nicht belasten.

- **Italienisch:** *Leichter Genuss:* Minestrone, Melone mit Schinken, gemischter Salat (mit wenig Öl, am besten selbst angemacht!), Gegrilltes, Pasta mit Gemüsesauce, Gemüsepizza mit dünnem Boden und wenig Käse, Fruchtsorbet, Obstsalat. *Vorsicht, Fett:* Bruschetta, in Öl eingelegtes Gemüse (Vorspeisenteller), Pasta mit Käse-Sahne-Sauce oder Pesto, Risotto, Gnocchi mit Gorgonzolasauce, Lasagne, Tiramisu, Panna cotta.
- **Griechisch:** *Leichter Genuss:* gemischte Salate (mit wenig Öl), Gemüsesuppe, gegrilltes Lamm- oder Schweinefilet, gegrillter Fisch, Joghurt mit Honig. *Vorsicht, Fett:* Bauernsalat, gefüllte Weinblätter, Blätterteigtaschen, frittierter Schafskäse, Moussaka, Gyros mit Pommes frites, Honigbällchen.

- **Mexikanisch:** *Leichter Genuss:* Gazpacho, gegrillter Fisch, Fajitas (in Tortillas gewickeltes Huhn oder Rind, sparsam saure Sahne und Käse verwenden). *Vorsicht, Fett:* mit Käse überbackene Nachos, Enchiladas, Quesadillas (gefüllte, frittierte Tortillas), frittierte Krapfen mit Zucker.
- **Chinesisch:** *Leichter Genuss:* Dim Sum (gedämpfte Teigtaschen), Ingwersuppe, gedämpftes Fleisch oder Fisch, Wokgemüse, frische Früchte. *Vorsicht, Fett:* Frühlingsrolle, Pekingente, gebratene Nudeln, Banane mit Eis.
- **Indisch:** *Leichter Genuss:* Kichererbsensuppe, Nan (Fladenbrot) mit Gurken-Raita oder Linsendip, Tandoori-Gerichte, Gemüsecurrys mit Hülsenfrüchten. *Vorsicht, Fett:* Samosa (frittierte Teigtaschen), frittiertes Brot, Currygerichte mit Mandeln, Sahne und Kokosmilch, Gerichte mit Käsebällchen, Gulab (frittierte Milchpulverbällchen).
- **Japanisch:** *Leichter Genuss:* Misosuppe, Blattspinat mit (wenig) Sesamsauce, Sushi, Sashimi, gekochtes Rindfleisch. *Vorsicht, Fett:* frittierter Tofu, Tempura (Gemüse im Teigmantel), Ingwer-Eiscreme.
- **Thailändisch:** *Leichter Genuss:* Tom Yam Gung (Zitronengrassuppe mit Garnelen), grüner Papayasalat, im Bananenblatt gedünsteter Fisch, Gemüse aus dem Wok (ohne oder mit nur wenig Kokosmilch), frische Papaya und andere exotische Früchte. *Vorsicht, Fett:* frittierte Frühlingsrollen und Hähnchenflügel, Lammcurry mit Kokos, Fleischspießchen mit Erdnusssoße, Puddings, gebackene Bananen, Kokoscreme.
- **Deutsch:** *Leichter Genuss:* Tomatensuppe, Rohkostsalat, Geflügel (ohne Haut), Wild, Forelle blau, rote Grütze. *Vorsicht, Fett:* Salat mit fetten Dressings, Cremesuppen, paniertes Schnitzel mit Pommes frites oder Kroketten, Schweinebraten mit Klößen, gemischtes Eis mit Sahne.

!

HINWEIS:

Die Nährwerte von Fertiggerichten für die Zubereitung zu Hause finden Sie im vorderen Tabellenteil »Nahrungsmittel von A bis Z« ab Seite 26.

A

	kcal	F (g)	E (g)	KH (g)	BS (g)	Chol. (mg)	F ▲▼	KH ▲▼
Allgäuer Käsespätzle, 1 Port.	681	30,7	25,7	74,5	5,1	296	▼	▲▼
Amerikaner, *Kamps*, 1 St.	333	5,1	4,8	67,3	*	*	▼	▼
Ananas, cool, *Burger King*, 1 Port.	60	0	1	16	1	*	▲	▼
Ananas, cool, mit Eis, *Burger King*, 1 Port.	115	2	2	24	1	*	▲	▼
Apfelkuchen mit Quark und Rosinen, *Kamps*, 1 St.	488	26,6	9,9	52,1	*	*	▼	▲▼
Apfelkuchen, gedeckt, 1 St.	258	8,6	3,5	40,8	2,5	61,4	▲▼	▲▼
Apfelstrudel, Strudelteig, 1 St.	361	15,6	5,5	47,4	5,2	43,2	▼	▲▼
Apfeltasche, *McDonald's*, 1 St.	248	13,5	2,5	29	1,3	*	▼	▼
Apfeltorte Apple Harvest, *Starbucks*, 1 St.	350	15	3	53	4	0	▼	▼
Aprikosen-Johannisbeer-Gebäck, *Starbucks*, 1 St.	450	17	7	67	3	60	▼	▼
Arme Ritter mit Zimtzucker, 1 Port.	645	29,9	16,7	76,7	4	185	▼	▼
Auberginen, mariniert, 1 Port.	153	15,1	1,4	3	3,1	0,2	▲	▲
Austernpilze, gegrillt, 1 Port.	207	20,3	4,7	2	3,5	0,2	▲	▲

B

	kcal	F (g)	E (g)	KH (g)	BS (g)	Chol. (mg)	F ▲▼	KH ▲▼
Backfisch-Baguette, *Nordsee*, 1 St.	511	31,7	16,1	40,5	*	*	▲▼	▲▼
Bagel California, *McDonald's*, 1 St.	194	14,5	22,2	44	*	*	▲▼	▼
Bagel Country, *Burger King*, 1 Port.	530	24	25	55	5	*	▲▼	▼
Bagel Ham & Cheese, *Burger King*, 1 Port.	474	19	23	53	4	*	▲▼	▼
Bagel Philadelphia, *McDonald's*, 1 St.	473	22,3	22,8	45,6	*	*	▲▼	▼
Bagel, *Starbucks*, 1 St.	430	1	15	92	3	0	▲	▼
Baguettebrötchen mit Gouda, 1 St.	333	18,4	11,2	30,5	1,9	44,7	▲▼	▲▼

B

	kcal	F (g)	E (g)	KH (g)	BS (g)	Chol. (mg)	F ▲▼	KH ▲▼
Baguettebrötchen mit Salami, 1 St.	369	22	12,5	30,5	1,9	54,4	▼	▲▼
Baked Potato mit 2 EL saurer Sahne, 1 St., 200 g	195	5,2	5,5	30,1	4,3	18,5	▲	▲▼
Balsamicodressing, 1 Port.	88	9	+	1,5	0	(0)	▲	▲
Bandnudeln mit Gorgonzolasauce, 1 Port.	788	45,4	24	70,9	5,1	213	▼	▲
Barbecue-Sauce, *McDonald's*, 1 Port., 25 ml	41	0,3	0,2	9,2	*	*	▲	▲▼
Basmatireis, Beilage, 1 Port.	215	0,3	4,1	49	0,9	(0)	▲	▲▼
Bauernsalat, griechischer, 1 Port.	509	45	16,2	9,2	5,9	33,9	▲▼	▲
Bayerische Creme, 1 Port.	352	24,2	9	24,9	0,1	330	▼	▼
BBQ Burger, *Burger King*, 1 St.	425	23	16	38	3	*	▲▼	▲▼
BBQ-Sauce Dip, *Burger King*, 1 Port., 25 g	32	+	0	7	+	*	▲	▲▼
Berliner Pfannkuchen, *Kamps*, 1 St.	225	5,5	4	39,8	*	*	▼	▼
Bienenstich, gefüllter, 1 St.	590	41,8	6,4	47,9	2,9	142	▼	▼
Big Bacon & Eggs, *McDonald's*, 1 Port.	623	34,8	47	30	1,2	690	▼	▼
Big King XXL, *Burger King*, 1 St.	987	64	55	51	4	*	▼	▼
Big King, *Burger King*, 1 St.	582	38	30	33	3	*	▼	▲▼
Big Mäc, *McDonald's*, 1 St.	504	25,2	26	43,3	3,2	56,7	▼	▲▼
Biskuitroulade mit Konfitüre, 1 St.	163	3,5	4	28,4	0,5	125	▲▼	▼
Bismarck-Baguette, *Nordsee*, 1 St.	265	9,8	14,5	29,2	*	*	▲	▲▼
Bockwurst mit Brötchen und Senf, 1 Port.	456	31,1	21,1	23,4	1,6	61	▼	▲▼
Bohnen, grüne, mit Speck, 1 Port.	219	11,9	17,8	10,1	8,2	36	▲	▲
Bohnen-Tomaten-Gemüse, 1 Port.	146	9	6,3	9,5	7,7	24	▲	▲
Bollito misto con salsa verde, 1 Port.	1050	72,5	94,6	6,9	2,8	415	▼	▲
Bouillonkartoffeln, 1 Port.	207	2,7	7,6	36,2	5,7	0	▲	▼
Brathähnchen, 1/2	421	23,2	52,2	1	0,5	190	▲▼	▲

B

	kcal	F (g)	E (g)	KH (g)	BS (g)	Chol. (mg)	F ▲▼	KH ▲▼
Brathähnchen, 1/2, mit Pommes frites	815	42,1	57,4	51,6	5,4	190	▼	▲▼
Bratkartoffeln mit Butterschmalz, 1 Port.	275	15,1	4,1	29,6	4,5	51	▼	▼
Bratkartoffeln mit Speck, 1 Port.	337	19,9	8,3	30,4	4,8	25,8	▼	▼
Bratwurst (Kalb), 1 St., 150 g	399	37,5	15,5	+	(0)	150	▼	▲
Bratwurst (Schwein), 1 St., 150 g	447	43,2	14,7	+	(0)	150	▼	▲
Bremer, *Nordsee*, 1 St.	411	18,7	12,8	46,8	*	*	▲▼	▲▼
Broccoli, gedünstet, mit Mandelblättchen, 1 Port.	174	14,1	7,3	4,5	6,4	24	▲	▲
Broccolicremesuppe, 1 Port.	80	6,1	3,9	2,5	2,6	11,3	▲	▲
Brötchen mit Butter und Gouda, 45 % Fett i. Tr., 1/2 St.	147	10	5,9	8,4	0,5	25	▲▼	▲▼
Brötchen mit Butter und Honig, 1/2 St.	118	4,4	1,4	18,1	0,5	12	▲▼	▼
Brötchen mit Butter, 1/2 St.	79	4,4	1,3	8,4	0,5	12	▲▼	▲▼
Brötchen mit gekochtem Schinken, 1/2 St.	79	1,4	8,1	8,3	0,5	25,5	▲▼	▲▼
Brötchen mit Lachsschinken, 1/2 St.	64	1,2	5	8,3	0,5	10,2	▲	▲▼
Brötchen mit magerer Leberwurst, 1/2 St.	105	5,5	5,6	8,3	0,5	21,3	▲	▲▼
Brownie, hot, *Burger King*, 1 St.	477	32	6	42	*	*	▼	▼
Brownie, hot, mit Eis, *Burger King*, 1 Port.	532	34	7	50	*	*	▼	▼
Bruschetta, 1 Port.	309	24,4	3	19,9	2,5	0,2	▲	▲
Bulette, gebraten, 1 Port.	345	25,7	20,7	8,5	0,7	138	▲▼	▲
Bulgur-Kräuter-Salat, 1 Port.	272	11,9	5,7	34,5	6,4	0,1	▲	▲
Butter, Hotelpackung, 20 g	151	16,6	0,1	0,1	0	48	▼	▲
Butterbrot, 1 Scheibe	127	4,6	2,7	19,1	1,8	12	▲▼	▲▼
Buttercremetorte, Schokoladen-, 1 St.	373	22,1	6,6	37	1	157	▼	▼
Buttercroissant mit Aprikosenglasur, *Starbucks*, 1 St.	320	17	5	37	1	25	▼	▼
Butterkuchen, 1 St.	209	10	4,8	24,8	2,1	31,5	▼	▼

C

	kcal	F (g)	E (g)	KH (g)	BS (g)	Chol. (mg)	F ▲▼	KH ▲▼
Cafe au lait, *McDonald's*, 0,2 l	46	4,6	3,4	1,4	*	*	▲	▲
Café Latte, *Burger King*, 190 ml	40	1	3	4	*	*	▲	▲
Caffè Americano, *Starbucks*, 0,5 l	15	0	3	1	0	0	▲	▲
Caffè au Lait, *Starbucks*, 0,5 l	140	8	8	11	0	30	▲▼	▼
Caffè Latte, *Starbucks*, 0,5 l	260	14	14	21	0	55	▼	▼
Calzone, 1 Port., 1/2 St.	1240	80,3	56,4	74,4	5,1	426	▼	▲▼
Camembert, gebacken, mit Preiselbeeren und Toast, 1 Port.	638	38	28,1	46	2,3	175	▼	▲▼
Cannelloni mit Fleischfüllung, 1 Port.	693	34,2	34	54,8	4,8	258	▼	▲▼
Cappuccino, *Burger King*, 190 ml	36	1	3	4	*	*	▲	▲
Cappuccino, *McDonald's*, 0,2 l	100	4	3	1,2	*	*	▲	▲
Cappuccino, *Starbucks*, 0,5 l	150	8	8	13	0	30	▲▼	▼
Caramel Macchiato, *Starbucks*, 0,5 l	310	12	12	37	0	40	▼	▼
Caramel Mocha, mit Sahne, *Starbucks*, 0,5 l	470	21	12	62	2	65	▼	▼
Caramel Mocha, ohne Sahne, *Starbucks*, 0,5 l	370	11	12	60	2	30	▲▼	▼
Carpaccio mit Parmesan und Baguette, 1 Port.	413	19,7	26,5	31,7	2	69,6	▲▼	▲
Carpaccio, 1 Port.	258	18,9	21,8	0,1	0	69,7	▲▼	▲
Cevapcici, 1 Port.	478	30,3	50,6	1,4	0,2	203	▲▼	▲
Champignons in Sahnesauce, 1 Port.	301	27,6	6,8	7	4,1	80,3	▲	▲
Champignonschnitzel, 1 Port.	419	25,6	42,5	4,6	2,1	152	▲▼	▲
Cheeseburger, *Burger King*, 1 St.	322	15	17	31	2	*	▼	▲▼
Cheeseburger, *McDonald's*, 1 St.	313	13	16,4	32,8	1,3	35,3	▼	▲▼
Chefsalat (ohne Dressing), *McDonald's*, 1 Port.	86	3,6	9,2	4,2	1,8	82	▲	▲
Chicken Crispies, *McDonald's*, 1 St.	29	1,7	1,8	1,5	0,4	1,4	▲	▲
Chicken McNuggets, *McDonald's*, 6 St.	242	13,1	19,3	11,8	6,1	13,2	▲▼	▲▼

C	kcal	F (g)	E (g)	KH (g)	BS (g)	Chol. (mg)	F ▲▼	KH ▲▼
Chicken-Salat (ohne Dressing), *McDonald's*, 1 Port.	226	6,5	17,3	24	4,8	32,4	▲	▲
Chicken Supreme, *Burger King*, 1 St.	596	33	24	53	7	*	▼	▲▼
Chicken-Teriyaki-Salat, ohne Dressing, *Subway*, 1 Port.	163	3	19	14	3	42	▲	▲
Chicken-Teriyaki-Sandwich, *Subway*, 1 Port.	324	4,8	25	48	4	42	▲	▲▼
Chicoréesalat mit Essig und Öl, 1 Port.	76	6,2	1,5	3,1	1,6	(0)	▲	▲
Chili Cheese Tacos, *Burger King*, 5 St.	307	19	14	19	*	*	▼	▲▼
Chinakohlsalat, mit Essig-Öl-Dressing, 1 Port.	200	20,4	1,8	2,2	2,6	0,2	▲	▲
Chinesische Suppe, 1 Port.	288	15,8	24,2	12,3	2,9	102	▲	▲
Chocolate Milk, *Starbucks*, 0,5 l	340	15	15	42	2	50	▲▼	▼
Ciabattabrötchen mit Salami, 1 St.	324	17,8	12,2	29	1,8	42,4	▲▼	▲▼
Ciabattabrötchen mit Thunfisch, 1 St.	363	16,5	24,7	28,8	1,8	68	▲	▲▼
Coffee Cake, *Starbucks*, 1 Port.	570	28	7	75	2	75	▼	▼
Cordon bleu, 1 Port.	547	26,2	54,6	22,4	1,7	254	▼	▲▼
Cornetto Soft, *Burger King*, 1 Port., i. D.	173	7,8	2	23	*	*	▲▼	▼
Country Burger, *Burger King*, 1 St.	525	28	12	57	13	*	▼	▲▼
Country Potatoes, *Burger King*, 1 große Port.	245	11	4	33	*	*	▼	▼
Country Potatoes, *Burger King*, 1 kleine Port.	212	9	4	28	*	*	▼	▼
Cranberry-Orangen-Muffin, *Starbucks*, 1 St.	410	20	5	53	2	70	▼	▼
Crème caramel, 1 Port.	276	11,1	11,9	31,6	0,1	254	▼	▼
Crêpes Suzette, 1 Port., 150 g	341	16	8,6	35,6	1,2	147	▲▼	▲▼
Crêpes, 1 Port.	267	14,2	8,9	25,8	1,2	151	▲▼	▼
Crispy Chicken, *Burger King*, 1 St.	487	30	17	39	4	*	▼	▲▼

C

	kcal	F (g)	E (g)	KH (g)	BS (g)	Chol. (mg)	F ▲▼	KH ▲▼
Croissant mit Himbeer-Frischkäse-Füllung, *Starbucks*, 1 St.	260	12	4	34	1	30	▼	▼
Croissant mit Mandelfüllung, *Starbucks*, 1 St.	330	18	6	39	2	30	▼	▼
Croissant mit Schokofüllung, *Starbucks*, 1 St.	350	19	5	43	2	30	▼	▼
Crostini alla napoletana, 1 Port.	378	27,9	19	12,8	1	66,1	▲▼	▲▼
Crumb Cake, *Starbucks*, 1 Port.	670	32	8	89	1	115	▼	▼
Crunchy Chicken Filets, *Burger King*, 6 St.	482	25	37	27	8	*	▼	▲▼
Curry-Sauce, *McDonald's*, 1 Port., 25 ml	39	0,4	0,2	8,6	*	*	▲	▲▼
Currywurst mit Curryketchup und Brötchen, 1 Port.	624	45,8	25,7	28,2	1,7	91,8	▼	▲▼

D

	kcal	F (g)	E (g)	KH (g)	BS (g)	Chol. (mg)	F ▲▼	KH ▲▼
Dinkelpuffer mit Käse und Zucchini, 1 Port.	361	24,2	15,2	20,5	4,2	146	▲	▲
Donut, *Burger King*, 1 St., i. D.	250	12,5	3	23	0,5	*	▲▼	▼
Doppel Whopper, *Burger King*, 1 St.	821	51	45	47	4	*	▼	▲▼
Double Cheeseburger, *Burger King*, 1 St.	480	27	29	32	3	*	▼	▲▼
Double Chocolate Chip Frappuccino, mit Sahne, *Starbucks*, 0,5 l	590	24	16	83	3	55	▼	▼
Double Chocolate Chunk Cookie, *Starbucks*, 1 St.	430	21	5	58	3	15	▼	▼
Dressing Fit for Fun American, *Burger King*, 1 Port., 100 g	251	23	1	11	*	*	▼	▲
Dressing Fit for Fun Balsamico, *Burger King*, 1 Port., 100 g	71	2	0	13	*	*	▲	▲
Dressing Fit for Fun Joghurt, *Burger King*, 1 Port., 100 g	92	5	2	10	*	*	▲	▲

D

	kcal	F (g)	E (g)	KH (g)	BS (g)	Chol. (mg)	F ▲▼	KH ▲▼
Dressing, Haus-, *McDonald's*, 1 Port., 60 ml	81	6,5	0,8	4,6	*	*	▼	▲
Dressing, italienisch, *McDonald's*, 25 ml	24	1,7	+	1,8	*	*	▲	▲
Dressing, Joghurt-, 1 Port.	48	4,2	1	1,4	0,1	7,3	▲	▲

E

	kcal	F (g)	E (g)	KH (g)	BS (g)	Chol. (mg)	F ▲▼	KH ▲▼
Eclair mit Cremefüllung, 1 St.	284	16,6	3,4	30,3	0,7	122	▼	▼
Egg McMuffin, *McDonald's*, 1 Port.	401	20,1	25,4	29,4	1,2	255	▼	▼
Eiersalat mit Kapernsauce, 1 Port.	281	19,1	19,5	7,5	2,2	382	▼	▲
Eierspätzle, 1 Port.	485	14	17,6	71,4	4	256	▲▼	▲▼
Eierstich, 1 Port.	69	4,8	4,9	1,6	0	124	▲▼	▲
Eisbergsalat mit Essig und Öl, 1 Port.	148	15,2	1	1,9	1,6	0,2	▲	▲
Eiskaffee, *McDonald's*, 0,3 l	216	1,8	1,5	5,1	*	*	▲▼	▲▼
Elsässer Flammkuchen, 1 Port.	323	8,3	15,3	46,2	3,4	39,8	▲▼	▲▼
Entenbrustfilet mit Sauce, 1 Port.	602	47,3	42,9	1,1	0,1	191	▼	▲
Erbsengemüse, 1 Port.	176	5,8	11	19,5	8,4	14,4	▲	▲
Erbsensuppe, gelbe, 1 Port.	171	14,5	3,6	6,8	3,4	31,9	▲▼	▲▼
Erdbeertörtchen mit Sahnetupfen, 1 St.	376	22,1	4,4	39,6	2,8	63	▲▼	▲▼
Espresso Frappuccino Light, ohne Sahne, *Starbucks*, 0,5 l	140	1	6	27	3	<5	▲	▼
Espresso Frappuccino, *Starbucks*, 0,5 l	230	3	5	46	0	10	▲	▼
Espresso-Brownie, *Starbucks*, 1 St.	370	21	4	43	2	85	▼	▼
Espresso-Fudge-Brownie, *Starbucks*, 1 St.	430	25	5	48	3	75	▼	▼

F

	kcal	F (g)	E (g)	KH (g)	BS (g)	Chol. (mg)	F ▲▼	KH ▲▼
Feldsalat mit Vinaigrette und Speck, 1 Port.	133	12,9	3,4	1,1	1,4	7,6	▲▼	▲
Fenchel, mit Gorgonzola gratiniert, 1 Port.	420	37,9	16	4,5	5,9	81,9	▲▼	▲

F

	kcal	F (g)	E (g)	KH (g)	BS (g)	Chol. (mg)	F ▲▼	KH ▲▼
Filet Wellington, 1 Port.	629	38	43,4	27,5	3,2	191	▼	▲▼
Filetsteak mit Kräuterbutter, 1 Port.	432	33,9	32,1	0,6	0,1	171	▼	▲
Fisch süß-sauer, 1 Port.	672	40,8	33,1	42,5	4,4	118	▼	▲
Fischfilet, Kabeljau, paniert, gebraten, 1 Port.	421	17,7	41,6	23,1	1,3	255	▲▼	▲▼
Fischfilet, Seelachs, paniert, gebraten, 1 Port.	430	18,1	43,4	23,1	1,3	233	▲▼	▲▼
Fischklößchen in Kräutersahne, 1 Port.	453	26,1	37,6	13,9	0,8	345	▼	▲
Fischmäc, *McDonald's*, 1 St.	410	20,9	14,7	40,7	1,1	6	▲▼	▲▼
Fischterrine, 1 Port.	422	34,9	24,8	2,6	0,7	140	▲▼	▲
Fish King, *Burger King*, 1 St.	479	25	19	61	4	*	▼	▲▼
Fit for Fun Grilled-Chicken-Salat, ohne Dressing, *Burger King*, 1 Port.	134	2	23	6	3	*	▲	▲
Fit for Fun Tomate-Mozzarella-Salat, ohne Dressing, *Burger King*, 1 Port.	146	9	12	6	3	*	▲	▲
Flädlesuppe, 1 Port.	117	7,2	6,4	6,7	0,3	61,4	▲▼	▲▼
Flammkuchen, 1 Port.	323	8,3	15,3	46,2	3,4	39,8	▲▼	▲▼
Fleischkäse warm, 1 Port.	378	34,4	17,7	0,2	+	73,8	▼	▲
Fleischpflanzerl, 1 Port.	345	25,7	20,7	8,5	0,7	138	▲▼	▲
Forelle blau, 1 Port.	341	10,1	61,7	+	0	168	▲	▲
Forellen in Weißwein, 1 Port.	373	21,4	25,2	9,1	1,1	64,2	▲	▲
Frankfurter Kranz, 1 St.	446	23,5	4,8	53,2	1	146	▼	▼
Frikadelle, gebraten, 1 Port.	345	25,7	20,7	8,5	0,7	138	▲▼	▲
Frites Sauce, *Burger King*, 1 Port., 20 g	98	10	0	2	+	*	▲▼	▲
Frittata ai funghi, 1 Port.	386	33,4	20	2,4	3	507	▲▼	▲

G

	kcal	F (g)	E (g)	KH (g)	BS (g)	Chol. (mg)	F ▲▼	KH ▲▼
Garnelen in Senfsahne, 1 Port.	387	20,9	42,8	6,7	0,7	355	▲	▲
Garnelencocktail, 1 Port.	325	26,6	19,4	2,5	0,7	145	▲▼	▲
Gartensalat, ohne Dressing, *McDonald's*, 1 Port.	13	0,1	0,8	2,1	1	0	▲	▲

G

	kcal	F (g)	E (g)	KH (g)	BS (g)	Chol. (mg)	F ▲▼	KH ▲▼
Gazpacho, 1 Port.	175	15,8	2,5	5,7	2,5	28,2	▲	▲
Gedeckter Apfelkuchen, 1 St.	258	8,6	3,5	40,8	2,5	61,4	▲▼	▲▼
Geflügelcremesuppe, 1 Port.	445	33,3	30,2	6,6	1,5	217	▲▼	▲
Geflügellebercreme, 1 Port.	3337	29,1	14,1	4	0	460	▼	▲
Gefüllte Paprikaschoten in Tomatensauce, 1 Port.	442	25,1	24,8	28,3	8,3	61,1	▲	▲
Gemischter Salat mit Roquefort-Dressing, 1 Port.	172	14,6	5,1	5,1	3,6	20,3	▲	▲
Gemüse Mäc, *McDonald's*, 1 St.	468	24,6	9,4	52,4	5,8	*	▲▼	▲▼
Gemüse, mariniert, 1 Port.	211	15,6	6,1	8,8	5,7	0,2	▲	▲
Gemüsebällchen, indische, in Sauce, 1 Port.	498	33,5	24,1	24	16,2	26	▲	▲
Gemüseeintopf mit Hackfleisch, 1 Port.	528	33,4	44,1	12,9	6,9	119	▲▼	▲
Gewürzkuchen, 1 St.	176	12,9	2,9	11,7	1,3	62,9	▼	▼
Glasiertes Möhrengemüse, 1 Port.	77	4,4	1,5	7,7	4,7	12	▲	▼
Gnocchi, überbacken, 1 Port.	472	25,5	16,7	43,1	4,6	115	▲▼	▼
Green Chili, *Burger King*, 1 Port., 20 g	28	0	0	7	0	*	▲	▲
Griechischer Bauernsalat, 1 Port.	509	45	16,2	9,2	5,9	33,9	▲▼	▲
Grilled Chicken Delight Classic, *Burger King*, 1 Port.	296	7	26	31	3	*	▲	▲▼
Grilled Chicken Delight Special, *Burger King*, 1 Port.	301	6	26	34	3	*	▲	▲▼
Grüne Bohnen mit Speck, 1 Port.	219	11,9	17,8	10,1	8,2	36	▲	▲
Grünkernfrikadelle, 1 St.	105	4,8	3,7	11,7	2,4	18,2	▲	▲
Grünkohl, gedünstet, 1 Port.	87	6,2	4,7	3	4,4	15	▲	▲
Gulasch, Rind-, ungarisch, 1 Port.	412	15,2	47,2	20,2	7,2	109	▲▼	▲
Gulaschsuppe, 1 Port.	290	16,2	27	8,7	5,6	92	▲▼	▲
Gurkensalat, mit Dill-Sahne-Dressing, 1 Port.	93	8,7	1,1	2,4	0,6	18	▲	▲

H

	kcal	F (g)	E (g)	KH (g)	BS (g)	Chol. (mg)	F ▲▼	KH ▲▼
Hackbraten mit Sahnesauce, 1 Port.	706	53,7	42,8	14,1	1,1	278	▼	▲
Hackfleischsoße mit Makkaroni, 1 Port.	488	17	23,5	59,4	5,2	148	▲▼	▲▼
Hafer-Rosinen-Cookie, *Starbucks*, 1 St.	390	15	6	65	3	15	▲▼	▼
Hähnchencurry, indisch, 1 Port.	579	38,5	49,6	8,7	2	246	▲▼	▲
Hamburger Royal TS, *McDonald's*, 1 St.	570	34,8	29,5	35,3	3,5	65	▼	▲▼
Hamburger Royal, *McDonald's*, 1 St.	255	27,9	32,6	37,6	2,5	77,7	▼	▲▼
Hamburger, *Burger King*, 1 St.	278	12	15	29	2	*	▼	▲▼
Hamburger, *McDonald's*, 1 St.	247	8,5	12,5	30	1,2	22	▼	▲▼
Ham-Salat, ohne Dressing, *Subway*, 1 Port.	98	2,1	11	9	3	27	▲	▲
Ham-Sandwich, *Subway*, 1 Port.	261	3,9	16	43	4	27	▲	▲▼
Haselnuss-Coffee-Cake, *Starbucks*, 1 St.	630	35	9	74	2	125	▼	▼
Hasenragout mit Sauce, 1 Port.	558	28	59,3	6,5	3,7	197	▲▼	▲
Hausdressing, *McDonald's*, 1 Port., 60 ml	81	6,5	0,8	4,6	*	*	▼	▲
Hefezopf, 1 Scheibe	165	6,9	4,5	21,1	1,5	37,4	▲	▼
Heidelbeergebäck, *Starbucks*, 1 St.	460	18	5	68	3	50	▼	▼
Heidelbeermuffin, *Starbucks*, 1 St.	380	19	5	49	1	70	▼	▼
Heiße Milch, *Starbucks*, 0,5 l	270	15	15	21	0	60	▲▼	▼
Heiße Schokolade mit Sahne, *Starbucks*, 0,5 l	450	24	14	49	2	75	▼	▼
Heiße Schokolade, ohne Sahne, *Starbucks*, 0,5 l	350	14	14	47	2	35	▲▼	▼
Heringssalat mit Kartoffeln, roten Beten und Äpfeln, 1 Port.	514	36,1	26,7	20,2	3,7	166	▲	▲
Himbeer-Scone, *Starbucks*, 1 St.	440	18	7	65	2	50	▼	▼
Hirschmedaillons mit Schnittlauchsauce, 1 Port.	361	26,7	27,7	3	1	133	▲▼	▲

H

	kcal	F (g)	E (g)	KH (g)	BS (g)	Chol. (mg)	F ▲▼	KH ▲▼
Hirse, gekocht, 1 Port.	208	6,4	4,9	32,3	6,6	6	▲	▼
Hirsenudeln mit Sahne-Gemüse-Sauce, 1 Port.	535	19	23	67,1	6,9	56,7	▲	▲▼
Hirtensalat, 1 Port.	509	45	16,2	9,2	5,9	33,9	▲▼	▲
Hot BBQ Burger, *Burger King*, 1 St.	299	12	15	33	2	*	▼	▲▼
Hühnersuppe mit Zitronengras, 1 Port.	215	4,2	35,3	8,1	3,1	82,5	▲	▲

I

	kcal	F (g)	E (g)	KH (g)	BS (g)	Chol. (mg)	F ▲▼	KH ▲▼
Iced Caffè Americano, *Starbucks*, 0,5 l	20	0	1	3	0	0	▲	▲
Iced Caffè Latte, *Starbucks*, 0,5 l	160	8	8	13	0	30	▲▼	▼
Iced Caramel Macchiato, *Starbucks*, 0,5 l	270	10	10	34	0	40	▲▼	▼
Iced Latte mit Sirup, *Starbucks*, 0,5 l	210	7	7	31	0	20	▲▼	▼
Iced Tazo Chai-Tee mit Milch, *Starbucks*, 0,5 l	270	7	7	48	0	25	▲▼	▼
Iced Vanille Latte, *Starbucks*, 0,5 l	210	7	7	31	0	20	▲▼	▼
Indische Gemüsebällchen in Sauce, 1 Port.	498	33,5	24,1	24	16,2	26	▲	▲
Indisches Hähnchencurry, 1 Port.	579	38,5	49,6	8,7	2	246	▲▼	▲
Irish Coffee, 200 ml	314	21,8	2	9,9	0	65,5	▼	▲▼
Italian BMT Sandwich, *Subway*, 15 cm, 1 Port.	446	23	21	43	4	65	▲▼	▲▼

J

	kcal	F (g)	E (g)	KH (g)	BS (g)	Chol. (mg)	F ▲▼	KH ▲▼
Joghurtdressing, 1 Port.	48	4,2	1	1,4	0,1	7,3	▲	▲
Joghurtdressing, *Burger King*, 1 Port., 25 g	53	5	1	2	0	*	▲	▲
Joghurtdressing, *McDonald's*, 1 Port., 60 ml	31	0,4	1,1	5,5	*	*	▲	▲
Johannisbeerstreusel, *Kamps*, 1 St.	941	35	13,2	96,6	*	*	▼	▼

K

	kcal	F (g)	E (g)	KH (g)	BS (g)	Chol. (mg)	F ▲▼	KH ▲▼
Kabeljau, paniert, 1 Port.	421	17,7	41,6	23,1	1,3	255	▲▼	▲▼
Kaffee mit 1 EL Kondensmilch und 2 St. Zucker, 1 Tasse	77	1,4	1,2	14,8	0	4,6	▲	▲▼
Kaffee mit 1 EL Kondensmilch, 1 Tasse	25	1,4	1,2	1,8	0	4,6	▲	▲
Kaffee mit 1 EL Milch und 1 TL Zucker, 1 Tasse	30	0,5	0,5	5,7	0	1,7	▲	▲▼
Kaiserschmarrn, 1 Port.	701	26,8	23	91,2	4,5	296	▼	▼
Kaisersemmel, 1 St.	82	0,6	2,6	16,7	0,9	(0)	▲	▼
Kakaogetränk, *McDonald's*, 0,2 l	154	21,6	8	3,4	*	*	▲▼	▼
Kakaohaltiges Heißgetränk, *Burger King*, 0,2 l	256	2	8	49	*	*	▲▼	▼
Kalbfleisch in Weißwein, 1 Port.	365	24,7	30,7	0,6	0,6	123	▲	▲
Kalbsbries, gebacken, 1 Port.	366	18,2	28,5	22,1	1,5	478	▼	▲▼
Kalbsbrust, gefüllt, 1 Port.	593	36	54,4	13,2	1,2	227	▼	▲
Kalbsgulasch, 1 Port.	330	16,3	39,6	6	2	129	▲	▲
Kalbshaxe, geschmort, 1 Port.	544	30,8	43,5	14,1	4,2	140	▼	▲
Kalbskotelett, natur, gebraten, 1 St., 150 g	276	12,7	40,2	+	(0)	129	▲▼	▲
Kalbskotelett, paniert, gebraten, 1 St., 150 g	400	19,4	30,7	25,7	1,7	113	▼	▲
Kalbsleber mit Äpfeln und Zwiebeln, 1 Port.	314	11,9	31,3	19,9	1,7	557	▲▼	▲
Kalbsmedaillons in Weißweinsauce, 1 Port.	549	37,1	37,4	5,8	0,6	180	▲▼	▲
Kalbsrollbraten, gefüllt, 1 Port.	683	56,3	38,7	4,1	1,8	210	▼	▲
Kalbsschnitzel, natur, gebraten, 1 St., 150 g	254	4,7	41	11,3	0,8	116	▲	▲
Kalbssteak, natur, gebraten, 1 St., 150 g	293	11,9	38,4	7,9	0,4	120	▲	▲
Kalbszunge mit weißer Sauce, 1 Port.	390	26	30,3	8,9	1,3	211	▲▼	▲
Karotten, glasiert, 1 Port.	77	4,4	1,5	7,7	4,7	12	▲	▼
Karpfen, blau, 1 Port.	335	15,4	45,6	1,3	0,8	168	▲	▲
Kartoffelbrei, hausgemacht, 1 Port.	190	7,5	4,4	25,2	3,6	22,1	▲	▼
Kartoffelgratin, 1 Port.	341	20,5	7	31,4	4,1	62,1	▼	▼
Kartoffel-Lauch-Cremesuppe, 1 Port.	399	28,3	21,5	14,8	3,9	102	▲▼	▲▼

	kcal	F (g)	E (g)	KH (g)	BS (g)	Chol. (mg)	F ▲▼	KH ▲▼
K								
Kartoffeln, gebacken, mit saurer Sahne, 1 Port.	533	16,8	13,8	78,2	11,3	23,6	▲▼	▼
Kartoffelnudeln, 1 Port.	328	14,3	7,4	41,5	4,6	92	▼	▼
Kartoffelsalat mit Brühe, 1 Port.	320	14	8,8	38	6,2	10,7	▲	▼
Kartoffelsalat mit Mayonnaise, 1 Port.	502	36,2	6,7	36,7	5,7	143	▼	▼
Käsekroketten, 1 St.	154	12,2	4,7	6,6	0,3	35,7	▼	▲▼
Käsesahnetorte, 1 St.	299	9,3	16,8	35,9	0,2	11,9	▼	▲▼
Käsespätzle, 1 Port.	681	30,7	25,7	74,5	5,1	296	▼	▲▼
Ketchup, *Burger King*, 1 Port., 15 g	16	+	0	4	0	*	▲	▲▼
Ketchup, *McDonald's*, 1 Port., 20 ml	24	+	0,3	5,6	*	*	▲	▲▼
Kindertorte, *Burger King*, 1 Port.	171	12	2	14	*	*	▼	▲▼
King Freezie, *Burger King*, 0,2 l, i. D.	117	0,4	0,4	28	*	*	▲	▲▼
King Nuggets, *Burger King*, 6 St.	246	16	14	11	2	*	▲▼	▲▼
King Sundae, *Burger King*, 1 Port., i. D.	218	8	4,8	34,3	*	*	▼	▲▼
King Wings, *Burger King*, 6 St.	411	26	39	5	1	*	▼	▲▼
Knoblauchbrot, geröstet, 1 Port.	309	24,4	3	19,9	2,5	0,2	▲	▲
Knödel mit Pilzragout, 1 Port.	686	51,4	17,6	39,5	5,2	230	▼	▲▼
Königsberger Klopse mit Soße, 1 Port.	706	53,3	38,9	18,7	2,3	359	▼	▲
Königskuchen, 1 St.	266	14,2	3	29,9	1,3	77,6	▼	▼
Kopfsalat, mit Essig-Öl-Marinade, 1 Port.	149	15,2	1,4	1,6	1,6	0,2	▲	▲
Kräuterdressing, *Burger King*, 1 Port., 25 g	7	0	+	1	0	*	▲	▲
Krautsalat mit Speckmarinade, 1 Port.	218	18,1	6,9	7	4,6	15,1	▲▼	▲
Kürbissuppe, 1 Port.	268	17,3	8,4	19,5	1,2	54,4	▲	▼

	kcal	F (g)	E (g)	KH (g)	BS (g)	Chol. (mg)	F ▲▼	KH ▲▼
L								
Lachs in Blätterteig, 1 Port.	534	28,5	46,4	22,7	2,6	113	▲▼	▲▼
Lachs in Tomatencreme, 1 Port.	411	28,2	31,8	5,6	1,6	88,5	▲	▲

L

	kcal	F (g)	E (g)	KH (g)	BS (g)	Chol. (mg)	F ▲▼	KH ▲▼
Lahmacun (türkische Pizza), 1 St.	284	5,8	13,3	44	4,1	20,3	▲	▲▼
Lammbraten, 1 Port.	710	54,4	48,6	2,6	1,2	209,5	▼	▲
Lammkoteletts, mariniert, 1 Port.	1031	97,9	37,4	0,6	(0)	175,2	▼	▲
Lasagne mit Hackfleisch und Pilzen, 1 Port.	819	44,8	41,5	60,2	5,6	172	▼	▲
Latte macchiato, *Burger King*, 190 ml	56	2	4	6	*	*	▲	▲
Latte macchiato, *McDonald's*, 0,3 l	99	9,6	7,8	3	*	*	▲	▲
Leberkäse, warm, 1 Port.	378	34,4	17,7	0,2	+	73,8	▼	▲
Leberknödelsuppe, 1 Port.	227	9,7	13,4	21,2	1,4	181	▲▼	▲
Linsen mit Spätzle, 1 Port.	1140	56,8	57,1	98,8	12,5	267	▲▼	▲
Linseneintopf mit Pilzen und Speck, 1 Port.	447	17,4	33,4	38,3	12,5	66	▲	▲
Linzer Torte, 1 St.	368	24	6	31,8	3,7	73	▲▼	▲▼

M

	kcal	F (g)	E (g)	KH (g)	BS (g)	Chol. (mg)	F ▲▼	KH ▲▼
Madelaine, *Starbucks*, 1 St.	80	3,5	1	11	0	25	▲▼	▼
Maiskolben mit Butter, 1 St.	416	20,3	10	47,2	8,7	48	▲	▲▼
Makkaroni alla bolognese, 1 Port.	488	17	23,5	59,4	5,2	148	▲▼	▲▼
Mandeltorte, 1 St.	451	17,7	10,3	59,6	4,1	145	▼	▲▼
Mariniertes Gemüse, 1 Port.	211	15,6	6,1	8,8	5,7	0,2	▲	▲
Marmorkuchen, 1 St.	257	14,2	5,3	26,7	1,9	79,2	▼	▼
Mascarponecreme, 1 Port.	403	35,1	9,5	12,9	0	330	▼	▲
Matjes-Baguette, *Nordsee*, 1 St.	315	16,6	10,8	29,5	*	*	▲	▲▼
Matjessalat, 1 Port.	496	33,7	20,8	26,8	5,1	216	▲	▲
Mayonnaise, *McDonald's*, 1 Port., 20 ml	149	16,3	0,2	0,4	*	*	▼	▲
McChicken, *McDonald's*, 1 St.	477	25,2	18,7	43,6	3,6	18	▼	▲▼
McCroissant, *McDonald's*, 1 St.	294	17,5	11,4	22,8	1,8	20,7	▼	▼
McFlurry mit Bounty, *McDonald's*, 1 Port.	349	16,8	7,5	42,7	2,9	*	▼	▼
McFlurry mit Daim, *McDonald's*, 1 Port.	343	13,9	7,5	47,3	0,2	*	▼	▼

M	kcal	F (g)	E (g)	KH (g)	BS (g)	Chol. (mg)	F ▲▼	KH ▲▼
McFlurry mit Milka Erdbeergeschmack, *McDonald's*, 1 Port.	442	14,8	9	54,8	*	*	▼	▼
McFlurry mit Smarties, *McDonald's*, 1 Port.	356	11,2	7,9	56	*	*	▼	▼
McRib, *McDonald's*, 1 St.	489	22,1	26,7	45,8	1,5	58,8	▼	▲▼
McSundae-Eis in der Waffeltüte, *McDonald's*, 1 Port.	171	4,9	5,3	26,5	1,1	*	▲▼	▼
McSundae-Eisbecher, *McDonald's*, 1 Port., i. D.	293	8,7	6,1	47,4	*	*	▲▼	▼
Meatball-Sandwich, *Subway*, 15 cm, 1 Port.	441	18	23	50	4	40	▲▼	▲▼
Meeresfrüchtesalat, 1 Port.	283	18	24,4	5,7	0,1	191	▲	▲
Melone mit Schinken, 1 Port.	134	3,8	12,7	11,7	2,1	31,9	▲	▲
Mexican Salsa Dip, *Burger King*, 1 Port., 25 g	22	+	0	5	+	*	▲	▲
Milch, heiße, *Starbucks*, 0,5 l	270	15	15	21	0	60	▲▼	▼
Milchkakao, 0,2 l	261	7,2	6,7	41,7	1,6	20	▲▼	▼
Milchreis mit Beeren, 1 Port.	575	10	14,1	104	2,7	32,5	▲	▼
Milchshake, *Burger King*, 0,2 l, i. D.	213	7	4,3	32	*	*	▲▼	▲▼
Milchshake, *McDonald's*, 1 Port., 240 g, i. D.	296	7,8	9,8	46,8	*	*	▲▼	▲▼
Mild Curry-Sauce Dip, *Burger King*, 1 Port., 25 g	40	0	0	10	0	*	▲	▲▼
Minestrone, 1 Port.	118	1	6,5	19,9	5,5	17,6	▲	▲
Mint Mocha Chip Frappuccino Light, ohne Sahne, *Starbucks*, 0,5 l	290	7	10	52	5	5	▲▼	▼
Mint Mocha Chip Frappuccino, mit Sahne, *Starbucks*, 0,5 l	530	22	7	77	2	65	▼	▼
Mohr im Hemd, 1 Port.	271	19,3	6,4	18,4	2,5	143	▼	▼
Möhrengemüse, glasiert, 1 Port.	77	4,4	1,5	7,7	4,7	12	▲	▼
Möhrenkuchen, *Starbucks*, 1 St.	420	25	4	46	<1	85	▼	▼
Moussaka, 1 Port.	1190	81,1	56,9	47,1	8,8	320	▼	▲

M

	kcal	F (g)	E (g)	KH (g)	BS (g)	Chol. (mg)	F ▲▼	KH ▲▼
Mousse au chocolat, 1 Port.	243	15,3	5	19,6	1,6	95,5	▲▼	▲▼
Mozzarella mit Tomaten, 1 Port.	379	34,9	14,9	1,8	0,7	34,7	▲	▲
Muffin, *Burger King*, 1 St., i. D.	408	23,5	4,5	45	3	*	▼	▼
Muffin, *McDonald's*, 1 St., i. D.	457	26,4	4,7	50,1	1,1	80,9	▼	▼
Muscheln in Weißweinsud, 1 Port.	361	4,3	31,2	15,4	2,5	383	▲	▲

N

	kcal	F (g)	E (g)	KH (g)	BS (g)	Chol. (mg)	F ▲▼	KH ▲▼
Nocken mit Pilzsauce, 1 Port.	530	20	17,8	69	14,1	28,3	▲	▲
Nudelauflauf mit Fleischsauce, 1 Port.	632	26,6	39,7	51,2	4,3	992,5	▼	▲
Nudeln mit Chilisauce, 1 Port.	510	13,1	22	74,7	6,6	25,3	▲	▲
Nudeln mit Gorgonzolasauce, 1 Port.	788	45,4	24	70,9	5,1	213	▼	▲
Nudeln, Beilage, 1 Port.	176	1,4	6,2	34,1	2,5	47	▲	▲▼
Nudelsalat mit Gemüse und Mayonnaise, 1 Port.	598	40,6	11	47,3	5,3	138	▼	▲
Nusstorte mit Zitronencreme, 1 St.	332	21	7,2	28	1,8	115	▼	▲▼

O

	kcal	F (g)	E (g)	KH (g)	BS (g)	Chol. (mg)	F ▲▼	KH ▲▼
Obstsalat, 1 Port.	91	0,7	0,6	20	3,5	+	▲	▲
Ofenkartoffel mit Kräuterquark, 1 Port.	156	1,3	9,1	25,4	3,7	3,4	▲	▲▼
Omelett mit Kräutern und Pilzen, 1 Port.	404	32,9	25,7	2,2	1,8	749	▲▼	▲
Omelett von 1 Ei	130	10,9	7,8	0,5	0	250	▲▼	▲
Onion Rings, *Burger King*, 6 St.	229	14	3	22	4	*	▲▼	▲▼
Orangen-Fenchel-Salat, 1 Port.	128	10,2	1,7	6,8	3	0,1	▲	▲
Orangensaft, *McDonald's*, 0,2 l	82	0,1	1,2	19	0,1	0	▲	▲
Oreo Dream Bar, *Starbucks*, 1 St.	420	30	5	33	2	65	▼	▼
Osso buco, 1 Port.	544	30,8	43,5	14,1	4,2	140	▼	▲

P	kcal	F (g)	E (g)	KH (g)	BS (g)	Chol. (mg)	F ▲▼	KH ▲▼
Paella, 1 Port.	901	29,7	76,6	80,1	6,8	273	▲▼	▲▼
Panna cotta mit Karamellsauce, 1 Port.	448	38,3	5,1	21,8	+	123	▼	▲▼
Paprikaschote, gefüllt, in Tomatensauce, 1 Port.	442	25,1	24,8	28,3	8,3	61,1	▲	▲
Penne all' arrabbiata, 1 Port.	510	13,1	22	74,7	6,6	25,3	▲	▲
Pesto, Nudeln mit, 1 Port.	711	39,3	18	71,6	5,6	10,6	▲	▲
Pfannkuchen, 1 Port.	243	11,4	10,6	24,2	1,2	197	▲	▲▼
Pfefferminz-Brownie, *Starbucks*, 1 St.	440	27	4	48	2	55	▼	▼
Pfirsich Melba, 1 Port.	395	16,8	8,3	46,8	7,8	479	▲▼	▼
Pilaw mit Lamm und Auberginen, 1 Port.	635	39,5	23,5	41,7	3,9	70,2	▲▼	▲
Pilzsalat, frischer, 1 Port.	256	26,7	2,6	2,2	1,3	63,3	▲▼	▲
Piroschki (gefüllte Teigtaschen), 1 St.	161	10,4	7,3	9,5	0,6	65,3	▲	▲▼
Pizza Margherita, 1 Port.	811	41,3	31,9	76,8	6,3	47	▲▼	▲▼
Pizza Napoli, 1 Port.	831	41,8	35,9	76,8	6,3	49,6	▲▼	▲▼
Pommes frites, *Burger King*, 1 große Port.	395	20	4	43	4	*	▼	▼
Pommes frites, *Burger King*, 1 kleine Port.	206	10	2	27	2	*	▼	▼
Pommes frites, *Burger King*, 1 mittlere Port.	322	16	3	43	3	*	▼	▼
Pommes frites, *McDonald's*, 1 große Port.	788	37,8	10,5	101,3	9,8	*	▼	▼
Pommes frites, *McDonald's*, 1 kleine Port.	394	18,9	5,2	50,6	4,9	*	▼	▼
Pommes frites, *McDonald's*, 1 mittlere Port.	559	26,8	7,4	71,8	6,9	*	▼	▼
Prinzregententorte, 1 St.	568	28,8	13,2	63,9	3,9	305	▼	▼
Puddingbrezel, *Kamps*, 1 St.	521	20,2	9	111,8	*	*	▼	▼
Putenbraten, geschmort, 1 Port.	342	15	46	1,2	0,2	129	▲	▲
Putengeschnetzeltes mit Curry und Banane, 1 Port.	319	12,8	32,2	18,2	2,5	75,1	▲▼	▲▼
Putenrollbraten, gefüllt, 1 Port.	363	16,9	44,9	1,9	2,1	122	▲	▲
Putenschnitzel, gebraten, 1 Port.	208	4,7	33,7	7,2	0,4	72,3	▲	▲

Q

	kcal	F (g)	E (g)	KH (g)	BS (g)	Chol. (mg)	F ▲▼	KH ▲▼
Quiche Lorraine, 1 St.	529	41	17,4	23,5	1,3	250	▼	▲

R

	kcal	F (g)	E (g)	KH (g)	BS (g)	Chol. (mg)	F ▲▼	KH ▲▼
Ratatouille, 1 Port.	171	13,3	3,9	8,7	7,2	+	▲	▲
Ravioli mit Salbeibutter, 1 Port.	703	39,9	31,1	54,9	3,1	389	▲▼	▲▼
Rehkeule mit Preiselbeersauce, 1 Port.	443	22,1	48,9	8,4	0,8	180	▲▼	▲
Rehrücken (Kuchen), 1 St.	239	15,7	4,8	19,2	3	62,8	▼	▼
Reibekuchen, 1 Port.	343	17	7,3	39,1	5	59,6	▼	▼
Reis, Beilage, 1 Port.	215	0,3	4,1	49	0,9	(0)	▲	▲▼
Reissalat mit Erbsen und Schinken, 1 Port.	428	14,3	23,2	41,7	5	43,1	▲	▲
Renke Müllerin Art, 1 Port.	335	16,5	37,3	9	0,6	154	▲▼	▲▼
Rindergulasch, ungarisch, 1 Port.	412	15,2	47,2	20,2	7,2	109	▲▼	▲
Rinderroulade in Sauce, 1 Port.	465	31,4	37,5	4,3	1	141	▲▼	▲
Rinderschmorbraten mit Rotweinsauce, 1 Port.	535	18,4	52,1	8,4	2,6	167	▲▼	▲
Rinderzunge mit Madeirasauce, 1 Port.	494	31,2	32,8	15,8	0,3	213	▼	▲
Rindfleisch mit Austernsauce, 1 Port.	202	13,4	11,9	7,9	2,3	35,1	▲	▲
Rindfleischsalat, 1 Port.	291	15,2	33,7	4,3	3	182	▲	▲
Risotto Mailänder Art, 1 Port.	706	32,2	17,5	80,8	1,6	51,8	▲▼	▼
Risotto mit Spargel, 1 Port.	475	22,9	10	51,7	2,3	19,4	▲▼	▼
Roastbeef-Salat, ohne Dressing, *Subway*, 1 Port.	120	2,1	16	10	3	32	▲	▲
Roastbeef-Sandwich, *Subway*, 1 Port.	283	3,9	21	44	4	32	▲	▲▼
Roasted Chicken Salat, ohne Dressing, *Subway*, 1 Port.	140	3,4	20	8	3	60	▲	▲
Roasted Chicken Sandwich, *Subway*, 1 Port.	303	5,2	25	42	4	60	▲	▲▼
Roquefort-Dressing, gemischter Salat, 1 Port.	172	14,6	5,1	5,1	3,6	20,3	▲	▲

R

	kcal	F (g)	E (g)	KH (g)	BS (g)	Chol. (mg)	F ▲▼	KH ▲▼
Rosinenschnecke, *Kamps*, 1 St., 180 g	688	17,3	5,4	127,4	*	*	▲▼	▼
Rostbratwurst mit Senf und Brötchen, 1 Port.	609	45	28,4	23,5	1,6	99	▼	▲▼
Rösti, 1 Port.	235	10,7	4,1	29,6	4,5	25,5	▲▼	▼
Rote Grütze mit Vanillesauce, 1 Port.	247	9,2	5,7	30,8	6,5	92,8	▲	▲▼
Rotkohl mit Äpfeln, 1 Port.	132	5,6	3,3	16,5	6,2	17	▲	▲
Rüeblitorte, 1 St.	337	14,5	7,4	43	4,5	69,6	▲▼	▲▼
Rühreier aus 2 Eiern	200	16	13,4	0,8	0	424	▲▼	▲
Rumpsteak mit Zwiebeln, 1 Port.	367	20,4	44,4	1,5	0,5	140	▲▼	▲

S

	kcal	F (g)	E (g)	KH (g)	BS (g)	Chol. (mg)	F ▲▼	KH ▲▼
Sachertorte, 1 St.	285	15,4	5,1	31,3	2,3	112	▼	▼
Salade niçoise, 1 Port.	256	15,8	7,8	19,5	6,3	1,7	▲	▲
Salat, gemischter, mit Roquefort-Dressing, 1 Port.	172	14,6	5,1	5,1	3,6	20,3	▲	▲
Salatschale, ohne Dressing, *Burger King*, 1 Port.	19	0	2	3	1	*	▲	▲
Saltimbocca alla romana, 1 Port.	290	14,8	33,2	0,4	0	134	▲▼	▲
Salzkartoffeln, 1 Port.	143	0,2	4,1	29,6	4,5	0	▲	▲▼
Samosa (indische gefüllte Pastete), 1 St.	165	9,4	3	17,4	1,9	13,9	▲	▲▼
Sardinen, mariniert, 1 Port.	402	21,1	37,8	8,4	0,8	28,3	▲	▲
Sauce süßsauer, *McDonald's*, 1 Port., 25 ml	43	0,3	0,1	9,9	*	*	▲	▲▼
Sauerkraut, geschmort, 1 Port.	96	5,7	3	5,8	7,1	+	▲	▲
Scampi mit Tomatensauce, 1 Port.	380	18	42,8	8	2,1	316	▲	▲
Schinkennudeln, 1 Port.	599	28,7	32,5	52,4	4	400	▲▼	▲▼
Schokocroissant, *Kamps*, 1 St.	396	20,5	7,7	45,1	*	*	▼	▼
Schokoladen-Erdnussbutter-Brownie, *Starbucks*, 1 St.	460	29	6	45	2	50	▼	▼
Schokoladen-Erdnussbutter-Riegel, *Starbucks*, 1 St.	670	42	9	67	4	45	▼	▼

S

	kcal	F (g)	E (g)	KH (g)	BS (g)	Chol. (mg)	F ▲▼	KH ▲▼
Schokolade, heiße, mit Sahne, *Starbucks*, 0,5 l	450	24	14	49	2	75	▼	▼
Schokolade, heiße, ohne Sahne, *Starbucks*, 0,5 l	350	14	14	47	2	35	▲▼	▼
Schokoladengetränk, 0,2 l	261	7,2	6,7	41,7	1,6	20	▲▼	▼
Schokoladen-Haselnuss-Keks, *Starbucks*, 1 St.	110	5	2	15	1	25	▲▼	▼
Schokoladenmuffin mit Frischkäse, *Starbucks*, 1 St.	450	24	5	53	1	80	▼	▼
Scholle mit Speck, 1 Port.	428	21,7	43,3	14,2	1,5	111	▲▼	▲
Schupfnudeln, 1 Port.	328	14,3	7,4	41,5	4,6	92	▼	▼
Schwarzwälder Kirschtorte, 1 St.	334	17,4	4,6	36,9	1,4	102	▼	▲▼
Schwarz-Weiß-Cookie, *Starbucks*, 1 St.	430	17	4	68	2	50	▼	▼
Schweinebraten mit Kruste, 1 Port.	480	22,3	53,5	7,8	3,9	175	▼	▲
Schweinefilet in Zwiebel-Sahnesauce, 1 Port.	500	34,1	45,7	3,2	0,3	220	▼	▲
Schweinefilet mit Austernpilzen und Tomaten, 1 Port.	442	24,5	48,4	6,5	3,9	140	▲	▲
Schweinekotelett, natur, gebraten, 1 Port., 150 g	470	32,8	33,9	10,6	0,6	175	▲	▲
Schweinekotelett, paniert, gebraten, 1 Port., 150 g	684	41,7	41,3	36,3	2,3	311	▼	▲▼
Schweineschnitzel, natur, gebraten, 1 Port., 150 g	431	27,9	34,8	10,6	0,6	190	▲	▲
Schweineschnitzel, paniert, gebraten, 1 Port., 150 g	628	36,8	41,7	32,8	2,1	326	▼	▲▼
Seafood & Crab Sandwich, *Subway*, 15 cm, 1 Port.	365	13	14	50	4	24	▲	▲▼
Seelachs-Ei-Baguette, *Nordsee*, 1 St.	303	14,2	14,6	28,7	*	*	▲	▲▼
Seeteufel mit gemischtem Gemüse, 1 Port.	222	8,9	26,5	7,9	5,3	37,6	▲	▲
Seezungenfilet in Weißweinsauce, 1 Port.	370	24,6	29,1	3,8	0,2	138	▲	▲
Semmelknödel mit Pilzragout, 1 Port.	686	51,4	17,6	39,5	5,2	230	▼	▲▼
Semmelknödel, 1 Port.	407	9,5	17	62,4	3,8	176	▲	▲▼
Sesam-Bagel, *Starbucks*, 1 St.	440	3	16	92	6	0	▲	▼

S

	kcal	F (g)	E (g)	KH (g)	BS (g)	Chol. (mg)	F ▲▼	KH ▲▼
Shortbread, *Starbucks*, 1 St.	100	6	1	12	0	15	▼	▼
Shrimpcocktail, 1 Port.	325	26,6	19,4	2,5	0,7	145	▲▼	▲
Sour Cream Sauce Dip, *Burger King*, 1 Port., 20 g	64	6	0	2	+	*	▲	▲
Spaghetti aglio, olio e peperoncino, 1 Port.	549	14	15,9	88,9	6,6	0,1	▲	▲
Spaghetti alla carbonara, 1 Port.	682	31,5	29,9	69,2	5	298	▼	▲
Spaghetti Bolognese, 1 Port.	488	17	23,5	59,4	5,2	148	▲▼	▲▼
Spaghetti mit Tomatensoße, 1 Port.	494	17,2	21,8	56,4	6,4	109	▲	▲▼
Spargel mit Sauce Hollandaise und Salzkartoffeln, 1 Port.	704	56,2	12,8	36,7	9,2	289	▼	▲▼
Spätzle, Beilage, 1 Port.	485	14	17,6	71,4	4	256	▲▼	▲▼
Speckknödelsuppe, 1 Port.	578	25,3	28,5	58,5	3,6	195	▼	▲
Speckpfannkuchen, 1 Port.	464	15,9	25	54,4	3,6	156	▼	▲▼
Speckscholle, 1 Port.	428	21,7	43,3	14,2	1,5	111	▲▼	▲
Spiegeleier, 2 St.	237	20,1	13,5	0,9	0	436	▲▼	▲
Spinat-Käse-Nocken, 1 Port.	410	26,9	17	24,8	3,7	192	▲▼	▲
Spitzbuben, 1 St.	94	4,7	1,1	12	0,6	18,4	▼	▼
Steak & Cheese Sandwich, *Subway*, 15 cm, 1 Port.	330	9	23	42	4	68	▲	▲▼
Steinbutt, gegrillt, 1 Port.	304	11,2	50,2	0,3	(0)	180	▲	▲
Streuseltaler, *Kamps*, 1 St., 260 g	1040	18,2	6,8	212,4	*	*	▼	▼
Subway Club Salat, ohne Dressing, 1 Port.	145	2,4	21	10	3	45	▲	▲
Subway Club Sandwich, 1 Port.	307	4,3	26	44	4	44	▲	▲▼
Subway Melt Sandwich, 15 cm, 1 Port.	350	10	23	45	4	50	▲	▲▼
Sweet & Sour Sauce Dip, *Burger King*, 1 Port., 25 g	37	0	0	9	0	*	▲	▲▼
Sweet Bagel, *Burger King*, 1 Port.	566	25	11	74	4	*	▲▼	▼
Sweet Breakfast, *McDonald's*, 1 Port.	468	27,9	8,4	45,7	3,6	*	▼	▼
Sweet Chili Nugget Burger, *Burger King*, 1 St.	300	11	13	38	3	*	▲▼	▲▼

T

	kcal	F (g)	E (g)	KH (g)	BS (g)	Chol. (mg)	F ▲▼	KH ▲▼
Taboulé (Bulgursalat), 1 Port.	272	11,9	5,7	34,5	6,4	0,1	▲	▲
Tazo Chai-Tee Latte, *Starbucks*, 0,5 l	290	7	8	50	0	30	▲▼	▼
Tazo Iced Tea, *Starbucks*, 0,5 l	80	0	0	21	0	0	▲	▼
Tazo Tee-Limonade, *Starbucks*, 0,5 l	120	0	0	30	0	0	▲	▼
Tee mit 1 EL Milch, 1 Tasse	10	0,5	0,5	0,7	0	1,7	▲	▲
Tee mit 1 TL Zitronensaft, 1 Tasse	5	+	+	1	+	0	▲	▲
Tee mit 1 TL Zucker, 1 Tasse	20	0	0	5	0	0	▲	▼
Tee mit Kandis, 1 Tasse	20	0	0	5	0	0	▲	▼
Teigwaren, Beilage (= 60 g roh), 1 Port.	217	0,7	7,5	45,1	*	(0)	▲	▲▼
Teigwaren, Hauptgericht (= 100 g roh), 1 Port.	362	1,2	12,5	75,2	*	(0)	▲	▲▼
Thousand Islands Dressing, 1 Port.	122	12,7	1,6	0,8	+	93,8	▲▼	▲
Thunfisch, geschmort, 1 Port.	711	51	47,2	10,6	3,6	140	▲	▲
Thunfischsalat mit weißen Bohnen, 1 Port.	236	12,2	15,9	15,4	6,7	25,9	▲	▲
Tintenfischringe, frittiert, 1 Port.	426	23,5	33,8	18,1	0,8	294	▼	▲▼
Tiramisu, 1 Port.	561	36,9	9,7	40,6	1,3	330,3	▼	▼
Tiroler G'röstl	400	24	20,1	25,4	3,9	208	▼	▼
Tom Kha Gai (Hühnersuppe mit Zitronengras), 1 Port.	215	4,2	35,3	8,1	3,1	82,5	▲	▲
Tomaten mit Mozzarella, 1 Port.	379	34,9	14,9	1,8	0,7	34,7	▲	▲
Tomatensalat mit Balsamicodressing, 1 Port.	79	6,3	1,3	4	1,3	(0)	▲	▲
Tomatensuppe mit Knoblauchcroûtons, 1 Port.	358	26,8	11,1	18,1	4,1	58,5	▲	▲▼
Tortellini mit Butter und Parmesan, 1 Port.	547	29,2	26,2	44,8	2,6	211	▲▼	▲▼
Trinkschokolade, 0,2 l	261	7,2	6,7	41,7	1,6	20	▲▼	▼
Tuna-Sandwich, *Subway*, 15 cm, 1 Port.	428	20	19	45	4	58	▲	▲▼
Turkey & Ham Salat, ohne Dressing, *Subway*, 1 Port.	109	1,9	14	9	3	30	▲	▲

T

	kcal	F (g)	E (g)	KH (g)	BS (g)	Chol. (mg)	F ▲▼	KH ▲▼
Turkey & Ham Sandwich, *Subway*, 1 Port.	271	3,8	19	43	4	30	▲	▲▼
Turkey Breast Salat, ohne Dressing, *Subway*, 1 Port.	101	1,6	13	9	3	25	▲	▲
Turkey Breast Sandwich, *Subway*, 1 Port.	264	3,4	19	43	4	25	▲	▲▼
Turkey Delite Salat, ohne Dressing, *Subway*, 1 Port.	47	0,9	2	8	3	0	▲	▲
Tzatziki, 1 Port.	242	21,1	5,2	7,2	0,4	55,6	▲	▲

U

	kcal	F (g)	E (g)	KH (g)	BS (g)	Chol. (mg)	F ▲▼	KH ▲▼
Überbackene Gnocchi, 1 Port.	472	25,5	16,7	43,1	4,6	115	▼	▲▼

V

	kcal	F (g)	E (g)	KH (g)	BS (g)	Chol. (mg)	F ▲▼	KH ▲▼
Vanilla Latte, *Starbucks*, 0,5 l	320	12	13	39	0	40	▲▼	▼
Vanilla-Creme, ohne Sahne, *Starbucks*, 0,5 l	330	14	14	39	0	40	▲▼	▼
Vanillekipferl, 1 St.	64	4,1	0,8	5,9	0,5	8,7	▼	▼
Vanille-Mandel-Keks, *Starbucks*, 1 St.	110	5	2	15	1	25	▲▼	▼
Veggie Delite Sandwich, *Subway*, 1 Port.	210	2,7	7	42	4	0	▲	▲▼
Vinaigrette, 1 Port.	139	15	0,3	0,7	0,2	0,2	▲	▲
Vitello tonnato, 1 Port.	807	66,9	42,5	5	1,2	271	▲▼	▲

W

	kcal	F (g)	E (g)	KH (g)	BS (g)	Chol. (mg)	F ▲▼	KH ▲▼
Waldorfsalat, 1 Port.	339	31,2	5	10,1	4,6	143	▼	▲
Weiße-Schokolade-Macadamia-Cookie, *Starbucks*, 1 St.	470	27	6	54	2	15	▼	▼
Weißkrautsalat mit Speckmarinade, 1 Port.	218	18,1	6,9	7	4,6	15,1	▲▼	▲
Weißwürste mit süßem Senf, 2 St.	501	46,5	19,8	0,9	*	170	▼	▲
White Chocolate Mocha, ohne Sahne, *Starbucks*, 0,5 l	410	15	14	56	0	45	▲▼	▼

W

	kcal	F (g)	E (g)	KH (g)	BS (g)	Chol. (mg)	F ▲▼	KH ▲▼
White Hot Chocolate, ohne Sahne, *Starbucks*, 0,5 l	480	18	17	63	0	55	▲▼	▼
Whopper Junior, *Burger King*, 1 St.	347	19	15	30	3	*	▼	▲▼
Whopper, *Burger King*, 1 St.	600	34	27	47	5	*	▼	▲▼
Wiener Schnitzel, 1 Port., 150 g	602	33,2	39,7	36,4	2,4	226	▼	▲▼
Wikinger, *Nordsee*, 1 St.	641	38,2	18,1	56,6	*	*	▲▼	▲▼
Wildgulasch mit Steinpilzen, 1 Port.	410	20,4	40,7	5,2	3,6	146	▲	▲
Wildschweinragout mit Pflaumen, 1 Port.	612	28	39,9	31,3	4,9	140	▲▼	▲
Windbeutel, 1 St.	213	16,5	4,7	11,9	0,5	121	▼	▼
Wirsing in Sahnesauce, 1 Port.	143	10,6	4,9	7,2	3,7	29,3	▲	▲
Wurstsalat, Schweizer, 1 Port.	919	81,1	48,5	0,5	0,4	191	▼	▲

Z

	kcal	F (g)	E (g)	KH (g)	BS (g)	Chol. (mg)	F ▲▼	KH ▲▼
Zabaione, 1 Port.	165	7	3,6	13	0	277	▼	▲▼
Zanderfilet, gebraten, 1 Port.	225	10,1	29,3	3,6	0,6	129	▲	▲
Zanderklößchen in Kräutersahne, 1 Port.	453	26,1	37,6	13,9	0,8	345	▼	▲
Zimtbrötchen, *Starbucks*, 1 St.	620	29	9	80	3	45	▼	▼
Zimt-Rosinen-Bagel, *Starbucks*, 1 St.	440	1	13	96	3	0	▲	▼
Zimt-Stange, knusprige, *Starbucks*, 1 St.	60	2	0	9	0	0	▲	▼
Zürcher Geschnetzeltes, 1 Port.	580	39	41,4	11	1,7	212	▲▼	▲
Zwetschgenklöße, 1 Port.	361	7	8,3	62,6	9,2	20,1	▲	▼
Zwiebelkuchen, 1 St.	181	10,8	6	15	1,9	49	▼	▲▼
Zwiebelsuppe, Französische, 1 Port.	318	17	15,4	21,2	3	39,5	▲▼	▲

Austauschtabellen: leichte Alternativen

Mit etwas Geschick ist es ganz einfach, im Alltag Fett und Kalorien einzusparen. Geschmacklich macht es etwa wenig Unterschied, ob Sie Ihr Frühstücksmüsli mit Vollmilch- oder Magermilchjoghurt essen – doch auf der Waage macht sich diese Entscheidung langfristig bemerkbar.
In den Tabellen auf den folgenden Seiten finden Sie Lebensmittel, die in ihrer Zusammensetzung günstiger für die schlanke Linie sind und die geeignete Alternativen zu häufig verwendeten Lebensmitteln darstellen.

Einteilung der Tabellen

Damit Sie sich in den Tabellen auf den folgenden Seiten gut zurechtfinden, sind sie nach Lebensmittelgruppen sortiert: Milchprodukte, Wurstwaren, Süßigkeiten ...
Sie finden in den Tabellen Angaben, wie viele Kalorien und wie viel Fett Sie durch den Austausch eines Lebensmittels einsparen. Die Angaben beziehen sich auf 100 Gramm eines Lebensmittels, soweit keine andere Portionsgröße aufgeführt ist. Die Details zu allen Nährwerten finden Sie im vorderen Teil der Übersichtstabellen ab Seite 26.

Auf Fett und Kohlenhydrate achten

- Fett liefert pro Gramm gut doppelt so viel Energie wie Kohlenhydrate. Der Fettgehalt eines Lebensmittels sagt also schon viel darüber aus, ob es für eine »schlanke« Ernährung zu empfehlen ist. Dennoch ist natürlich immer der Gesamtkaloriengehalt Ihrer Nahrung ausschlaggebend!
- Lebensmittel, die durch den Herstellungsprozess oder von Natur aus fettarm sind, können große Kohlenhydratmengen (Zucker/Stärke) und damit viele Kalorien aufweisen. Lesen Sie beim Einkauf das Etikett und orientieren Sie sich an den Empfehlungen der folgenden Seiten.

Fleisch und Geflügel

	statt	spart kcal	spart Fett (g)
Schweineschnitzel, natur, 125 g	Paniertes Schweineschnitzel, 125 g	260	13,0
Lammfilet	Lammkotelett	236	28,6
Schweinekotelett	Lammkotelett	198	26,8
Kalbskeule	Schweinekeule	177	21,3
Schweineschnitzel, Oberschale	Schweinekeule	168	21,0
Rindertartar	Rinderhackfleisch	104	11,0
Rehkeule	Schweinehaxe	89	10,9
Kalbshaxe	Eisbein	88	10,6
Schweinefilet	Schweinekammfleisch	87	11,8
Putenbrust ohne Haut	Hühnerschlegel mit Haut	69	10,2
Huhn	Ente	61	7,6
Rinderhackfleisch	Gemischtes Hackfleisch	44	6,0
Rehrücken	Wildschwein	40	5,7
Rinderfilet	Hochrippe	33	4,1
Kalbsfilet	Kalbskotelett	17	1,7

Fisch und Meeresfrüchte

	statt	spart kcal	spart Fett (g)
Tintenfisch	Aal	208	23,6
Thunfisch, in Salzlake	Thunfisch, in Öl	194	21,0
Seezunge	Thunfisch	143	14,1
Felchen	Hering	133	14,6
Kabeljau	Lachs	126	13,0
Seelachs	Lachs	121	12,7
Garnelen	Lachs	115	12,2
Geräucherte Forelle	Geräucherte Makrele	94	12,2
Scholle	Makrele	94	9,7
Miesmuscheln	Sardine	61	2,5
Schellfisch	Sardine	41	3,9
Zander	Brasse	33	4,8
Hecht	Karpfen	33	3,9
Flussbarsch	Rotbarsch	24	2,8

Wurst

	statt	spart kcal	spart Fett (g)
Puten-Bierschinken, 30 g	Frankfurter Würstchen, 1 Stück	87	7,3
Gekochter Truthahnschinken, 30 g	Cervelatwurst, 30 g	80	8,9
Lachsschinken, 30 g	Salami, 30 g	77	8,6
Gekochter Schinken, 30 g	Wiener Würstchen, 1 Stück	66	8,8
Magere Geflügelwurst, 30 g	Leberpastete, 30 g	62	7,1
Pute in Aspik, 30 g	Blutwurst, 30 g	61	7,7

Bierschinken, 30 g	Mortadella, 30 g	53	6,4
Geräucherter Schinken, 30 g	Fleischwurst, 30 g	43	6,2
Magere Leberwurst, 30 g	Mettwurst, 30 g	40	4,9
Puten-Schinkenwurst, 30 g	Knackwurst, 30 g	31	4,4
Geflügel-Mortadella, 30 g	Leberkäse, 30 g	30	3,3

KÄSE

		spart	
	statt	kcal	Fett (g)
Ricotta, 30 % Fett i. Tr., 50 g	Mascarpone, 50 g	139	15,8
Kochkäse, 10 % Fett i. Tr., 30 g	Emmentaler, 45 % Fett i. Tr., 30 g	89	8,5
Magerquark	Quark, 40 % Fett i. Tr.	88	11,1
Schichtkäse, 10 % Fett i. Tr.	Schichtkäse, 50 % Fett i. Tr.	87	12,1
Körniger Frischkäse, 20 % Fett i. Tr., 30 g	Doppelrahmfrischkäse, 30 g	78	8,6
Harzer Käse, 50 g	Mozzarella, 50 g	65	9,6
Limburger, 20 % Fett i. Tr., 30 g	Greyerzer, 45 % Fett i. Tr., 30 g	65	7,1
Camembert, 30 % Fett i. Tr., 30 g	Camembert, 60 % Fett i. Tr., 30 g	49	6,2
Romadur, 20 % Fett i. Tr., 30 g	Brie, 50 % Fett i. Tr., 30 g	47	5,7
Schmelzkäse, 30 % Fett i. Tr., 30 g	Gorgonzola, 30 g	45	5,2
Frischkäsezubereitung, 16 % Fett, 30 g	Doppelrahmfrischkäse, 30 g	45	4,7
Butterkäse, 30 % Fett i. Tr., 30 g	Butterkäse, 60 % Fett i. Tr., 30 g	41	5,8
Magerquark	Quark, 20 % Fett i. Tr.	37	4,8
Tilsiter, 30 % Fett i. Tr., 30 g	Appenzeller, 50 % Fett i. Tr., 30 g	35	4,3
Edamer, 30 % Fett i. Tr., 30 g	Edamer, 45 % Fett i. Tr., 30 g	31	3,6
Lindenberger light, 30 % Fett i. Tr., 30 g	Lindenberger, 45 % Fett i. Tr., 30 g	30	3,6
Gouda, 40 % Fett i. Tr., 30 g	Butterkäse, 60 % Fett i. Tr., 30 g	24	3,7

MILCH UND MILCHPRODUKTE

		spart	
	statt	kcal	Fett (g)
Fruchtmolke i. D., 250 ml	Crema Joghurtschnee, *Müller*, 150 g, i. D.	117	9,7
Entrahmte Dickmilch, 250 g	Dickmilch, 3,5 % Fett, 250 g	73	8,5
Buttermilch, 250 g	Dickmilch, 3,5 % Fett, 250 g	65	7,5
Fruchtjoghurt, 0,1 % Fett, *Weihenstephan*, i. D.	Frucht-Rahmjoghurt, 7,9 % Fett, *Weihenstephan*, i. D.	62	8,1
Froop, 0,1 % Fett, *Müller*, 1 Becher, i. D.	Froop Fruchtwolke, 4,8 % Fett, *Müller*, 1 Becher, i. D.	58	7,0
Fruchtjoghurt, 0,3 % Fett, 150 g	Fruchtjoghurt, 3,5 % Fett, 150 g	50	3,8
Magerer Joghurt, 150 g	Joghurt, 3,5 % Fett, 150 g	44	5,1
Milch, 1,5 % Fett, 250 ml	Milch, 3,5 % Fett, 250 ml	43	5,0
Schmand, 24 % Fett, 1 EL	Crème fraîche, 40 % Fett, 1 EL	35	4,0
Magerer Fruchtjoghurt	Fruchtjoghurt, 3,5 % Fett	33	2,5

Froop, 0,1 % Fett, *Müller*, 1 Becher, i. D.	Froop, 3 % Fett, *Müller*, 1 Becher, i. D.	30	4,3
Joghurt, 1,5 % Fett, 150 g	Joghurt, 3,5 % Fett, 150 g	26	3,0
Saure Sahne, 10 % Fett, 25 g	Saure Sahne, extra, 25 g	18	2,0

Brot und Kleingebäck

		spart	
	statt	**kcal**	**Fett (g)**
Brötchen, 1 Stück, 30 g	Croissant, 1 Stück, 45 g	88	8,2
Vollkornbrot, 1 Scheibe, 40 g	Hörnchen, 1 Stück, 60 g	44	9,6
Roggenbrötchen, 1 Stück, 80 g	Laugenbrezel, 1 Stück, 50 g	40	2,0
Knäckebrot, 1 Scheibe, 10 g	Toastbrot, 1 Scheibe, 30 g	37	0,9
Weizenmischbrot, 1 Scheibe, 40 g	Bagel, 1 Stück, 120 g	36	9,6

Brotaufstriche

		spart	
	statt	**kcal**	**Fett (g)**
Erdbeermarmelade, 25 g	Nutella, *Ferrero*, 25 g	62	7,5
Magerquark, 25 g	Butter, 10 g	57	8,2
Joghurtaufstrich Gurke-Dill, *Yofresh*, 30 g	Kräuterfrischkäse, Doppelrahmstufe, *Exquisa*, 30 g	45	5,7
Halbfettmargarine mit Joghurt, *Lätta*, 10 g	Butter, 10 g	37	4,4
Ricotta, 30 % Fett i. Tr., 25 g	Butter, 10 g	32	4,6
Brotaufstrich Brunch Légère, *Unilever*, 20 g	Doppelrahmfrischkäse, 20 g	24	2,6
Aufstrich Curry-Ananas, *Bio-Wertkost*, 30 g	Joghurtaufstrich Curry-Ananas, *Yofresh*, 30 g	18	2,2
Joghurtbutter, 69 % Fett, 10 g	Butter, 10 g	12	1,4

Frühstückscerealien

		spart	
	statt	**kcal**	**Fett (g)**
Cornflakes, 30 g	Knusper-Früchtemüsli, 30 g	29	5,6
Früchtemüsli, 30 g	Schokomüsli, 30 g	15	1,4

Kuchen und süsses Gebäck

		spart	
	statt	**kcal**	**Fett (g)**
Berliner, 1 Stück	Schwarzwälder Kirschtorte, 1 Stück	370	27,0
Hefeteilchen mit Guss, 1 Stück	Bienenstich, 1 Stück	300	18,0
Obstkuchen, Biskuitteig, 1 Stück	Obstkuchen, Mürbeteig, 1 Stück	290	11,0
Pflaumenkuchen, 1 Stück	Käsekuchen, 1 Stück	260	22,0
Apfelstrudel, Strudelteig, 1 Stück	Sachertorte, 1 Stück	200	13,0

Heidelbeermuffin, 1 Stück	Marmorkuchen, 1 Stück	123	4,8
Rosinenschnecke, 1 Stück	Gefülltes Plunderhörnchen, 1 Stück	110	13,0
Früchtebrot, 50 g	Christstollen, 50 g	61	5,7

Snacks und kleine Gerichte

	statt	spart kcal	spart Fett (g)
Tomatensuppe, 1 Teller	Erbsensuppe mit 1 Wiener Würstchen, 1 Teller	500	27,0
Hamburger, *Burger King*, 1 Stück	Currywurst, 1 Stück	332	42,0
Pommes frites, *Mc Donald's*, klein, 122 g, 100 g	Pommes frites, *Mc Donald's*, mittel, 173 g	165	7,9
Frikadelle, 1 Stück, 100 g	Schweinsbratwurst, 1 Stück, 150 g	145	23,0
Gartensalat mit Joghurtdressing, *Mc Donald's*, 1 Portion	Chefsalat mit Hausdressing, *Mc Donald's*, 1 Portion	124	9,5
Butterbrot, 1 Scheibe	Salamibrot, 1 Scheibe	78	6,4
Brot mit Butter und Konfitüre, 1 Scheibe	Brot mit Nuss-Nougat-Aufstrich, 1 Scheibe	65	3,5
Vollkornbrot mit vegetarischem Aufstrich, 1 Scheibe	Weißbrot mit Leberwurst, 1 Scheibe	49	7,6

Kartoffelgerichte

	statt	spart kcal	spart Fett (g)
Folienkartoffel, 200 g	Kartoffelgratin, 1 Portion	571	56,8
Ohne Schale gekochte Kartoffeln, 200 g	Kartoffelkloß, FP, 2 Stück	216	1,4
Kartoffelpüree, 1 Portion, 200 g	Bratkartoffeln, 1 Portion, 250 g	180	15,0
Mit Schale gekochte Kartoffeln, 250 g	Pommes frites, 150 g	155	12,8
Kartoffelschnee, 200 g	Kroketten, 1 Portion	74	9,8

Feinkostsalate

	statt	spart kcal	spart Fett (g)
Krabbensalat, *Du darfst*	Krabbensalat mit Mayonnaise, i. D.	136	28,0
Fleischsalat, *Du darfst*	Fleischsalat herzhaft, *Hengstenberg*	113	14,4
Kartoffelsalat mit Paprika, Gurke und Joghurt, *Du darfst*	Kartoffelsalat mit Ei und Gurke, *Nadler*	86	9,4

Dressings

	statt	spart kcal	spart Fett (g)
Ketchup, 25 g	Mayonnaise, 80 % Fett, 25 g	156	19,7
Salatcreme, 25 g	Mayonnaise, 80 % Fett, 25 g	99	12,0

French-Dressing, *Kraft*, 20 g	French Dressing, *Mövenpick*, 20 g	57	7,4
Salatsauce Thousand Islands, *Develey*, 20 g	Italian Dressing, *Mövenpick*, 20 g	51	5,8
Dressing Kräuterwürzig ohne Öl, *Kühne*, 20 g	Salatsauce Vinaigrette, *Develey*, 20 g	44	5,0
Gartenkräuterdressing, *Kraft*, 20 g	Salatsauce Cocktail, *Develey*, 20 g	41	4,0
Dressing Balsamico, *Kühne*, 20 g	Dressing Thousand Island, *Kühne*, 20 g	35	3,9
Salatsauce Balsamico, *Develey*, 20 g	Salatsauce Kräuter, *Develey*, 20 g	30	3,2
Buttermilchdressing, *Kraft*, 20 g	Miracle Whip French, *Kraft*, 20 g	28	3,1
Joghurt-Salatcreme, 23 % Fett, *Thomy*, 20 g	Joghurt-Salat-Creme, *Thomy*, 20 g	1	2,8

Sossen		**spart**	
	statt	**kcal**	**Fett (g)**
Zwiebel-Sahne-Soße, *Knorr*, 1 Beutel zubereitet	Sauce Hollandaise, *Knorr*, 1 Beutel zubereitet	845	97,0
Gorgonzolasoße, 1 Portion	Rotes Pesto, *Bernbacher*, 40 g	338	35,0
Tomatensoße, FP, *Knorr*, 100 g	Grünes Pesto, *Barilla*, 40 g	180	21,9
Rahmsoße, *Knorr*, 1 Beutel zubereitet	Zwiebel-Sahne-Soße, *Knorr*, 1 Beutel zubereitet	97	9,0

Süssigkeiten, Knabbereien		**spart**	
	statt	**kcal**	**Fett (g)**
Popcorn, 30 g	Kartoffelchips, 50 g	166	13,5
Solero Exotic, *Langnese*, 1 Stück	Magnum Mandel, *Langnese*, 1 Stück	162	13,4
Fruchtriegel, *Schwartau*, 1 Riegel	Bounty, *Masterfoods*, 1 Riegel	144	11,5
Popcorn, 30 g	Tortillachips, 50 g	139	9,5
Zitronensorbet, *Mövenpick*	Eiscreme Chocolat Chips, *Mövenpick*	115	12
Makronen, 2 Stück	Elisen-Lebkuchen, 40 g	106	3,4
Fruchteis, 1 Kugel, 75 g	Schokoladeneis, 1 Kugel, 75 g	95	9,0
Fruchtbonbon, 2 Stück	Hanuta, *Ferrero*, 1 Stück	82	7,5
Apfelringe, 5 Stück	Studentenfutter, 25 g	66	10,0
Fruchtgummi, 30 g	Vollmilchschokolade, 30 g	61	9,0
Salzstangen, 50 g	Blätterteiggebäck, 50 g	59	11,3
Wackelpudding, 125 g	Fruchtzwerge, *Danone*, 100 g	53	3,5
Erdnussflips, 30 g	Geröstete Erdnüsse, 30 g	45	8,1
Grüne Oliven, 20 g	Schwarze Oliven, 20 g	44	4,5
Mars, *Masterfoods*, 1 Riegel	Snickers, *Masterfoods*, 1 Riegel	26	6,0
Russisch Brot, 50 g	Butterkeks, 50 g	26	5,0
Schaumkuss, *Dickmann's*, 1 Stück	Mini-Schaumkuss, *Dickmann's*, 3 Stück	5	1,5

Getränke

	statt	spart kcal	spart Fett (g)
Kalorienarme Limonade, 250 ml	Eistee, 250 ml	137	0,0
Vanillemilchshake, 200 ml	Eiskaffee, 200 ml	115	25,3
Cola light, 250 ml	Cola, 250 ml	105	0,0
Weißweinschorle, 250 ml	Weißwein, 250 ml	88	0,0
Alkoholfreies Bier, 300 ml	Radler, 300 ml	69	0,0
Tomatensaft, 250 ml	Orangensaft, 250 ml	68	0,3
Apfelwein, 250 ml	Trockener Weißwein, 250 ml	63	0,0
Alkoholfreies Bier, 300 ml	Pils, 300 ml	54	0,0
Apfelsaftschorle, 250 ml	Orangensaft, 250 ml	53	0,5
Multivitaminsaft, 250 ml	Traubensaft, 250 ml	43	0,0

Zum Nachschlagen

Bücher, die weiterhelfen

Elmadfa, Prof. Dr. I.; Aign, W.; Muskat, Prof. Dr. E.; Fritzsche, Dipl. oec. troph. D.: *Die große GU Nährwert-Kalorien-Tabelle*, Gräfe und Unzer Verlag (auch mit CD-ROM)
Klevers Kompass: *Kalorien & Fette*, Gräfe und Unzer Verlag
Souci, S. W.; Fachmann, W.; Kraut, H.: *Die Zusammensetzung der Lebensmittel. Nährwert-Tabellen*, medpharm
Schweizerische Gesellschaft für Ernährung, Bundesamt für Gesundheit, Eidgenössische Technische Hochschule Zürich (Hg.): *Schweizer Nährwerttabelle für Konsumentinnen und Konsumenten*, Graf-Lehmann AG

Adressen, die weiterhelfen

Deutsche Gesellschaft für Ernährung e. V. (DGE)
Godesberger Allee 18, D-53175 Bonn, www.dge.de
Verbraucherzentrale Bundesverband e. V. (vzbv)
Markgrafenstraße 66, D-10969 Berlin, www.vzbv.de
aid Infodienst
Verbraucherschutz, Ernährung, Landwirtschaft e.V.
Friedrich-Ebert-Straße 3, D-53177 Bonn, www.aid.de
Österreichische Gesellschaft für Ernährung (ÖGE)
Zaunergasse 1–3, A-1030 Wien, www.oege.at
Schweizerische Gesellschaft für Ernährung (SGE)
Effingerstraße 2, CH-3001 Bern, www.sge-ssn.ch

Internetlinks
www.adipositas-online.com
(Informationen, Ratgeber, Kontakte)
www.bio-siegel.de
(Informationen vom Bundesministerium für Verbraucherschutz, Ernährung und Landwirtschaft)
www.bzga.de
(Bundeszentrale für gesundheitliche Aufklärung)
www.was-wir-essen.de
(Aktuelle Informationen über Lebensmittel)

Impressum

Bearbeitung: Katrin Klever-Schubert, Alexandra Endres
Programmleitung: Ulrich Ehrlenspiel
Redaktion: Silvia Herzog, Lea Hoy
Lektorat/Korrektorat: Barbara Kohl
Fotos: GU: U1 (Studio L'Eveque/Bischof & Major), U4 links (Studio R. Schmitz), U4 Mitte (B. Büchner); Stock Food: U4 rechts
Gestaltung und Layout: independent Medien-Design, München
Herstellung: Susanne Mühldorfer
Satz: reemers publishing services gmbh, Krefeld
Druck und Bindung: Druckerei Auer, Donauwörth

ISBN(10) 3-7742-7740-0
ISBN(13) 978-3-7742-7740-3

Auflage 4. 3. 2.
Jahr 2008 07 06 05

GRÄFE UND UNZER

Ein Unternehmen der
GANSKE VERLAGSGRUPPE

Die **GU-Homepage** finden Sie im Internet unter
www.gu-online.de

Umwelthinweis:
Dieses Buch wurde auf chlorfrei gebleichtem Papier gedruckt. Um Rohstoffe zu sparen, haben wir auf Folienverpackung verzichtet.